全国中等中医药教育规划教材

中 药 学

（供中医药类专业用）

主　编　张清河
副主编　马维平
主　审　王贵英
编　委　师冬芹　刘　娅
　　　　杨小欣　张　鸣

學苑出版社

图书在版编目(CIP)数据

中药学 / 张清河主编. 一北京：学苑出版社，2002.6(2020.1 重印)
ISBN 978-7-5077-1985-7
全国中等中医药教育规划教材

Ⅰ. 中…　Ⅱ. 张…　Ⅲ. 中国医学-中药学-中医专科学校-教材　Ⅳ. R2.28

中国版本图书馆 CIP 数据核字(2002)第 000158 号

编　　审：严季澜
责任编辑：付国英
出版发行：学苑出版社
社　　址：北京市丰台区南方庄 2 号院 1 号楼
邮政编码：100079
网　　址：www.book001.com
电子信箱：xueyuanpress@163.com
电　　话：010-67603091(总编室)、010-67601101(销售部)
经　　销：新华书店
印 刷 厂：北京市京宇印刷厂
开本尺寸：787×1092　1/16
印　　张：18.25
字　　数：433 千字
版　　次：2002 年 6 月第 1 版
印　　次：2020 年 1 月第 41 次印刷
定　　价：58.00 元

中等中医药教材建设指导委员会

医疗类专业编审委员会

护理类专业编审委员会

前 言

为适应全国中等中医药教育发展的需要，根据教育部和国家中医药管理局组织制订的中等中医药专业目录和各专业教学计划，在国家中医药管理局指导下，由全国中医药职业技术教育学会组织编写了全国中等中医药教育规划教材。本次编写出版的教材有《中医基础学》《中药学》《方剂学》《人体解剖生理学》《药理学》《诊断学基础》《中医内科学》《外科学》《中医妇科学》《儿科学》《针灸学》《推拿学》《针灸推拿学》《中医伤科学》《内科学》《中医基础护理学》《内科护理学》《外科护理学》《妇科护理学》《儿科护理学》《常见急症处理》《中医学概要》《卫生防疫概论》《常用护理技术》等中医类专业主干课程教材共 24 门。

本次教材是在国家中医药管理局 1988 年统一组织编写出版的中等中医药教材基础上重新编写的全国中等中医药教育规划教材。进入 21 世纪，我国职业教育有较大的发展，人才培养模式、教学内容和课程体系的改革不断深入。为适应新形势的需要，本套教材编写出版遵循了坚持以市场为导向，岗位需要为前提，综合职业能力为基础，强化专业目标，淡化学科意识，突出职业教育特点等基本编写原则，根据中等中医药人才培养目标的要求，在教材编写形式和内容方面都有了较大的改进，在教材编写的组织管理、质量评价和出版发行上亦体现了改革意识，引入了竞争机制。为了保证本套教材的质量，国家中医药管理局科技教育司和全国中医药职业技术教育学会多次召开有关教材编写出版的会议，认真学习了教育部《关于制定中等职业学校教学计划的原则意见》等文件，制定下发了《中等中医药教育教材建设的指导性原则》《中等中医药专业教材编写基本原则》《中等中医药教育教材建设管理暂行办法》和《中等中医药教材出版基本原则意见》等相关文件，成立了各专业教材编审委员会和教材建设办公室，加强了对教材编写出版的组织与管理，力求提高本套教材质量，更好地为中等中医药教育和中医药人才培养服务。

鉴于本次教材编写从组织管理、运行机制到编写要求与内容都进行了较大改革，因此，存在不足之处在所难免，希望中等中医药教育战线的教育工作者和广大读者在使用过程中，提出宝贵意见，以利再版修订时日臻完善。

全国中医药职业技术教育学会

2002 年 4 月 27 日

编写说明

本教材是由国家中医药管理局科技教育司和全国中医药职业技术教育学会共同组织编写的，供全国中医药类各专业使用。各专业可根据教学大纲对本课程的不同要求选用。

本书是按照国家中医药管理局科技教育司组织制订的教学计划和规定而编写的。《中药学》是阐述、研究中药理论和临床应用的一门重要基础学科。根据国家中医药管理局2000年审定颁发的全国中等中医药学校各专业的教学计划，和2001年7月青岛教材编写会议通过的中药学教学大纲，力求编出既具有科学的系统性，更具有临床的实用性，供中医药类专业用的教材。

本教材分为总论、各论及附录三部分。总论分为五章，较系统地介绍了中药学的发展概况，中药的种植、采收、性能、炮制和应用等基本理论知识。各论分为十九章，共收编430味中药（其中重点药72味，常用药178味，一般药145味，附药35味）。每章先列概说，介绍该章药物的概念、药性特点、功效、适应范围、分类、配伍原则及使用注意事项等内容。每味药以《中华人民共和国药典》2000年版及有关省区现行《中药材标准》和本草学沿用已久的名称为正名，并注明出处，将药物的来源、鉴定、产地、采收加工等合为概述，以药典及本草文献、临床实践为准，介绍药物的性味归经、功效和应用。药物的应用以描述主治病证为主，淡化病因病机及一般症状，减少重复，力求层次分明，条理清晰，文字精练。用法用量为煎服使用方法及成人一日的内服剂量，从证候、配伍、妊娠及饮食等方面介绍药物的使用注意事项。近述概要地介绍该药近年来在有效成分和药理作用方面的研究进展情况，供临床用药参考。另外，对部分药物因药用部位不同或经不同炮制，功用有变化者，增设“处方用名”一项。附录包括引用方剂索引和中药化学成分的有关常识两部分。

本教材的总论、附录由张清河编写，各论的第一、二章由马维平编写，第三、四、五、六、七章由师冬芹编写，第八、九、十、十一、十九章由杨小欣编写，第十二、十三、十四、十五、十六章由张鸣编写，第十七、十八章由刘娅编写，郑永安参加修订工作，王贵英负责审定。

本教材在编写中得到了国家中医药管理局、全国中医药职业技术教育学会、河南省安阳市中医药学校、湖北省中医药学校、湖南省中医药学校、河南省南阳中医药学校、重庆市中医学校、贵州省遵义中医学校、河南省焦作市中医药学校的指导和帮助，谨此一并致谢。

本书虽经集体讨论、共同审订，但限于编者水平，书中谬误之处在所难免，希望各学校广大师生和读者，在使用过程中，多提宝贵意见，以便教材质量能不断提高。

编　者

2002年3月

目　录

总　论

各　论

总　论

在我国的辽阔大地和海域，分布着种类繁多、产量丰富的天然药材资源，包括植物、动物和矿物。仅典籍所载，已达12000种以上。对于这些宝贵资源的广泛开发与有效利用，已有悠久的历史，几千年来，以之作为防治疾病的主要武器，对保障人民健康和民族繁衍起到了不可忽视的作用，是我国医药学发展的物质基础。

中药是在西方医药学传入我国以后，人们对我国传统药物的称呼。它是在中医理论指导下，用以防病治病的天然药物及其简单加工品。

中药中，植物性药材占大多数，使用也更普遍，所以古来相沿把中药学叫作“本草学”。这里所谓的“草”是泛指植物而言。本草学典籍和文献资料十分丰富，记录着我国人民发明和发展医药学的智慧创造和卓越贡献，并较完整地保存和流传下来，成为中华民族优秀文化宝库中的一个重要内容。

中药学是专门研究中药基本理论和各种中药的来源、采制、性能功效及临床应用等知识的一门学科，是祖国医学的一个重要组成部分。

第一章　中药学的发展概况

中药学是在发现和应用药物的过程中逐渐形成的，同时，医学实践又不断地促进中药学的发展，因此中医学与中药学的发展有着不可分割的联系。

原始社会时期，生产力水平极低，我们的祖先靠采食植物和狩猎维持生活。在寻找食物的过程中，接触并了解某些植物和动物对人体可能产生的影响，不可避免地会引起某种药效反应或中毒现象，或造成痛苦甚至死亡，从而使人们懂得在寻觅食物时有所辨别和选择。通过长期实践经验的积累，人们逐渐熟悉了这些自然产物的性能，并开始有意识地用来解除某些病证。如便秘时，就服用能引起腹泻的自然产物；腹泻时，便服用能引起便秘的自然产物。经过无数次有意识地试用、观察、口尝身受、实际体验，逐渐创造积累起一些用药知识。经过反复的实践和认识，不断总结和交流，逐渐形成了早期的药物疗法。随着历史的递嬗，社会和文化的演进，生产力的发展，医学的进步，对于药物的需要与日俱增。药物来源也由野生药材发展到部分由人工种植和驯养，并由植物、动物药扩展到天然矿物及若干人工制品。用药知识与经验愈见丰富。记录和传播这些知识的方式，最初由口耳相传，师徒相承，发展到文字记载。

中药学的起源很早，有正式的文字记载可以追溯到公元前1000多年。西周时（公元前1066年~公元前771年）已有专业的“医师”，“聚毒药以供医事”。先秦（公元前221年前）诸子书中有关药物的资料为数不少。《诗经》中有不少为诗人借以比喻吟咏的药物。《山海经》载有100余种植物和动物药，其中不少沿用至今；20世纪70年代初出土的帛书《五十二病方》载方约300个，涉及药物达240余种。到西汉（公元前206年~公元25年）

本草学已成为医生必修的学科，说明中药学已具雏形，但专门的著作未能保留下来。

东汉末年（公元200年），我国现存最早的药学专著《神农本草经》（简称《本经》）问世。该书共三卷，载药365种，按药物有毒与无毒，养身延年与祛邪治病的不同，分为上、中、下三品，即后世称“三品分类法”，是汉以前药学知识和经验的总结。其所载的药物，大多今尚习用，如黄连治痢，麻黄定喘，当归调经，阿胶止血，大黄泻下等。书中还简要记述了药物的性味、有毒无毒、配伍法度、使用方法及丸、散、膏、酒等多种剂型，为中药学的发展奠定了初步基础。是我国现存最早的珍贵药学文献。

南北朝时期，保存下来的重要本草学著作虽然不多，但已能反映汉以来的若干重大发展，如南朝刘宋时期的雷敩著《雷公炮炙论》，叙述各种药物通过适当的炮制，可以提高疗效，减轻毒性或烈性，是我国第一部制药专著。梁代陶弘景在《神农本草经》的基础上，搜集和整理了魏晋以来使用药物的经验，著成《本草经集注》七卷。该书载药730种，不仅丰富了《神农本草经》的内容，而且在注解和勘误方面做了一定的努力，并对药物产地、采制加工、真伪鉴别等作了较详的论述。首先指出药物的产地、采制加工与药物的疗效有密切关系。此外，又创用按药物自然属性（草、木、金、石等）和按药物用途分类的方法，创立诸病通用药，如治风通用防风、防己、独活等，在中药学的发展上有着重要的意义。

唐代由于生产力不断发展，政权统一，经济发达，航海、贸易事业日益繁荣，促进了中外文化交流，自海外输入的药材品种也日益增多，进一步丰富了我国药学宝库，促进了中药学的发展。在显庆四年（公元659年）政府颁布了由苏敬等主持编写的《新修本草》（又称《唐本草》）。该书收载国产和外来药物844种，增加了药物图谱，并附以文字说明，这种图文对照的方法，开创了世界药学著作的先例。该书不仅反映了唐代药学的高度成就，而且对后世药学的发展也有深远影响。《新修本草》是世界上最早的一部药典，比欧洲纽伦堡政府颁布的药典早883年，对世界医学的发展做出了重要贡献。开元年间（公元713年~公元741年），陈藏器编写的《本草拾遗》增补了大量民间药物，同时在辨识品类方面，也极审慎。陈氏又将各种药物的功用概括为宣、通、补、泻、轻、重、滑、涩、燥、湿十类，更切合临床应用，为中药临床分类奠定了基础。

宋代中药学的发展，当以唐慎微著的《经史证类备急本草》（简称《证类本草》）为代表。该书载药1500余种，每药都有附图和附方，这种图文并重、方药兼收的编写体例，较前代的中药学又进了一步。书中不仅收载了许多医学和民间的单方验方，而且搜集采纳了大量有关药学的文献资料，内容丰富，这是十分宝贵的。此后，就是寇宗奭所著的《本草衍义》。寇氏认为，医生治病处方，全凭了解药性。所以，他在书中根据自己的经验，又参考各家之说，对《证类本草》的一些药物从药性方面做了进一步的阐述。此外，对在临床上如何灵活用药，也有所论述，这给金元时期的医家启发很大。

金元时期，各派医家对药物的性味、功效等有新的发现，他们注重对常用药物奏效原理的探讨，并运用阴阳五行等中医学基本理论加以论述，因而使中药学成为具有系统理论的学科。其代表著作是张洁古著的《珍珠囊》。该书虽然只讨论了100种药物，但内容却很丰富，包括“辨药性之气味、阴阳、厚薄、升降、浮沉、补泻……随证用药之法”，以及药物归经的论述。元代忽思慧所著《饮膳正要》是饮食疗法的专门著作，记录了不少回、蒙族食疗方药，并首次记载了用蒸馏法的制酒工艺。

明代杰出的医药学家李时珍，以毕生精力，广搜博采，实地考察，亲历实践，在《证类本草》的基础上，“书考800余家，岁历三十稔，稿凡三易”，编成了《本草纲目》这一科学巨著。全书52卷，约200万字，载药1892种，附方11000多个，改绘药图，订正错误，新增药374种，并按药物的自然属性和生态条件分为16纲，60类，是16世纪以前中药学成就的全面总结，是我国科学史上极其辉煌的硕果。它在17世纪末即传到国外，有拉丁文、日文、英文、德文、法文等译本，对世界药物学、生物学和自然科学的发展都有很大影响。

继李时珍之后，清代杰出医药学家赵学敏，对民间草药做了广泛收集和整理，于1765年刊行《本草纲目拾遗》，大大丰富了我国医药学宝库。全书共载药921种，仅新增的就有716种之多。由于该书资料主要来源于实践所得，关于药物形态的描述和功效用法等记载，都较详实可靠。赵氏及其著作继承了历代药学朴实的传统，对补充《本草纲目》有很大贡献。

我国药物学自汉代到清朝，各个时代都有它的成就和特色，而且历代相承，日渐繁荣。据统计现存的本草书籍就有400种以上，除去有较大代表性的大型著作外，还有许多短小精悍、便于初学者使用的中药书籍，也有专业性较强的著作，如研究生药的《本草原始》（明代李中立著）；研究一个地区药物的《滇南本草》（明代兰茂庵著）。总之，在两千多年的发展中，中医药文献资料相当丰富，内容相当广泛，记录了我国人民的创造和高度成就，包含着丰富经验和理论知识，确实是一个伟大的宝库。

新中国成立以来，党和政府十分重视中医药学的继承、整理和发展工作，中医药事业获得了新生，并得到前所未有的迅速发展。在继续整理丰富浩繁的药学遗产的同时，培养了一批批中药人才，建立了研究机构和基地，做了许多很有价值的工作。全国各地区先后多次进行了相当规模的中药资源普查，整理出版了具有特色的专门著作和地方药志。1963年国家药典首次收载各种常用中药和成药，并逐步制定了成套的质量控制标准，在一定程度上反映了我国当代药学科技水平和民族文化特色。许多流传在群众中的有效方药，陆续得到发掘和推广应用。中药技术的发展使药材产量和质量都有所提高。为了解决药源短缺和依靠进口的问题，许多科研单位对有些天然药材进行了专门研究。现在不少药材已能就地生产，就地应用。北药南种、南药北移，野生变家种、家养，都取得了显著成效，如天麻、砂仁、丁香、麝香、鹿茸、三七等都有了广阔药源。凡此种种，标志着中药科学的蓬勃发展和光辉前景。在机构设置上，各省、市和多数县都成立中医药的专门机构，这对中药学的发展起到了积极的推动作用。

近年来出版的《全国中草药汇编》《中药大辞典》和《中华本草》集中反映了我国中药学的新成就。其中《中华本草》是目前载药最多的中药学巨著。

我国医药学源远流长，内容浩博，在取得一定成绩的基础上，不断地总结经验，发挥多学科的力量来进一步进行继承与发展中药科学，还有许多工作要做，任重而道远。

第二章　中药的种植和采收

第一节　中药的种植

种植中药，不仅可满足国内外用药需求，还可成为广大农村发展经济，调整种植结构，脱贫致富的一项支柱产业。在改善生态环境，绿化祖国方面，更具重大意义。

中药的种植具有很强的科学性，受诸多因素影响。现将有关主要因素概述如下。

一、中药种植的环境条件

中药的生长发育与环境条件有密切关系。主要条件有阳光、温度、水分、土壤等。

1. 阳光　各种植物药生长都需要阳光，但不同的品种或不同的生长阶段，所需的阳光是不同的。中药一般分为喜阳、喜阴、耐阳三类。

（1）喜阳的中药，只有在强烈光照下才能良好生长。如北沙参、白术等。

（2）喜阴的中药，一般生长在林下、草丛中，或特设的荫棚中。如人参、麦冬等。

（3）耐阳的中药，适宜在阳光下生长，亦可在荫蔽条件下生长。如黄精、半夏等。

一般幼苗期以荫蔽为宜，到开花结实或块茎发育期，则需要充足的阳光。

2. 温度　温度直接影响植物药材的生长速度，与其产量、质量有密切关系。不同的中药对温度要求差异很大。如生长在我国南方的中药，一般要在日均温度18℃以上才能正常生长。生长在北方的中药，喜凉爽气候，日均10℃便开始生长，气温超过30℃生长缓慢，还易发生病虫害。另外，季节、昼夜温差对中药生长也有很大影响。

3. 水分　是植物药生长不可缺少的条件。水分是指空气湿度和土壤中水分两个方面。生长在干旱风沙地区的中药，根系发达，有很强的耐旱能力，如远志、甘草等。生长水中或潮湿地区的中药，具有较大的叶片和通气组织，如菖蒲、芡实等。大多中药既耐潮湿、又耐干旱，为中生植物。

4. 土壤　是植物生长的基础。按质地可分为砾土、沙土、黏土、壤土等；按成分可分为盐碱土、腐殖质土等。虽不同中药对土壤的要求不同，但一般以有团粒结构，富含腐殖质的壤土为宜。选土改土是种药的重要工作，耕作是改良土壤的重要措施。

二、中药种植的繁殖方法

中药的繁殖方法分为有性繁殖和无性繁殖两大类。

1. 有性繁殖　亦叫种子繁殖。利用种子繁殖，繁殖系数大，生命力强，方法简便，成本低，运输方便。一年生中药多采用春季播种；多年生者多采用秋季播种，少数在夏季播种。

2. 无性繁殖　亦叫营养繁殖。开花结果早，品种不易退化，但生命力弱，其方法有以下四种：

（1）分株繁殖：将母株形成的鳞茎、球茎、块茎、根茎及萌蘖等，分离单独培育成新植株，如贝母、款冬花、芍药等。

（2）扦插繁殖：从母株上割取根、茎枝、叶等营养器官，然后插入土中，使其生根发芽成为新植株，如玫瑰、金银花等。

（3）压条繁殖：在春末夏初，将1~2年龄的木本药物的枝条，弯曲到深10~15cm的沟中，用土埋压，或在枝干上把压条部位用土或其他材料包缠起来，促使生出新根，然后与母珠分离成为新珠，如枸杞子、连翘、马兜铃等。

（4）嫁接繁殖：是把要繁殖的枝或芽，接到另一相似植物的茎或根上，使其组织愈合，如山楂、牡丹等。

三、中药种植的田间管理

中药种植的田间管理，主要应做好以下六个方面的工作：

1. 中耕除草　下雨或浇水1~2天后，进行中耕除草，防止养分、水分的耗失和病虫害发生，利于通风透光。

2. 浇水　根据不同的中药对水分的不同需求，适时适量地合理灌溉。

3. 施肥

（1）肥料分为有机肥和无机肥：有机肥亦叫农家肥，如人粪尿、厩肥、圈肥、堆肥、饼肥、骨粉等，可改良土壤，多用作基肥。无机肥亦叫化学肥。如硫酸铵、过磷酸钙、尿素、氯化铵等，有效成分高，显效快、多用作追肥。

（2）常用的施肥方法有：①基肥。在播种前结合翻耕土地，采用撒施。②追肥。在生长发育期施。③根外追肥。可补充微量元素，促进开花结果。方法是把无机肥制成适当浓度的溶液，喷洒在叶、茎上面。

4. 修剪整形　主要是对病弱和高低不齐的枝条进行修剪整形，对蔓生者及时设立支架。

5. 病虫害防治　预防为主，综合防治。尽量将病虫害消灭在发生前或发生初期。其防治方法有①植物检疫。②农业防治。③生物防治。④物理防治。⑤化学防治，使用的化学药剂不可是剧毒农药，收获一月以前必须停止用药。

6. 引种和驯化　即将外地或野生的中药，经过人工科学的培育方法，变为本地或家种的中药。其方法有：

（1）直接引种法　在环境条件相差不大的情况下，进行相互引种。

（2）实生苗选择法　在引种地区连续播种，利用幼龄植物可塑性大，经过3~5代的选择，培育出适宜本地种植的植株。

（3）杂交法　利用杂种优势，经过培育，使其适应新环境。

（4）逐步驯化法　在不同气候带之间进行相互引种，将引种的中药，分阶段地逐步移到所需引种的地区。

第二节　中药的采收和加工

一、中药的采收

中药大都是植物药材，各种植物在其生长发育的各个时期，根、茎、花、叶、实各个部分，由于所含有效成分的量各有不同，药性的强弱也往往有较大差异，因此，药材的采收，应该在有效成分含量最多的时候进行。有效成分的含量，不仅随着植物生长发育的不同阶段而变化，同时还受产地气候、土壤等环境条件的影响，只有掌握其变化规律，才能获得优质高产的药物。通常以入药部分的成熟程度作为依据，一般来说，采收方法可按药用部分归纳为以下六种。

1. 全草类药材的采收　大多在植株充分成长或开花的时候采收，从根以上割取地上部分，如益母草、豨莶草、荆芥、薄荷、紫苏等；须连根入药的，则可拔起全株，如车前草、柴胡、大蓟、小蓟等；有的须用嫩苗，如茵陈蒿之类，更要适时采收。

2. 叶类药材的采收　通常在花蕾将放或正盛开的时候，此时正当植物生长茂盛的阶段，气味完壮，药力雄厚，最适于采收。如大青叶、枇杷叶、艾叶等。有些特定的品种，如霜桑叶，则须在深秋或初冬经霜后采收。

3. 花类药材的采收　一般在花正开放时，由于花朵次第开放，所以要分次采摘，采摘时间很重要。过迟则易致花瓣脱落和变色，影响质量，如菊花、旋覆花；有些花要求在含苞欲放时采摘花蕾，如金银花、槐花、辛夷；有的在刚开放时采摘最好，如月季花；而红花则宜于花冠由黄色变橙红色时采。都是取其药效最高的阶段适时采收。至于蒲黄之类以花粉入药的则须于花朵盛开时采收。

4. 果实和种子类药材的采收　除枳实、青皮、乌梅等少数药材要在果实未成熟时采收果实或果皮外，通常都在成熟时采收，如瓜蒌、马兜铃等。以种子入药的，如果同一果序的果实成熟期相近，可以割取整个果序，悬挂在干燥通风处，以待果实全部成熟，然后进行脱粒。若同一果序的果实次第成熟，则应分次摘取成熟果实。有些干果成熟后很快脱落，或果壳裂开，种子散失，如小茴香、白豆蔻、牵牛子等，最好在开始成熟时适时采收。容易变质的浆果，如枸杞子、女贞子，在略熟时于清晨或傍晚采收为好。

5. 根和根茎类药材的采收　古时以二月、八月为佳，认为春初“津润始前，未充枝叶，势力淳浓”，“至秋枝叶干枯，津润归流于下”，并指出“春宁宜早，秋宁宜晚”。（据《本草纲目》引陶弘景说）是很正确的。因为早春及深秋时植物根或根茎中有效成分含量较高，此时采收则产量和质量也都较高，如天麻、苍术、葛根、桔梗、大黄、玉竹等。此外，也有少数例外的，如半夏、延胡索等则以夏季采收为宜。

6. 树皮或根皮类药材的采收　通常在春、夏时节植物生长旺盛，植物体内浆液充沛时采收，则药性较强，疗效较高，并容易剥离，如黄柏、厚朴、杜仲。另外有时植物根皮则以秋后采收为宜，如牡丹皮、地骨皮、苦楝根皮等。有些木本植物的生长周期很长，应尽量避免伐树取皮或环剥树皮等简单方法，以保护药源。

二、中药的加工

中草药采收后，除极少数品种直接以鲜草供药用外，绝大部分都需要加工处理。这里说的加工，主要是指除去泥沙杂质和进行干燥的粗加工，防止药材发霉、腐烂、有效成分分解等，通过加工也可以减少体积，以便贮藏和运输。

1. 除去泥沙和杂质　对此应根据不同种类的药材，采取不同的方法。根类、茎类和果实类，可在收获时随时抖去泥沙，拣去杂质，或用水漂洗干净。种子类可在干燥脱粒后扬净，全草类、叶类，花类，可在采收和干燥时，随时拣去杂质和筛去泥沙。

2. 干燥的方法　大致可分为晒干、阴干、和烘干三种。

（1）晒干法：是直接利用太阳光，将药材放在晒场、芦帘或苇席上曝晒。此法适用于根类、皮类、种子类、浆果类等药材。如黄芪、牡丹皮、白芥子等。

（2）阴干法：是放在室内或阴凉处，利用自然通风，使药材中的水分逐渐蒸发。此法适用于具有芳香气味的花类、叶类及全草类中药材。如薄荷、菊花等。

（3）烘干法：是利用火炕或设置烘房，经烘烤使药材干燥。此法干燥快，又不受天气变化的影响。在烘干过程中，应根据不同种类药材的具体要求，来掌握温度的高低和时间的长短。如花类所需温度为30℃～40℃；含糖分较多的药材，如枸杞子等所需温度为50℃～60℃；有一些要求高温的药材，最高也不能超过70℃～80℃，以免蒸熟或烘焦。

第三章　中药的性能

中药的性能，是指药物的性质和功能，也就是中药的药性。有关药性的学说称为药性理论，其主要内容包括：四气、五味、升降浮沉、归经、毒性等方面。

一切疾病的发生和发展过程，都是由于人体阴阳、邪正的互相消长，导致脏腑功能失常，所反映出来的阴阳偏盛偏衰的病理状态。中药治疗疾病的基本作用，不外是祛除病邪，消除病因，恢复脏腑功能的协调，纠正阴阳偏盛偏衰的病理状态。药物之所以能够针对病情发挥上述基本作用，是因为每种药物各具有一定的特性（即偏性）决定的。而这些特性，归纳起来就是药物的性能。

药物性能的认识是前人在长期实践中逐步探索归纳出来的，并以阴阳、脏腑、经络、治则等中医学基础理论为其理论根据，创造和逐步发展了中药基本理论，成为中医学理论体系中一个重要的组成部分。

第一节　四气、五味

药物都具有一定的气和味。药物的功效与气味有着密切的关系，气、味学说是药物治病的主要理论根据，对指导临床实践有重要意义。

一、四气

四气指的是寒、凉、温、热四种药性，也称“四性”。四气中温、热和寒、凉属于两类不同的性质，而温与热、寒与凉则分别具有共性，温次于热，凉次于寒。二者在共性中又有程度上差异。此外，还有一些平性药物，是指药物的寒、热之性不甚显著，作用比较和缓。而这些药物实质上仍有偏温或偏凉的不同，没有超出四气的范围。

药物四气是从药物作用于人体所发生的反应概括出来的，因此，它是与疾病属性的寒（寒证），热（热证）相对而言的。凡能够减轻或消除热证的药物，一般属于寒性或凉性，如黄连、栀子用于发热口渴、烦躁等热证，有清热泻火的作用，表明这两种药具有寒凉性；反之，能够减轻或消除寒证的药物，一般属于温性或热性，如干姜、高良姜用于腹中冷痛、脉沉无力等寒证，有温中散寒的作用，表明这两种药物具有温热性。

药物四气的作用，一般说来，寒凉药多具有清热、泻火、解毒、平肝等功效，常用于热证、阳证，如石膏、金银花、石决明等。温热药多具有温中、散寒、助阳、益气等功效，常用于寒证、阴证，如附子、鹿茸、党参等。

二、五味

五味指的是辛、甘、苦、酸、咸五种药味，与药物的实际滋味有一定的关系，但更主要的是药物功效的标志。另外还有淡味和涩味，但通常以淡味附于甘味，涩味同酸味，故习惯上仍用五味来概括。不同的味有不同的作用，分述如下：

辛味　有发散、行气、活血、开窍、化湿等功效。常用于表证、气滞、血瘀、窍闭神昏、湿阻等证，如麻黄、木香、红花、麝香、藿香等辛味药。

甘味　有补益、和中、缓急等功效。常用于虚证、脾胃不和、拘急疼痛等证，如党参、熟地、饴糖、甘草等甘味药。

苦味　有清泄、降泄、通泄、燥湿等功效。常用于里热证、便秘、气逆、湿证等，如栀子、大黄、杏仁、苍术、黄连等苦味药。

酸味、涩味　有收敛、固涩的功效。常用于虚汗、久泻、久咳、遗精、遗尿等滑脱不禁的病症，如五味子、五倍子、赤石脂、乌梅等酸味、涩味药。

咸味　有软坚散结、泻下的功效。常用于瘰疬、瘿瘤、痰核、癥瘕、便秘等证，如昆布、瓦楞子、芒硝等咸味药。

此外，淡味有利水、渗湿的功效。常用于水肿、小便不利等证，如茯苓、猪苓等淡味药。

三、气与味的关系

由于每一种药物都是具有气和味，因此，两者必须综合起来看。例如两种药物都是寒性，但是味不相同，一是苦寒，一是辛寒，两者的作用就有差异。反过来说，假如两种药物都是甘味，但气不相同，一是甘寒，一是甘温，其作用也不一样。所以，不能把气和味孤立起来看。气与味显示了药物的部分性能，也显示出有些药物的共性。只有认识和掌握每一种药物的全部性能，以及气味相同药物之间同中有异的特性，才能全面而准确地了解和使用药物。

第二节　升降浮沉

由于各种疾病在病机和证候上，常常表现出向上（如呕吐、喘咳）、向下（如泻利、崩漏、脱肛），或向外（如自汗、盗汗）、向内（如表证不解，疹毒内攻）等病势趋向，因此，能够针对病情，改善或消除这些病证的药物，相对说来也就分别具有向下、向上、向内、向外的作用趋向。这种性能，可以纠正机体功能的失调，使之恢复正常，或因势利导，有助于驱邪外出。

升降浮沉指的是药物在人体内作用的趋势，一般可分为升浮和沉降两种。升和降、浮和沉都是相对的，升是上升，即指向上；降是下降，即指向下；浮表示发散、向外；沉表示泄利、向里和收敛等作用。一般具有升阳发表、祛风散寒、涌吐、开窍等功效的药物，都能上行向外，药性都是升浮的；而具有泻下、清热、利尿渗湿、重镇安神、潜阳息风、消导积滞、降逆、收敛及止咳平喘等功效的药物，则能下行向内，药性都是沉降的。但仍有些药物，升降浮沉的性能不明显或存在着双向性，如麻黄既能发汗，又可平喘、利水；川芎既“上行头目”，又“下行血海”。不过，这种情况毕竟是少数。

影响药物升降浮沉性的因素有以下四个方面：

1. *气味是影响药物升降浮沉性能的主要因素*　能升浮的药物大多是味辛、甘，气温热的；能沉降的药物大多是味苦、酸、咸、涩、淡，气寒凉的。正如李时珍云：“酸咸无升，辛甘无降，寒无浮，热无沉。”

2. 质地也是影响药物升降浮沉性能的因素　一般认为花类、叶类、皮类、枝类等质轻的药物大多是升浮的；种子类、果实类、矿物类、贝壳类等质重者大多是沉降的。这是前人根据用药经验归纳出来的，这种归纳并不完全，因为两者之间并无本质联系。注意不要以药物的质地轻重作为判断或解释药物升降浮沉的唯一依据。

3. 炮制可以改变药物升降浮沉的性能　如药物经酒炙则性升，姜汁炙则能散，醋炙则收敛，盐炙则下行。药物通过炮制，改变其升降浮沉的性能，来满足临床灵活用药的要求。

4. 配伍可制约药物升降浮沉的性能　在复方配伍时，升浮的药物，在同较多沉降的药物配伍时，其升浮之性可受到一定的制约，反之，沉降的药物，在同较多升浮的药物配伍时，则其沉降之性亦受到一定的制约。

药物经炮制和配伍，可人为地改变或制约其升降浮沉的性能。故李时珍云："升降在物，亦在人也。"

第三节　归　经

归经指的是药物对于机体某部分具有选择性作用。有些药物主要对某经（脏腑及其经络）或某几经发生明显的作用，而对其他经则作用较小，或没有作用。如同属寒性药物，虽然都具有清热的作用，但其作用范围，或偏于清肺热，或偏于清肝热，各有所长。再如同是补药，也有补肺、补脾、补肾等不同。因此，将各种药物对机体各部分的治疗作用作进一步的归纳，使之系统化，这便形成了归经理论。

归经是以脏腑、经络理论为基础，以所治具体病证为依据的。经络能沟通人体内外表里，在病变时，体表的疾病，可影响到内脏；内脏的病变，也可以反映到体表。因此人体各部分发生病变时所出现的证候，可以通过经络而获得系统的认识。如肺经病变，每见喘、咳等；肝经病变，每见胁痛、抽搐等；心经病变，每见神昏、心悸等。我们根据药物的疗效，与病机和脏腑、经络密切结合起来，可以说明某药对某些脏腑、经络的病变起着主要治疗作用。如桔梗、杏仁能治胸闷、喘咳，归肺经；全蝎能定抽搐，归肝经；朱砂能安神，归心经等。这说明归经的理论，是具体指出药效的所在，是从疗效观察中总结出来的。

但是，在应用药物的时候，如果只掌握药物的归经，而忽略了四气、五味、升降浮沉等性能，是不够全面的。因为每一脏腑、经络发生的病变，可能有的属寒，有的属热，有的属虚，有的属实。所以，不可只注意归经，而将能归该经的药物不加区别地应用。同归一经的药物，其作用有温、清、补、泻的不同，如肺病咳嗽，虽然黄芩、干姜、百合、葶苈子都能归肺经，可是在应用时，却不一样。黄芩主要清肺热，干姜则能温肺寒，百合补肺虚，而葶苈子则泻肺实，如此等等。归其他脏腑、经络的药物，也是这样。可见，将中药的多种性能结合起来，以之指导中药的应用，才会收到预期的效果。

此外，我们还必须了解，由于脏腑经络的病变可以相互影响，因此，在临床用药时，并不单纯地使用某一经的药物。如肺病而见脾虚者，每兼用补脾的药物，使肺有所养而逐渐痊愈；肝阳上亢由于肾阴不足者，每加用滋补肾阴的药物，使肝有所涵而虚阳自潜。总之，既要了解每一药物的归经，又要掌握脏腑经络之间的相互关系，才能更好地指导临床用药。

第四节　药物的毒性

药物的毒性或毒药，在古代医药文献中所指甚广。如前所述，药物都各有偏性，这种偏性就是“毒”。由此可见，毒药一词，基本上是药物的总称。如张子和说：“凡药皆有毒也，非止大毒小毒谓之毒，甘草、苦参不可不谓之毒，久服必有偏性。”张景岳云：“药以治病，因毒为能，所谓毒药，是以气味之有偏也……其为故也，正以人之为病，病在阴阳偏胜耳。”张氏的论述，进一步解释了毒药的广义含义，并阐明了毒性作为中药性能之一，是一种偏性。但是为了确保用药安全，后世许多中药学著作在药物性味之下所标注的“大毒”、“小毒”，大多是指一些具有一定毒性或副作用的药物，用之不当可能导致中毒。所以现代“毒性”的含义，已不是古时那样广义的概念。

中药学中对于有毒性的药物，常根据其毒性强弱程度，标明有毒（如天南星、甘遂等），或小毒（如常山、吴茱萸等）；具有明显的毒性作用的药物，常标以大毒（如巴豆、川乌等）。应用具有毒性的药物时，必须加以注意，要根据病人的体质强弱和病情轻重，适当选用和确定剂量。应用有大毒的药物，更要特别慎重，严格控制剂量。

第四章　中药的炮制

炮制是根据中医药理论，按照临床应用和调剂、制剂的不同要求，以及药材自身特性所采取的一项传统制药技术。又称炮炙、修制、修事或修治。由于中药材大都是生药，其中不少药材必须经过特定的炮制处理，才能更符合临床用药的需要，确保用药安全，充分发挥药效。

第一节　炮制的目的

炮制的目的大致可以归纳为以下几点：

一、除去杂质和非药用部分，使药物清洁纯净，才能用量准确，或利于服用。如一般植物药的根和根茎当洗去泥沙，捡去杂质，枇杷叶要刷去毛，远志去心，蝉蜕去头足等。

二、便于制剂和贮藏。一般植物类药材，用水浸润后便于切片，如伏润槟榔，露润当归等。矿物、动物甲壳、贝壳及某些种子类药物的粉碎处理，能使有效成分易于溶出，如煅磁石、煅龙骨等。有些药物在贮藏前，要进行烘、炒等干燥处理，使其不易霉变、腐烂，便于长期存放。

三、矫臭矫味。通过漂、洗、炒等制法，消除某些药物的腥臭和怪味，利于服用。如海藻、昆布漂去咸味，紫河车漂洗去腥味等。

四、转变药物的性能，使之更能适合病情需要。如地黄生用，性寒而凉血，若制成熟地黄，则性微温以补血见长。何首乌生用，泻下通便，制熟后则补肝肾等。

五、减弱或消除药物的毒性、烈性或副作用。如川乌、草乌炮制后用，可减轻毒性。巴豆去油成霜后，可降低剧烈的泻下作用。酒制常山可减轻其催吐的副作用等。

第二节　炮制常用的辅料

应用辅料炮制药物，早在《雷公炮炙论》以前即开始应用，这反映了临床用药的灵活性，揭示了中药药性与辅料之间的联系至为密切。辅料的广泛应用，增加了中药在临床上的实际作用范围。

目前常用的辅料种类较多，可分为液体辅料和固体辅料两大类，现分别介绍如下：

一、液体辅料

1. 酒　当前，用以制药的有黄酒、白酒两大类。酒味甘、辛，性大热。有通血脉，行药势，散寒等功效，且可矫味矫臭。同时又是良好的有机溶媒。药物的多种成分，如生物碱及其盐类、甙类、鞣质、苦味质，有机酸、挥发油、树脂及部分色素等皆易溶于酒中，因此，药物经酒制后，有助于有效成分的溶出而增强疗效。常用酒制的药物有黄连、黄芩、大黄、白芍、白花蛇、山茱萸、女贞子等。

2. 醋　中药炮制常用的为米醋。醋味酸、苦，性温。有散瘀止血、理气止痛、利水消肿、解毒、矫味矫臭等功效，且可引药入肝经。同时，醋是良好的有机溶媒，能使药物中所含的游离生物碱成分发生变化，增加溶解度而易于煎出，提高疗效。并可除去药物的腥臭气味，降低药物的毒性。有些质地坚实的药物经醋制（如醋淬）后，质变酥脆而易于粉碎，便于调剂和制剂。醋以存放时间越长越好，习称“陈醋”。常用醋制的药物有青皮、延胡索、香附、乳香、没药、甘遂、芫花等。

3. 蜂蜜　中药炮制常用的是经过加热炼熟的蜂蜜。蜂蜜味甘，性平。有补中益气、润肺止咳、润肠通便、缓急止痛、解毒、矫味矫臭等功效，能与药物起协同作用，增强药物疗效。常用蜜制的药物有黄芪、甘草、桑白皮、枇杷叶、款冬花、紫菀、麻黄等。

4. 生姜汁　姜汁是姜科植物鲜姜的根茎经捣碎榨取的汁液，或以干姜加适量的清水共煎去渣而得的黄白色液体。姜味辛，性温。有发汗解表、温中散寒、降逆止呕、温肺化痰、解毒等功效。经姜汁制后能抑制药物的寒性，增强疗效，降低毒性。常用姜汁制的药物有黄连、半夏、竹茹、厚朴等。

5. 甘草汁　甘草汁为甘草饮片加水煎煮去渣所得的黄棕色至深棕色的液体。甘草味甘，性平。有补脾润肺、缓急止痛、调和诸药、解毒等功效。药物经甘草汁制后可缓和药性，降低药物毒性。常用甘草汁制的药物有半夏、远志、吴茱萸等。

6. 黑豆汁　黑豆汁为大豆的黑色种子加水煮熬去渣所得的黑色混浊液体。黑豆味甘，性平。有滋补肝肾、养血祛风、活血、利水、解毒等功效。用黑豆汁制后可增强滋补肝肾的功效，降低药物毒性或副作用。常用黑豆汁制的药物有何首乌等。

7. 米泔水　米泔水为淘米时第二次滤出的灰白色混浊液体。米泔水味甘，性寒。有清热凉血、利小便的功用，并对油脂有吸附作用，常用来浸泡含油脂较多的药物，以除去部分油脂，降低药物辛燥之性，增强补脾和中作用。用米泔水制的药物有苍术等。

8. 盐水　制药所用的盐水为食盐加适量水溶化滤过所得的澄明液体。食盐味咸，性寒。有强筋骨、软坚散结、清热凉血、解毒防腐、矫味矫臭等功效，并能引药入肾。药物经盐水制后，可增强药物的补肾固精、利尿、治疝等作用。常用食盐水制的药物有杜仲、小茴香、益智仁、车前子、橘核等。

9. 胆汁　胆汁是牛、猪、羊的新鲜胆汁，以牛胆为佳。胆汁味苦，性大寒。有清肝明目、利胆通肠、解毒消肿、润燥等功效。主要用于制备胆南星，可降低天南星的毒性，改变天南星的性能。

10. 其他　液体辅料除上述外，还有羊脂油、乳汁、萝卜汁、食用油、鳖血等。可根据药材的性质和临床需要而选用。

二、固体辅料

1. 稻米　稻米为禾本科植物稻的种仁。稻米味甘，性平。有健脾益胃、除烦止渴、止泻痢等功效。与药物共制，可增强药物功效，降低刺激性和毒性。中药炮制可选用大米或糯米。常用米炒的药物有红娘子、斑蝥、党参等。

2. 麦麸　麦麸是小麦磨面后所剩下的种皮。麦麸味甘、淡，性平。有健脾开胃、和中化滞等功效。与药物共制，能缓和药物燥性，增强疗效，借麦麸香气可除去某些药物的腥劣气味，以利服用。常用麦麸炒的药物有枳壳、苍术、白术、僵蚕等。

3. 白矾　白矾为三方晶系明矾矿石经提炼而成的不规则结晶体。白矾味酸，性寒。有解毒杀虫、收敛燥湿、祛痰、防腐的功效。与药物共制后可防止药物腐烂，降低毒性，增强疗效。常用白矾制的药物有半夏、天南星、白附子等。

4. 豆腐　豆腐为大豆种子经粉碎加工而成的乳白色固体，豆腐味甘，性平。有益气和中、清热解毒、生津润燥等功效。与药物共制，可解药物毒性，去除污垢。常用豆腐制的药物有藤黄、硫黄、珍珠等。

5. 土　中药炮制常用的土为灶心土（即伏龙肝），也有用黄土或赤石脂等。灶心土味辛，性温。有温中和胃、止呕、止血、涩肠止泻等功效。与药物共制后，可降低药物的刺激性，增强药物的补脾安胃，止呕，止泻的疗效。常用土炒的药物有白术、山药、当归等。

6. 蛤粉　蛤粉为帘蛙科动物文蛤或青蛤的贝壳经煅制粉碎后的灰白色粉末。蛤粉味咸，性寒。有清热化痰、软坚散结等功效。与药物共制后，可除去药物腥味，增强疗效，易于粉碎。主要用于烫制阿胶。

7. 滑石粉　滑石粉为硅酸盐类矿物滑石研细而得的白色粉末。滑石味甘，性寒。有利水通淋、清热解暑的功效。拌炒药物，能使药物受热均匀，质变松脆，易于煎出有效成分和制剂粉碎，并可杀死一些动物药表面的微生物及虫卵。常用滑石粉拌炒的药物有鱼鳔、水蛭、刺猬皮等。

8. 河沙　筛取中等粗细的河沙，淘尽泥土，除尽杂质，晒干备用。用河沙做中间体，取其温度高，受热均匀，可使坚硬的药物经沙炒后，质变松脆，易于粉碎和煎出有效成分，还可以降低药物的毒性，易于除去非药用部分。常用沙炒的药物有马钱子、穿山甲、狗脊、龟板、鳖甲等。

第三节　炮制的方法

炮制方法是历代逐渐发展和充实起来的，参照前人的记载，并根据现代炮制经验大致可分为五类。

一、修制

1. 纯净处理　采用挑、拣、簸、刮、刷等方法，去掉灰屑、杂质及非药用部分，使药物清洁纯净。如拣去合欢花的枝叶，刷去枇杷叶、石韦叶背面的绒毛，刮去厚朴、肉桂的粗皮等。

2. 粉碎处理　采用捣、碾、镑、锉等方法，使药物粉碎，以符合制剂和其他炮制方法的要求。如龙骨、牡蛎粉碎后便于煎煮。犀角、羚羊角刨成薄片或锉成粉末，便于制剂和服用。果实种子类药物调剂时大多须捣碎，以便于煎煮，如白豆蔻、白芥子、决明子等，故有“诸子皆打”之说。

3. 切制处理　采用切、铡的方法，把药物切制成一定的规格，使药物有效成分易于溶出，并便于进行其他炮制，也利于干燥、贮藏和调剂时称量。根据药物的性质和临床的需要，切制有很多规格。如天麻、槟榔宜切薄片，泽泻、白术宜切厚片，黄芪、鸡血藤宜切斜片，白芍、甘草宜切圆片，桑白皮、枇杷叶宜切丝，白茅根、麻黄宜切段，神曲、葛根宜切成块等。

二、水制

1. 润　又称闷或伏。根据药材质地的软硬，选用浸润、伏润、露润、等方法，使清水或其他液体辅料缓慢地渗透到药材内部，在不损失或少损失药效的前提下，使药物软化，便于切制加工。如浸润枳实、伏润槟榔、露润当归等。

2. 漂　将药物置宽水或长流水中浸渍一段时间，并反复换水，漂去腥味、盐分、毒性成分及杂质。如昆布、海藻、肉苁蓉漂去盐分，紫河车漂去腥味，半夏漂去毒性等。

3. 水飞　是将药物与水共研，分取其极细粉末的一种方法。具体操作是将不溶于水的药材粉碎后，置乳钵或碾槽内加水共研，再加入多量的水，搅拌，较粗的粉粒即下沉，细粉混悬于水中，倾出；粗粒再飞再研，如此反复操作，至全部成为混悬液为止。将倾出的混悬液沉淀后，分出干燥物，即成极细粉末。常用于矿物类、贝甲类药物的制粉。如飞朱砂、飞炉甘石、飞雄黄等。

三、火制

1. 炒　炒有加辅料和不加辅料的炒法。不加辅料炒叫清炒。清炒有炒黄、炒焦、炒炭等程度不同的炒法。炒黄、炒焦使药材易于粉碎加工，并缓和药性。种子类药物炒后则易于有效成分溶出。炒炭能缓和药物的烈性和副作用，或增强收敛止血的功效。还有拌固体辅料如土、麸、米、蛤粉、河沙、滑石粉炒的，可减少药物的刺激性，增强疗效。如土炒白术，麸炒枳壳，米炒党参等。若与河沙、滑石粉、蛤粉同炒的方法，称为烫。烫炒药物可使其受热均匀酥脆，易于煎出有效成分或便于服用。如沙炒穿山甲，蛤粉炒阿胶等。

2. 炙　是用液体辅料拌炒药物，使辅料渗透入药物内部的一种方法。有酒炙、醋炙、盐炙、姜炙、蜜炙、油炙。具有改变药性、增强疗效、减少毒性或烈性的作用。如蜜炙黄芪、甘草，酒炙常山，醋炙香附，盐炙杜仲，油炙淫羊藿等。

3. 煅　是将药物用猛火直接或间接煅烧的一种方法。分为明煅法、煅淬法和密闭煅法。具有使药物质地松脆、易于粉碎、充分发挥疗效的作用。坚硬的矿物药或贝壳类药，如紫石英、海蛤壳等多直接用火煅烧，以煅至红透为度。密闭煅是置药物于耐火容器中密闭煅烧，煅透、冷却后取出备用。如煅血余炭、陈棕炭等。

4. 煨　是利用湿面粉或湿纸包裹药物，置热火灰中煨至面或纸焦黑为度，具有减轻药物的毒性和烈性的作用。如煨诃子，煨肉豆蔻等。

四、水火共制

1. 煮　是将药物置于清水或液体辅料中加水煮沸的一种方法。具有减低药物的毒性和烈性或增强疗效的作用。如豆腐煮硫黄，甘草汁煮远志等。

2. 蒸　是利用水蒸气或隔水加热药物的一种方法。具有改变药性、提高疗效或降低烈性的作用。如酒蒸大黄可缓和泻下作用，何首乌经反复蒸、晒后，不再有泻下之力，而有补肝肾、益精血之功。

3. 淬　是将药物煅烧红透后，迅速投入冷水或液体辅料中，使其质地松脆的一种方法。淬后易于粉碎，同时辅料被药物吸收，可发挥预期疗效。如醋淬自然铜、鳖甲，黄连煮汁淬炉甘石等。

4. 焯 是将药物迅速放入沸水中，经短暂加热，立即取出的一种方法。常用于种子类药物的去皮和肉质多汁类药物的处理。如焯杏仁、桃仁以去皮，焯马齿苋、天门冬以便于晒干贮存等。

五、其他制法

常用的有发芽、发酵、制霜、法制等。其目的在于改变药物原有性能，增加新的疗效，减少毒性或副作用。如稻、麦的发芽，发酵法制取神曲、淡豆豉，巴豆去油成霜，法制半夏等。

第五章　中药的应用

中药的应用主要包括药物的配伍、用药禁忌、剂量和煎服法等几项内容。掌握这些内容，对于充分发挥药物的疗效和确保用药安全具有十分重要的意义。

第一节　配　伍

根据病情需要和用药法度，将两种或两种以上的药物配合应用，称为配伍。药物通过配伍后，药与药之间就会发生某些相互作用，使其原有性能有所改变，从而产生不同的效果。因此，在药物配伍方面，就必须有所选择，这就提出了配伍关系问题。前人把单味药的应用同药与药之间的配伍关系总结为七个方面，称为药物“七情”。其中除单行（指用单味药物治病）外，其余六个方面都是指配伍关系。现分述如下。

1. 相须　即功效类似的药物配合应用，能明显地增强其原有疗效。如石膏与知母配伍，能明显地增强清热泻火的功效；乳香与没药配伍，能明显地增强活血止痛的功效。

2. 相使　即以一药物为主，余药物为辅配合应用，能提高主药的疗效。如补气的黄芪与利水的茯苓配伍时，茯苓能提高黄芪补气的功效。清热的黄芩与攻下的大黄配伍时，大黄能提高黄芩清热的功效。

3. 相畏　即一种药物的毒性或副作用，被另一种药物减轻或消除。如生半夏的毒性能被生姜减轻或消除，所以说生半夏畏生姜。

4. 相杀　即一种药物能减轻或消除另一种药物的毒性或副作用。如生姜能减轻或消除生半夏的毒副作用，所以说生姜杀生半夏的毒。由此可见，相畏、相杀实际上是同一配伍关系的两种不同提法。

5. 相恶　即两种药物合用后，由于相互牵制而使原有功效降低甚至丧失。如干姜能降低黄芩的清热功效，而黄芩也能降低干姜温中回阳之功效。

6. 相反　即两种药物合用后，能产生毒性反应或副作用。如“十八反”，“十九畏”中的若干药物。

上述六个方面的配伍关系，可以概括为以下四项：① 相须、相使的配伍关系，能使药物产生协同作用增强疗效，是临床用药时要充分利用。② 相畏、相杀的配伍关系，能降低或消除药物的毒性或副作用，在应用毒性药或烈性药物时，必须选用。③ 相恶的配伍关系，由于相互拮抗而降低或抵消原有功效，用药时应注意避免使用。④ 相反的配伍关系，能使药物产生毒性反应或副作用，属于配伍禁忌，原则上要避免应用。

中药的配伍应用，是中医用药的主要形式。药物按一定法度配伍组合，并确定适当的剂量和剂型，即成为方剂。药物配制成方剂后，不仅能使药物相互协调，加强疗效，并能降低或消除某些药物的毒性或副作用，从而充分发挥药物的疗效，同时能更好地适应比较复杂的病证。

第二节 用药禁忌

用药禁忌的范围，主要包括配伍禁忌、妊娠禁忌和服药时的饮食禁忌三个方面。

一、配伍禁忌

是指药物之间有相反的关系，不能相互配伍，否则就会降低药效或产生毒性反应。历代关于配伍禁忌的认识在有关古籍中说法并不一致。金元时期概括为“十八反”和“十九畏”。

1. 十八反 甘草反甘遂、大戟、芫花、海藻。乌头反贝母、瓜蒌、半夏、白蔹、白及。藜芦反人参、沙参、丹参、玄参、苦参、细辛、芍药。

歌诀：本草明言十八反，半蒌贝蔹及攻乌，藻戟芫遂俱战草，诸参辛芍叛藜芦（《珍珠囊补遗药性赋》）。

2. 十九畏 硫黄畏朴硝，水银畏砒霜，狼毒畏密陀僧，巴豆畏牵牛子，丁香畏郁金，川乌、草乌畏犀角，牙硝畏三棱，官桂畏赤石脂，人参畏五灵脂。

歌诀：硫黄原是火中精，朴硝一见便相争，水银莫与砒霜见，狼毒最怕密陀僧，巴豆性烈最为上，偏与牵牛不顺情，丁香莫与郁金见，牙硝难合荆三棱，川乌草乌不顺犀，人参最怕五灵脂，官桂善能调冷气，若遇石脂便相欺，大凡修合看顺逆，炮爁炙煿莫相依（《珍珠囊补遗药性赋》）。

“十八反”和“十九畏”诸药，历代相沿皆为配伍禁忌，但其中部分药物同实际应用有些出入，历代医家也有论及。如感应丸中的巴豆牵牛同用；甘遂半夏汤以甘草与甘遂合用；散肿溃坚汤、海藻玉壶汤均以甘草与海藻同用；十香返魂丹以丁香、郁金同用；大活络丹是以乌头与犀角同用等等。现代有些实验研究初步表明，如甘草、甘遂二药合用，毒性的大小，主要取决于甘草与甘遂的用量比例，甘草的用量若等于或大于甘遂，则毒性大；又如贝母和半夏分别与乌头配伍，未见明显毒性。而细辛配伍藜芦，则可导致实验动物中毒死亡。总之：“十八反”、“十九畏”从古至今，无一致结论，还有待于进一步做深入的实验和观察。因此，目前应采取慎重态度，一般说来，对于其中一些药物，若无充分根据和临床经验，仍须避免盲目配用。

二、妊娠用药禁忌

由于某些药物有损害胎元以致堕胎的副作用，所以应该作为妊娠禁忌药物。根据药物对胎元损害的程度不同，一般可分为禁用和慎用两类。禁用的大多是毒性较强或药性猛烈的药物，如巴豆、牵牛子、甘遂、芫花、斑蝥、麝香、水蛭、虻虫、三棱、莪术等；慎用的包括通经祛瘀、行气破滞以及辛热的药物，如桃仁、红花、大黄、枳实、附子、干姜、肉桂等。

歌诀：蚖斑水蛭及虻虫，乌头附子配天雄，野葛水银并巴豆，牛膝苡仁与蜈蚣，三棱芫花代赭麝，大戟蝉蜕黄雌雄，牙硝芒硝牡丹桂，槐花牵牛皂角同，半夏南星与通草，瞿麦干姜桃仁通，硇砂干漆蟹爪甲，地胆茅根都失中。

三、服药时的饮食禁忌

服药时的饮食禁忌简称食忌，俗称忌口。在古代文献上有常山忌葱，地黄、何首乌忌葱、蒜、萝卜，薄荷忌鳖肉，茯苓忌醋，鳖甲忌苋菜，以及蜜反生葱等记载。这说明服用某些药物时，不可同吃某些食物。另外，由于疾病的关系，在服药期间，凡属生冷、黏腻、腥臭等不易消化和有特殊刺激性的食物，都应根据需要予以避免。

第三节　剂　量

由于中药大都通过配伍并制成各种剂型来应用，因此，剂量包含以下三方面的内容：①单味药物的成人一日量（本书各药物所标注的用量除特别注明外，都是指干燥后的生药在汤剂中的成人一日内服量）。②方剂中各药的相对用量（一般非毒性药物，单用时用量可稍大，而在复方中的用量可略小，主要药物的用量可稍大，辅助药物的用量可略小）。③制剂的实际服用量。

中药剂量的大小，与疗效有直接关系，剂量过小则达不到治疗目的，剂量过大不但达不到预期疗效，甚至可能造成不良后果。在确定剂量的时候，要根据药物的性能、病势轻重、剂型种类、处方用药的多少，以及年龄、体质的差别等具体情况全面考虑。

1. 根据药物性能确定剂量　凡有毒或作用峻烈的药物，剂量宜小，应严格控制在安全限度内，并从小量开始，逐渐增加，病势减退可减量或停服。一般来说，质地较轻的花类、叶类，剂量宜小。质地较重，难于溶解的矿物类、贝壳类，剂量宜大。鲜品一般剂量较大。

2. 根据配伍、剂型确定剂量　一般说，处方用药多时，其中单味药剂量宜小，相反，处方用药少时，其中单味药剂量宜大。使用单味药治病时，剂量较复方为重。同样的药物入汤剂，比入丸散剂剂量宜大，作酒剂、浸膏剂剂量可稍大。

3. 根据病情、体质、年龄确定剂量　一般重病、急性病剂量宜大；轻病、慢性病剂量宜小。体质壮实剂量宜大；年老体弱剂量宜小。不同年龄的病人，药物用量尚无严格的规律可循。大体是：小儿在1岁以下，用成人量的1/4；1~5岁，用成人量的1/3；6~15岁，用成人量的1/2；16岁以上，可用成人量。

除毒性药、峻烈药和某些精制药剂外，一般中药的常用内服剂量（即有效剂量）约为5~10g，部分药物的常用量较大的为15~30g。

中药用量的计量单位，明清以来，普遍采用16位进位制。即：1斤=16两=160钱。现在中药用量的计量单位采用公制，即1kg=1000g。为了处方和配药，特别在古方的配用需要进行换算时的方便，按规定以如下近似值进行换算：1两（16进位制）=30g，1钱=3g，1分=0.3g，1厘=0.03g

第四节　煎服法

中药煎服法的正确与否，对疗效有很大的影响，因此要高度重视，认真研究。

一、煎药法

为了使药物更好地发挥疗效，所以必须注意煎药的方法。汤剂是临床常用剂型，历代医家对汤剂的煎法很重视，如徐灵胎在《医学源流论》中说：“煎药之法，最宜深讲，药之效不效，全在乎此。”

1. 煎药用具　以砂锅为佳，价廉且不易发生化学反应。忌用铁锅，因有些药物用铁锅煎后会发生沉淀，降低溶解度，甚至会引起化学反应，产生副作用。

2. 煎药用水　除处方有特殊规定用水以外，一般以水质纯净为原则，如自来水、甜井水或蒸馏水等。用水量视药量大小而定，以漫过药物 2cm 左右为宜。

3. 煎药火候　一般先武后文，即开始用武火至沸，沸后用文火煎煮。

4. 煎药方法　煎药前，先将药物放容器内，加冷水浸过药面，泡透后再煎煮，有效成分易于煎出。煎药时不宜频频打开锅盖，以尽量防止气味走失，降低药效。

一般对于解表药、清热药、芳香类药物，宜武火急煎，以免药性挥发，降低药效。味厚滋补类药物，宜文火久煎，使药效尽出。又如乌头、附子、狼毒等毒性药，亦宜文火久煎，以降低毒性。如果药物煎煳应弃去，切勿加水再煎服用。

另外，有些药物因性能、质地及临床应用的不同，尚有特殊煎服法，处方必须脚注，介绍如下：

1. 先煎　介壳类、矿石类药物如龟板、鳖甲、石决明、赭石、生龙骨、生牡蛎、磁石、生石膏等。因质坚，有效成分难以煎出，应打碎先煎，待煮沸 10~30 分钟后再下其他药。亦应先煎以降低毒性。

2. 后下　凡气味芳香借挥发油取效的药物，如薄荷、木香、砂仁、白豆蔻、沉香、青蒿以及大黄、钩藤等，宜在一般药物煎好前 3~5 分钟时下，以防止有效成分走散。

3. 包煎　如蒲黄、海金沙等因药材质地过轻，煎煮时易飘浮在药液面上，或成糊状，不便于煎煮及服用；车前子、葶苈子等药材较细小，含淀粉、黏液质较多的药，煎煮时容易粘锅、糊化、焦化；辛夷、旋覆花等药材有绒毛，对咽喉有刺激性，这几类药煎煮时宜用纱布包裹入煎。

4. 另炖或另煎　某些贵重药物，如人参、西洋参、鹿茸等，应切成小片，放入加盖盅内，隔水炖 2~3 小时，服时再兑入药液内。主要是为了尽量保存其有效成分，减少同煎时被其他药渣吸收。

5. 磨汁　某些贵重或质地坚实的药物，如羚羊角、犀角、沉香等，可用水磨汁或锉成细粉调服。

6. 烊化（溶化）　凡属胶质、黏性大且易溶化的药物，如阿胶、鹿角胶、芒硝等，服时兑入药液中搅匀化开或单独加温溶化，再兑入药液内搅匀。主要防止煎煮时粘锅熬焦，黏附他药，影响疗效。溶化的药物如芒硝。

7. 冲服　对贵重或不耐高热而又难溶于水的药物，如三七、琥珀、朱砂、牛黄、麝香等，需研末冲服，服时用汤液或开水冲服。

二、用药法

用药方法，应视制剂的用药途径而定。

1. 内服药剂　①服药方法，汤剂一般都宜温服。发散风寒药最好热服。呕吐的病人，宜小量频服。用从治法时，有热药冷服或凉药热服的。丸、散等固体药剂，除特别规定以外，一般都用温开水送服。②服药时间，需根据病情和药性而定。一般来说，滋补药宜在饭前服。驱虫药和泻下药，大多在空腹时服。健胃药和对胃肠刺激性较大的药物，宜于饭后服。截疟药宜在发作前 2 小时服。安眠药则应在睡前 0.5~1 小时服。其他药物一般宜在饭后服。总之，无论饭前或饭后服药，均应略有间隔，在饭前、后 1 小时左右服用，以免影响疗效。③服药次数，一剂中药，一天通常服三次，病缓可服二次。重病、急病者，可隔4小时左右服药1次，昼夜不停，使药效持续，有利于顿挫病势。

2. 外用药剂　汤剂外用，可熏洗疮痈、痒疹和赤眼。散剂外用，可撒布湿疮痒疹、溃疡、外伤出血。软膏药常用以涂敷疮肿。硬膏药可用以贴治风湿疼痛、跌打损伤及疮痈。酒剂外用，可搽治风湿疼痛、跌打损伤。以上各药的用药次数和换药时间，可根据不同剂型的性能和所治病证而决定，一般可每日1~3次，硬膏药则可数日换药一次。

此外，针剂有特殊的用法，是将药物制成注射剂，供皮下、肌肉或静脉注射。

各　论

第一章　解表药

凡以发散表邪，解除表证为主要作用的药物，称为解表药。

本类药多具有辛味，主入肺、膀胱经，有促进肌体发汗，使表邪由汗出而解的作用，部分药物尚兼有利水消肿、止咳平喘、透疹、止痛疗疮等作用。

解表药主要用治恶寒、发热、头痛、无汗或有汗不畅、脉浮等表证。部分解表药尚可用于水肿、咳喘、风疹、风湿痹痛、疮疡初起等证而兼有表证者。

由于表证有风寒和风热两大类型，根据解表药的不同特性，故本章药相应分为辛温解表药和辛凉解表药两类。

应用本类药物时，必须针对外感风寒或风热的不同，分别选用辛温解表药或辛凉解表药。同时根据病人体质的不同，解表药还须分别与补气、助阳、滋阴、养血等补益药配伍使用，以扶正祛邪。温病初起，邪在卫分，除选用辛凉解表药外，应同时配伍清热解毒药。

使用解表药应中病即止，不可过量或过久使用，以免损伤正气。对于表虚自汗、阴虚盗汗以及疮疡日久、淋病、失血者，虽有表证，也应慎用或禁用。春夏用量宜轻，秋冬用量宜重；南方用药宜轻，北方用药宜重。解表药入汤剂不宜久煎，以免降低药效。

第一节　辛温解表药

凡以发散风寒为主要作用，治疗风寒表证的药物，称为辛温解表药。

本类药物性味多属辛温，辛能发散，温能散寒，以发散风寒为主要功效。适用于外感风寒表证，症见恶寒发热，无汗或汗出不畅，头痛身痛，舌苔薄白，脉浮紧等。部分药物还可用治痹证及咳喘、水肿、麻疹、疮疡初起兼有表证者。

麻　黄《本经》

为麻黄科多年生草本状小灌木草麻黄 *Ephedra sinica* Stapf.、木贼麻黄 *Ephedra equisetina* Bge. 和中麻黄 *Ephedra intermedia* Schrenk et C. A. Mey. 的草质茎。以色淡绿或黄绿、内心色红棕，手拉不脱节，味苦涩者为佳。色变枯黄脱节者不可供药用。主产于河北、山西、内蒙古、甘肃等地。立秋至霜降之间采收，阴干。切段用。

【处方用名】

1. 麻黄　去杂质及非药用部分，水润，切段的麻黄。发汗、利水作用甚强。
2. 炙麻黄　蜜炙的麻黄，长于平喘止咳。
3. 麻黄绒　麻黄段碾绒，筛去粉末的麻黄。作用缓和。

4. 炙麻黄绒　蜜炙的麻黄绒。作用更缓和。

【性味归经】 辛、微苦，温。归肺、膀胱经。

【功效】 发汗解表，宣肺平喘，利水消肿。

【应用】

1. 用于风寒表实证。恶寒发热、头身痛、无汗、脉浮紧等，常与桂枝相须为用，以增强发汗解表之效，如麻黄汤。

2. 用于喘咳实证。①风寒喘咳，与杏仁、甘草配伍，以增强宣肺平喘之效，如三拗汤。②寒饮喘咳，配细辛、干姜等，以达化饮平喘之效，如小青龙汤。③肺热喘咳，配石膏、杏仁等，以达清肺平喘之效，如麻杏石甘汤。

3. 用于水肿兼有表证，与生姜、白术同用，以达发汗、利水、消肿之效，如越婢加术汤。

此外，还可治风湿痹痛、阴疽及痰核等。

【用法用量】 煎服，3~10g。

【使用注意】 本品发散力强，凡表虚自汗，阴虚盗汗及虚喘均当慎用。

〔近 述〕

本品主要成分为麻黄碱、伪麻黄碱、挥发油等。①麻黄碱、挥发油有发汗、解热作用。②麻黄碱、伪麻黄碱有缓解支气管平滑肌痉挛的作用。③伪麻黄碱有利尿作用。④麻黄碱能兴奋心脏，收缩血管，升高血压。对中枢神经系统有明显的兴奋作用，可引起兴奋、失眠、烦躁。⑤挥发油对流感病毒有抑制作用。

桂　枝《本经》

为樟科常绿乔木肉桂 *Cinnamomum cassia* Presl 的嫩枝。以色红棕、有清香气、味甜微辛者为佳。主产于广东、广西及云南等地。常于春季割取嫩枝，晒干或阴干。切厚片或切段用。

【处方用名】

1. 桂枝　又名桂尖。去杂质，水润、切片的桂枝。长于发汗解表，温经通阳。

2. 蜜桂枝　蜜炙的桂枝。长于温中补虚，散寒止痛。

【性味归经】 辛、甘，温。归心、肺、膀胱经。

【功效】 发汗解表，温经止痛，助阳化气。

【应用】

1. 用于风寒表证。①表实无汗者，常配麻黄以增强发汗解表之功，如麻黄汤。②表虚有汗者，当与白芍、生姜等同用，以调和营卫，如桂枝汤。

2. 用于寒凝血滞诸痛证。①风寒湿痹，与附子、生姜等同用，以温经散寒止痛，如桂枝附子汤。②胃寒腹痛，与白芍、饴糖等同用，共奏温中散寒之功，如小建中汤。③血寒经闭、痛经，与当归、吴茱萸等同用，以温经散寒，活血通经，如温经汤。④胸痹心痛，与枳实、薤白等同用，以通阳散结，如枳实薤白桂枝汤。

3. 用于阳虚证。①痰饮证，与白术、茯苓、甘草等同用，以温脾利水，如苓桂术甘汤。②蓄水证，与茯苓、猪苓、泽泻等同用，以助阳化气利水，如五苓散。③心悸，脉结代，与炙甘草、人参等同用，温心阳，通血脉，如炙甘草汤。

【用法用量】 煎服，3~10g。

【使用注意】本品辛温助热，易伤阴动血，凡外感热病、阴虚火旺、血热妄行等证均忌用。孕妇及月经过多者慎用。

〔近 述〕

本品含挥发油，其主要成分为桂皮醛等。①有降温解热作用，系刺激汗腺分泌，扩张血管，促进血液循环所致。②有抗菌作用，对金黄色葡萄球菌、白色葡萄球菌、伤寒杆菌、结核杆菌等均有抑制作用。③有健胃、缓解胃肠道痉挛作用。④有利尿、强心作用。⑤有镇痛、镇静、抗惊厥作用。

细 辛《本经》

为马兜铃科多年生草本植物北细辛 *Asarum heterotropoides* Fr. *Schmidt* var. *mandshuricum* (Maxim.) Kitag.、汉城细辛 *Asarum sieboldii* Miq. var. *seoulense* Nakai 或华细辛 *Asarum sieboldii* Miq. 的全草。前两种习称“辽细辛”，质较佳，主产于辽宁、吉林、黑龙江；后一种主产于陕西等地。以根灰黄、须根多、叶绿、味辛辣而麻舌者为佳。夏秋采收，阴干用。

【性味归经】辛，温。有小毒。归肺、肾、心经。

【功效】发散风寒，祛风止痛，温肺化饮。

【应用】

1. 用于外感风寒，阳虚外感。①外感风寒表证，常与羌活、荆芥、防风等祛风解表药同用，如九味羌活汤。②阳虚外感，恶寒发热，无汗脉沉等，多与麻黄、附子同用，以助阳解表，如麻黄附子细辛汤。

2. 用于疼痛证。①风寒头痛，与川芎、白芷、防风等同用，以增强其祛风止痛作用，如川芎茶调散。②风冷牙痛，可单用细辛或与白芷煎汤含漱；胃火牙痛，与石膏、黄连等清胃泻火药同用。③风湿痹痛，与独活、桑寄生、防风等祛风湿药同用，如独活寄生汤。

3. 用于寒饮喘咳，与干姜、半夏、麻黄等同用，以增强温肺化饮之功，如小青龙汤。

此外，本品走窜，能宣通鼻窍，与白芷、辛夷等配伍，可用治鼻渊。

【用法用量】煎服，1~3g；外用适量。

【使用注意】阴虚阳亢头痛，肺燥伤阴干咳忌用。反藜芦。

〔近 述〕

本品含挥发油，其主要成分为甲基丁香酚，尚含黄樟醚、N-异丁基十二碳四烯胺及消旋去甲乌药碱等。小剂量有解热、抗炎、镇静、抗惊厥及局麻作用；大剂量可使中枢神经先兴奋后抑制，继而使呼吸随意运动渐渐减弱，反射消失，使呼吸肌麻痹而死亡。所含黄樟醚毒性较强，系致癌物质，高温易破坏；所含消旋去甲乌药碱有强心、扩张血管、松弛平滑肌、增强脂代谢及升高血糖等广泛作用。

紫 苏《别录》

为唇形科一年生草本植物紫苏 *Perilla frutescens* (L.) Britt. 的地上部分。以外皮色紫棕，有香气者为佳。我国南北各地均产。夏秋季采收，阴干。切段用。

【处方用名】

1. 紫苏　去杂质，洗净切段的紫苏茎、叶。
2. 苏叶　紫苏的叶片。长于发汗解表。
3. 苏梗　紫苏的干燥茎。长于行气和胃。

【性味归经】辛，温。归肺、脾经。

【功效】发汗解表，行气和胃。

【应用】

1. 用于外感风寒，咳嗽痰多，常与前胡、杏仁、桔梗等同用，以增强宣肺止咳作用，如杏苏散。若兼有气滞胸闷者，与香附、陈皮等行气药同用，如香苏散。

2. 用于脾胃气滞，胸闷呕吐。①偏寒者，每与藿香、半夏、生姜等同用。②偏热者，可与黄连、竹茹等同用。③偏气滞痰结者，常与半夏、厚朴等同用。

此外，本品还有解鱼蟹毒、安胎作用，可用于鱼蟹中毒及气滞胎动不安等证。

【用法用量】煎服，3~10g，不宜久煎。

〔近 述〕

本品含挥发油，其主要成分为紫苏醛、左旋柠檬烯及α-蒎烯等。①有缓和的解热作用，能扩张皮肤血管，刺激汗腺分泌。②能减少支气管分泌，缓解支气管痉挛。③有促进消化液分泌，增进胃肠蠕动的作用。④有抗菌作用，对大肠杆菌、痢疾杆菌、葡萄球菌等均有抑制作用。

荆　芥《本经》

为唇形科一年生草本植物荆芥 *Schizonepeta tenuifolia* Briq. 的地上部分。以色淡黄绿、穗长而密、香气浓者为佳。主产于江苏、浙江及江西等地。秋冬采收，阴干。切段用。

【处方用名】

1. 荆芥　荆芥的干燥茎、叶及花穗。长于祛风解表。

2. 荆芥穗　荆芥的花穗。发汗力强。

3. 荆芥炭　炒炭的荆芥。长于止血。

【性味归经】辛，微温。归肺、肝经。

【功效】祛风解表，透疹消疮，止血。

【应用】

1. 用于外感表证。因本品性较平和，故无论风寒、风热表证均可应用。①风寒者，与防风、羌活、独活等同用，以增强发散风寒之功，如荆防败毒散。②风热者，每与银花、连翘、薄荷等配伍，以疏散风热，如银翘散。

2. 用于麻疹不透、风疹瘙痒。①表邪外束，小儿麻疹不透，常与蝉蜕、薄荷等同用，如透疹汤。②风疹瘙痒，多与苦参、防风、赤芍等同用，如消风散。

3. 用于疮疡初起兼有表证，偏于风寒者，常与羌活、川芎、独活等同用，如败毒散；偏于风热者，每与银花、连翘、柴胡等配伍，如银翘败毒散。

4. 用于吐衄下血。①血热妄行之吐血、衄血，常配生地、侧柏叶等凉血止血药。②便血、痔血，每与地榆、槐花等药同用。③妇女崩漏下血，可配棕榈炭、血余炭等固崩止血药。

【用法用量】煎服，3~10g。不宜久煎。

〔近 述〕

本品含挥发油，其主要成分为右旋薄荷酮、消旋薄荷酮及少量右旋柠檬烯。①能增强皮肤血液循环，增加汗腺分泌，有微弱解热作用。②有抗菌作用，对金黄色葡萄球菌、白喉杆菌有较强的抑制作用，对伤寒杆菌、痢疾杆菌、绿脓杆菌均有一定抑制作用。③有止血作用，荆芥炭可使出血时间和凝血时间缩短。

防　风《本经》

为伞形科多年生草本植物防风 *Saposhnikovia divaricata*（Turcz.）Schischk. 的根。以条粗壮，断面皮部色浅棕，木部浅黄色者为佳。主产于东北、河北、四川、云南等地。春秋季采挖，晒干。润透切片用。

【处方用名】

1. 防风　除去杂质，洗净切片的防风。

2. 炒防风　炒黄的防风。长于止泻。

3. 防风炭　炒炭的防风。长于止血。

【性味归经】辛、甘，微温。归膀胱、肝、脾经。

【功效】祛风解表，胜湿止痛，止痉。

【应用】

1. 用于外感表证。本品微温而不燥，甘缓而不峻，为风药中之润剂，故风寒、风热表证均可使用。①风寒者，常与荆芥、羌活、独活等辛温解表药配伍，如荆防败毒散。②风热者，每与薄荷、蝉蜕、连翘等辛凉解表药同用。③风湿者，多与羌活、藁本同用，以增强祛风胜湿作用，如羌活胜湿汤。

2. 用于风湿痹痛，可配伍羌活、桂枝、姜黄等祛风湿药，如蠲痹汤。

3. 用于破伤风，常与天南星、天麻、羌活等同用，以加强祛风止痉作用，如玉真散。

此外，本品还可用于肝郁乘脾的腹痛泄泻及肠风下血。

【用法用量】煎服，3~10g。

【使用注意】阴虚火旺、血虚发痉者慎用。

〔近 述〕

本品含挥发油、甘露醇、苦味苷、酚类、多糖类及有机酸等。①有解热、抗炎、镇痛、抗惊厥作用。②有抗菌作用，对绿脓杆菌、金黄色葡萄球菌有一定抗菌作用，对痢疾杆菌、溶血性链球菌有不同程度的抑制作用。

羌　活《药性论》

为伞形科多年生草本植物羌活 *Notopterygium incisum* Ting ex H. T. Chang 及宽叶羌活 *Notopterygium forbesii* Boiss. 的根茎及根。以条粗、外皮棕褐色、断面朱砂点多、香气浓郁者为佳。主产于四川、甘肃、云南等地。春、秋季采挖，晒干切片用。

【性味归经】辛、苦，温。归膀胱、肾经。

【功效】祛风散寒，胜湿止痛。

【应用】

1. 用于外感风寒，头痛身疼等，常与防风、细辛、白芷等同用，如九味羌活汤。

2. 用于风湿痹痛，以项背、肢节等上半身疼痛者最为适宜，常与防风、姜黄、赤芍等同用，共奏祛风胜湿，活血通络之功，如蠲痹汤。

【用法用量】煎服，3~10g。

【使用注意】血虚痹痛，阴虚头痛及脾胃虚弱者慎用。

〔近 述〕

本品含挥发油、β-谷甾醇、欧芹属素乙、有机酸及生物碱等，有抗炎、镇痛、解热作用，并对皮肤真菌、布氏杆菌有抑制作用。

藁　本《本经》

为伞形科多年生草本植物藁本 *Ligusticum sinense* Oliv 和辽藁本 *Ligusticum jeholense* Nakai et Kitag. 的根茎。又名西芎。以气香浓者为佳。主产于湖南、四川、辽宁及河北等地。春季采挖，晒干。润透，切片用。

【性味归经】 辛，温。归膀胱、肝经。

【功效】 祛风散寒，胜湿止痛。

【应用】 用于风寒表证、风寒头痛及风寒湿痹，尤宜于巅顶头痛。本品功效与羌活相似，惟其辛散雄烈之性稍次，故常同用。

【用法用量】 煎服，3~10g。

【使用注意】 血虚头痛者忌服。

〔近 述〕

本品含挥发油，其主要成分为3-丁基苯肽、蛇床肽内脂等，有镇静、镇痛、解热及抗炎作用，对肠和子宫平滑肌有抑制作用，并有轻度降压作用。可增加组织耐缺氧能力，对常见致病性皮肤癣菌有抗菌作用。

白　芷《本经》

为伞形科多年生草本植物白芷 *Angelica dahurica*（Fisch. ex Hoffm.）Benth. et Hook. f. 或杭白芷 *Angelica dahurica*（Fisch. ex Hoffm.）Benth. et Hook. f. var. *formosana*（Boiss.）Shan et Yuan 的根。以条粗壮、体重、粉性足、香气浓郁者为佳。主产于四川、浙江、河南、河北、安徽等地，秋季采挖，晒干。切厚片用。

【性味归经】 辛，温。归肺、胃经。

【功效】 解表散寒，祛风止痛，消肿排脓，燥湿止带。

【应用】

1. 用于外感风寒，头痛鼻塞，常与防风、羌活等药同用，以增强解表散寒之功，如九味羌活汤。

2. 用于阳明头痛，齿痛，鼻渊，风湿痹痛。①阳明头痛，眉棱骨痛，常与川芎、防风等祛风止痛药同用，如川芎茶调散。②齿痛，属风冷者配伍细辛；属风火者配伍石膏、黄连。③鼻渊，本品为治疗鼻渊头痛要药，每与苍耳子、辛夷等同用，以加强散寒通窍作用，如苍耳子散。④风寒湿痹，腰背疼痛，多与羌活、独活等祛风湿药同用。

3. 用于疮痈肿毒。未溃者能消散，已溃者能排脓，为外科常用药。多与金银花、当归、穿山甲等同用，共奏清热解毒，活血消肿之功，如仙方活命饮。与瓜蒌、贝母、蒲公英等同用，又治乳痈肿痛。

4. 用于带下证。①寒湿带下，可与鹿角霜、炮姜、白术、山药等温阳散寒、健脾渗湿药同用。②湿热带下，则需配伍黄柏、车前子等清热燥湿、利湿药。

此外，本品还可用治皮肤瘙痒及毒蛇咬伤。

【用法用量】 煎服，3~10g。外用适量。

〔近 述〕

本品含挥发油、白芷素、白芷醚、白芷毒素等。①有抗菌作用，对大肠杆菌、痢疾杆菌、伤寒杆菌、绿脓杆菌、变形杆菌有一定抑制作用。②能对抗蛇毒所致的中枢神经系统抑制。③白芷毒素，小量有兴奋中枢神经、升高血压作用，并能引起流涎呕吐；大量能引起强直性痉挛，继以全身麻痹。

生 姜《别录》

为姜科多年生草本植物姜 *Zingiber officinale* Rosc. 的根茎。以个大丰满、断面色棕黄、气味浓者为佳。全国各地均产。秋冬季采挖，除去须根，切厚片用。

【处方用名】

1. 生姜　去杂质，洗净切片的生姜。

2. 生姜皮　生姜的外皮。长于利水消肿。

3. 生姜汁　生姜压榨取汁。长于化痰止呕。

4. 煨姜　煨制的生姜。专于温中止呕。

【性味归经】辛，微温。归肺、脾、胃经。

【功效】解表散寒，温中止呕，化痰止咳。

【应用】

1. 用于外感风寒。本品发汗力弱，多作为辛温解表剂中之辅助品，以增强发汗散寒功效。对风寒感冒轻证，可单用煎汤加红糖热服，或配葱白煎服。

2. 用于呕吐。本品止呕效果佳，故有“呕家圣药”之称。①胃寒呕吐，常与半夏同用，以增强降逆止呕作用，如小半夏汤。②胃热呕吐，可配黄连、竹茹等清胃止呕药。③增强止呕药作用，半夏、竹茹等止呕药，用姜汁制过，能增强其止呕作用。此外，将生姜片敷于内关穴，并用伤湿止痛膏固定，可治重症呕吐及防治晕车。

3. 用于风寒咳嗽，痰白清稀，常与杏仁、紫苏、半夏等散寒止咳药同用。

此外，本品还可解半夏、天南星及鱼蟹毒。

【用法用量】煎服，3～10g。

〔近 述〕

本品含挥发油，其主要成分为姜醇、姜烯、水芹烯、姜辣素等。①能兴奋运动中枢、呼吸中枢、心脏。②能促进消化液分泌，有增进饮食作用。③有镇吐、镇痛、抗炎消肿作用。④对伤寒杆菌、霍乱弧菌、阴道滴虫均有不同程度的抑杀作用。

香 薷《别录》

为唇形科多年生草本植物石香薷 *Mosla Chinensis* Maxim. 的地上部分。以枝嫩、穗多、香气浓者为佳。主产于江西、安徽及河南等地。夏秋二季茎叶茂盛、果实成熟时采割，除去杂质，晒干，切段用。

【性味归经】辛，微温。归肺、脾、胃经。

【功效】发汗解表，和中化湿，利水消肿。

【应用】

1. 用于阴暑证。夏月乘凉饮冷，外感风寒，内伤暑湿，症见恶寒发热、头痛无汗、呕吐腹泻等，常配伍厚朴、扁豆等药，以祛暑解表，化湿和中，如香薷饮。

2. 用于水肿，小便不利，可单用或与健脾利水的白术同用，如薷术丸。

【用法用量】煎服，3~10g。煎汤宜冷服，利水消肿须浓煎。

【使用注意】表虚有汗及阳暑证忌用。

〔近 述〕

本品含挥发油，其主要成分为香芹酚、伞花烃、麝香草酚等。有发汗解热作用，并可刺激消化腺分泌及胃肠蠕动；能促进肾血管扩张充血，滤过压增大而有利尿作用；对金黄色葡萄球菌、伤寒杆菌、脑膜炎双球菌等有较强的抑制作用。

苍耳子《本经》

为菊科一年生草本植物苍耳 *Xanthium sibiricum* Patr. 的果实。以粒大、饱满、色棕黄者为佳。全国各地均产。秋季果实成熟时采收，晒干。炒黄去刺用。

【性味归经】辛、苦，温，有小毒。归肺经。

【功效】祛风通窍，除湿止痛。

【应用】

1. 用于鼻渊、头痛。①鼻渊头痛、不闻香臭、时流浊涕，常与白芷、辛夷、薄荷同用，以散寒通窍，如苍耳子散。②风寒及头风头痛，可与防风、白芷、藁本等解表散寒止痛药同用。

2. 用于风湿痹痛，可单用或与威灵仙、独活、秦艽等祛风湿药同用。

此外，本品还可用于风疹瘙痒、疥癣等皮肤病。

【用法用量】煎服，3~10g。或入丸散。

【使用注意】血虚头痛不宜服用，过量服用易致中毒。

〔近 述〕

本品主要成分为苍耳苷、脂肪油、生物碱、苍耳醇、蛋白质、维生素 C 等。①有降血糖作用。②有镇咳作用。③对心脏有抑制作用，使心率减慢，收缩力减弱。④对金黄色葡萄球菌、乙型链球菌、肺炎双球菌有一定抑制作用，并有抗真菌作用。⑤有一定毒性，过量可致头晕、嗜睡、昏迷、全身强直性痉挛，甚至呼吸、循环、肾功能衰竭而死亡。

〔附 药〕　苍耳草　苍耳虫

1. 苍耳草：为苍耳的茎叶。性味苦、辛，微寒；有小毒。功能祛风，清热，解毒。可用治风湿痹痛、麻风、疔毒、皮肤瘙痒诸证。用量 6~15g，水煎或熬膏及入丸散剂。外用适量。本品有毒，内服不宜过量，亦不能持续服用。

2. 苍耳虫：为寄居在苍耳茎中的一种昆虫的幼虫。夏秋间捕捉，焙干用。能解毒消肿，专供外用。主要用于痈肿、疔毒、痔疮等，常配伍白僵蚕或雄黄、冰片等，蜜调敷贴或捣敷患处。

辛　夷《本经》

为木兰科落叶灌木植物望春花 *Magnolia biondii* Pamp.、玉兰 *Magnolia denudata* Desr. 或武当玉兰 *Magnolia sprengeri* Pamp. 的花蕾。又名木笔花。以完整、内瓣紧密、无枝梗、香气浓者为佳。主产于河南、安徽及四川等地。初春花未开放时采收，除去枝梗，阴干入药用。

【性味归经】辛，温。归肺经。

【功效】散风寒，通鼻窍。

【应用】用于鼻病，如鼻渊所致的鼻塞，不闻香臭，常流浊涕等。为治鼻渊要药。偏于风寒者，常与白芷、细辛、苍耳子、防风等药同用；偏于风热者，多与菊花、连翘、黄芩、薄荷等同用。

【用法用量】煎服，3~10g；包煎。外用适量。

〔近 述〕

本品含挥发油，其主要成分为枸橼醛、丁香油酚、桂皮醛、桉油精等。①能收缩鼻黏膜血管，促进黏膜分泌物吸收，减轻炎症。②有收缩子宫和降血压作用。③对多种致病菌有抑制作用。④有镇静、镇痛作用。

葱　白《本经》

为百合科多年生草本植物葱 *Allium fistulosum* L. 近根部的鳞茎。以色白、香气浓者为佳。全国各地均产。随时可采，切段鲜用。

【性味归经】辛，温。归肺、胃经。

【功效】发汗解表，散寒通阳。

【应用】

1. 用于外感风寒轻证，常与生姜、豆豉等同用，以增强发汗解表功效。

2. 用于阴寒腹痛、下痢肢冷、面赤、脉微等，常配伍附子、干姜等药，共奏温里散寒通阳之功，如白通汤。亦可单用捣烂，外敷脐部，加以温熨。

此外，葱白捣烂外敷还可用于乳汁郁滞，疮痈疔毒等证。

【用法用量】煎服，3~10g。外用适量。

〔近 述〕

本品含挥发油，油中主要为蒜素。①有发汗、解热、利尿、健胃、祛痰作用。②有抗菌作用，对白喉杆菌、结核杆菌、痢疾杆菌、葡萄球菌、链球菌有抑制作用，对皮肤真菌也有抑制作用。

西河柳《开宝本草》

为柽柳科落叶灌木或小乔木柽柳 *Tamarix chinensis* Lour. 的嫩枝叶。又名观音柳、柽柳。以色绿质嫩，无杂质者为佳。全国各地均产。5~6 月开花时采收。晒干。切段用。

【性味归经】辛，平。归肺、胃、心经。

【功效】解表透疹，祛风除湿。

【应用】

1. 用于麻疹初期，透发不畅，或兼有表证者，可配竹叶、蝉蜕、牛蒡子等同用，以增强解表透疹之功，如竹叶柳蒡汤。亦可煎汤熏洗。此外，本品煎汤沐浴，可治风疹瘙痒。

2. 用于风湿痹痛，多与秦艽、羌活、独活等祛风湿药同用。

【用法用量】煎服，3~10g。外用适量。

【使用注意】麻疹已透者不宜用，用量过大能令人心烦。

〔近 述〕

本品含挥发油、芸香苷、槲皮苷、有机酸等。①有止咳、解热作用。②有抗菌作用，对肺炎球菌、甲型链球菌、白色葡萄球菌及流感杆菌均有抑制作用。

第二节　辛凉解表药

凡以发散风热为主要作用，治疗风热表证的药物，称为辛凉解表药。

本类药物性味多属辛凉，辛能发散，凉可散热，以发散风热为主要功效，发汗力一般较弱。适用于外感风热表证，症见发热、微恶风寒、咽干口渴、头痛目赤、舌苔薄黄、脉浮数等。某些药物还可用治风热所致目赤多泪、咽喉肿痛、麻疹不透及风热咳嗽等证。

葛　根《本经》

为豆科多年生落叶藤本植物野葛 *Pueraria lobata*（Willd.）Ohwi 或甘葛藤 *Pueraria thomsonii* Benth. 的根。以块大、质坚实、色白、粉性足、纤维少者为佳。分布于我国南北各地。春秋两季采挖，切片晒干用。

【处方用名】

1. 葛根　又名粉葛根。除去杂质，切片的葛根。长于解肌、生津。

2. 煨葛根　湿纸或麦麸煨的葛根。长于升阳止泻。

【性味归经】 辛、甘，凉。归脾、胃经。

【功效】 解肌退热，生津止渴，升阳止泻，透疹。

【应用】

1. 用于表证发热，项背强痛。①风热者，常与柴胡、黄芩、白芷等同用，以增强疏散清解作用，如柴葛解肌汤。②风寒者，常配麻黄、桂枝、生姜等辛温解表药，如葛根汤。

2. 用于热病口渴及消渴证，常与麦门冬、天花粉、生地等同用，以加强清热生津止渴作用，如玉泉丸。

3. 用于湿热泻痢及脾虚泄泻。前者，常与黄芩、黄连等清热燥湿药同用，如葛根芩连汤；后者，多配伍党参、白术等健脾补气药，如白术七味散。

4. 用于麻疹初起，透发不畅，常与升麻、芍药、甘草等同用，共奏解肌透疹之功，如升麻葛根汤。

【用法用量】 煎服，10~15g。

〔近 述〕

本品含黄酮类物质，主要为大豆苷、大豆苷元、葛根素等，并含大量淀粉。①能扩张冠状血管和脑血管，增加冠脉血流量和脑血流量。②能扩张外周血管，降低血压，缓解病人“项紧”症状。③有广泛的β受体阻滞作用。④有解热和降低血糖作用。

〔附 药〕 葛花

为葛的未开放的花蕾。性味甘，平。能解酒醒脾。主要用于饮酒过度，头痛头昏、烦渴、呕吐、胸膈饱胀等症。常用量3~15g。

柴　胡《本经》

为伞形科多年生草本植物柴胡（北柴胡）*Bupleurum chinense* DC. 和狭叶柴胡（南柴胡）*Bupleurum scorzonerifolium* Willd. 的根或全草。以条粗长、须根少者为佳。前者主产于辽宁、甘肃、河北、河南等地；后者主产于湖北、江苏、四川等地。春秋两季采挖，晒干切段用。

【处方用名】

1. 柴胡　去杂质、切段的柴胡。和解退热作用强。

2. 醋柴胡　醋炙的柴胡。长于疏肝止痛。

【性味归经】苦、辛，微寒。归肝、胆经。

【功效】和解退热，疏肝解郁，升阳举陷。

【应用】

1. 用于少阳证，外感发热。①治疗少阳证之要药。寒热往来、胸胁苦满、口苦、咽干、目眩者，常与黄芩、半夏等配伍，共奏和解少阳之功，如小柴胡汤。②外感发热，可与葛根、黄芩、白芷等同用，以增强清热解表作用，如柴葛解肌汤；也可以本品制成柴胡口服液、柴胡注射液运用。

2. 用于肝郁气滞，胸胁疼痛，月经不调，痛经，常与白芍、当归等同用，以加强疏肝柔肝，活血养血之功，如逍遥散。

3. 用于气虚下陷，久泻脱肛，胃下垂等，常配人参、黄芪、升麻等补气升阳药，如补中益气汤。

【用法用量】煎服，3~10g。

【使用注意】肝阳上亢，肝风内动，阴虚火旺及气机上逆者忌用或慎用。

〔近 述〕

本品含挥发油、皂苷、植物甾醇、香豆素、脂肪酸等。①具有镇静、安定、镇痛、解热、镇咳作用。②有抗脂肪肝、抗肝损伤、利胆、降转氨酶作用。③有抗流感病毒，抑制结核杆菌，增强机体免疫作用。

升　麻《本经》

为毛茛科多年生草本植物大三叶升麻 *Cimicifuga heracleifolia* Kom. 或兴安升麻（北升麻）*Cimicifuga dahurica*（Turcz.）Maxim. 或升麻 *Cimicifuga foetida* L. 的根茎。以体大、质坚、外皮黑褐色、断面黄绿色、无须根者为佳。主产于辽宁、黑龙江、湖南及山西等地。夏秋两季采挖，切片晒干用。

【处方用名】

1. 升麻　去杂质，洗净切片的升麻。偏于发表透疹解毒。

2. 炙升麻　蜜炙的升麻。长于升阳举陷固脱。

【性味归经】辛、甘，微寒。归肺、脾、胃、大肠经。

【功效】发表透疹，清热解毒，升举阳气。

【应用】

1. 用于风热头痛，麻疹不透，常与葛根、芍药、甘草等同用，以增强清热透疹之功，如升麻葛根汤。若麻疹热毒较盛者，可配伍紫草、牛蒡子、大青叶等药。

2. 用于多种热毒证。①阳明胃热之头痛、牙龈肿痛、口舌生疮等，常与黄连、生地、丹皮等同用，共奏清热泻火解毒之功，如清胃散。②风热上壅，咽喉肿痛，多与桔梗、牛蒡子、黄芩等同用，以散风热，利咽喉，如牛蒡子汤。③热毒疮肿，可配伍金银花、连翘、蒲公英等清热解毒药。

3. 用于气虚下陷，久泻脱肛，子宫脱垂等，常与人参、黄芪、柴胡等同用，共奏补气升阳之功，如补中益气汤。

【用法用量】煎服，3~10g。

【使用注意】凡阴虚火旺，喘满气逆及麻疹已透者，均当忌用。

〔近 述〕

本品含升麻碱、水杨酸、咖啡酸、阿魏酸、鞣质等。①具有解热、抗炎、镇痛、抗惊厥作用。②对结核杆菌、金黄色葡萄球菌、白色葡萄球菌和卡他球菌有中度抗菌作用。③能抑制心脏、减慢心率、降低血压，并能缩短凝血时间。

菊　花《本经》

为菊科多年生草本植物菊 *Chrysanthemum morifolium* Ramat. 的头状花序。以花朵完整、颜色鲜艳、气清香、少梗叶者为佳。主产于浙江、安徽、河南和四川等地，花期采收，阴干生用。

【处方用名】

1. 白菊花　白色菊花。偏于平肝明目。
2. 黄菊花　黄色菊花。长于疏散风热。
3. 野菊花　野菊的头状花序。偏于清热解毒。

【性味归经】辛、甘、苦，微寒。归肺、肝经。

【功效】疏散风热，平肝明目，清热解毒。

【应用】

1. 用于外感风热或温病初起，发热，头痛，咳嗽等，常与桑叶、杏仁、连翘等同用，以增强疏散风热，宣肺止咳作用，如桑菊饮。

2. 用于目疾，虚实目疾均可使用，为眼科良药。①风热、肝火上攻之目赤肿痛，多与桑叶、夏枯草等清肝明目药同用。②肝肾阴虚之目暗昏花，可配枸杞子、熟地等药，如杞菊地黄丸，共收滋补肝肾，益阴明目之功。

3. 用于肝阳上亢，头目眩晕，头痛，常与石决明、钩藤、白芍等平肝潜阳药同用。

4. 用于疔疮肿毒，常与金银花、蒲公英、紫花地丁等清热解毒药同用。

【用法用量】煎服，10~15g。

〔近 述〕

本品含挥发油（菊花酮、龙脑、龙脑乙酸酯等）、菊苷、腺嘌呤、胆碱、微量维生素 A、维生素 B_1 等。①有解热、抗炎作用。②能扩张冠状动脉，增加冠脉血流量，提高心肌耗氧量，并具有降压作用。③抗菌作用，对金黄色葡萄球菌、链球菌、绿脓杆菌、痢疾杆菌及皮肤真菌等均有抑制作用。对流感病毒和钩端螺旋体也有抑制作用。

桑　叶《本经》

为桑科落叶乔木植物桑树 *Morus alba* L. 的叶。以叶大、完整、色黄绿者为佳。分布于我国南北各省，经霜后采收，晒干用。

【处方用名】

1. 桑叶　去杂质及叶柄的桑叶。长于疏散风热，清肝明目。
2. 炙桑叶　蜜炙的桑叶。长于润肺止咳。

【性味归经】苦、甘，寒。归肺、肝经。

【功效】疏散风热，止咳，明目。

【应用】

1. 用于外感风热，头痛咳嗽，常与菊花、桔梗、杏仁等同用，以增强疏散风热，宣肺止咳功效，如桑菊饮。

2. 用于肺热燥咳，多与杏仁、贝母等同用，共奏清热润肺，化痰止咳之功，如桑杏汤。

3. 用于肝火或风热所致目赤涩痛、多泪等，常与菊花、木贼、决明子等清肝明目药同用。若属肝肾不足，眼目昏花者，可配黑芝麻做蜜丸服，如桑麻丸。

【用法用量】煎服，5~10g。或入丸散。

〔近 述〕

本品含脱皮固酮、桑苷、胆碱、东莨菪素、有机酸、维生素 B_1 等。①有降低血糖、降低血脂作用。②抗菌作用，对金黄色葡萄球菌、乙型溶血性链球菌等多种致病菌有抑制作用。

薄　荷《新修本草》

为唇形科多年生草本植物薄荷 *Mentha haplocalyx* Briq. 的茎叶。以叶多、色深绿、气味浓者为佳。我国南北各地均产，尤以江苏产者为佳。收获期因地而异，一般每年可采割2~3次，鲜用或阴干切段用。

【处方用名】

1. 薄荷　去杂质切段的薄荷。

2. 薄荷叶　薄荷的叶片，长于发汗。

3. 薄荷梗　薄荷的茎，偏于理气。

【性味归经】辛，凉。归肺、肝经。

【功效】疏散风热，清利头目，利咽，透疹。

【应用】

1. 用于外感风热，温病初起，常与金银花、牛蒡子、连翘等同用，共奏疏散风热，清热解毒之功，如银翘散。

2. 用于风热上攻，头痛目赤，常与桑叶、菊花、蔓荆子等散风热，清头目药同用。

3. 用于风热壅盛，咽喉肿痛，多与牛蒡子、桔梗等散风热、利咽喉药同用。

4. 用于麻疹不透，风疹瘙痒。①风热束表，麻疹不透，常配蝉蜕、荆芥、牛蒡子等同用，以增强透疹功效。②风疹瘙痒，可与苦参、白鲜皮等同用，取其祛风透疹止痒之效。

此外，还可用于肝郁气滞，胸胁胀痛，常与柴胡、白芍等同用，如逍遥散。

【用法用量】煎服，3~6g。宜后下。

【使用注意】本品芳香辛散，发汗耗气，故体虚多汗者，不宜使用。

〔近 述〕

本品含挥发油，油的主要成分为薄荷醇、薄荷酮、异薄荷酮等。①有发汗解热作用。能兴奋中枢神经系统，使皮肤毛细血管扩张，促进汗腺分泌，增加散热。②有消炎、止痛、止痒作用。③有抗菌作用。对金黄色葡萄球菌、白色葡萄球菌、甲型链球菌、乙型链球菌、卡他球菌、肠炎球菌、福氏痢疾杆菌、炭疽杆菌、白喉杆菌、伤寒杆菌、绿脓杆菌、大肠杆菌等有抑制作用。④对单纯性疱疹病毒、森林病毒、流行性腮腺炎病毒有抑制作用。

牛蒡子《别录》

为菊科两年生草本植物牛蒡 *Arctium lappa* L. 的成熟果实。以粒大、饱满、色灰褐者为佳。主产于河北、浙江等地。秋季果实成熟时采收，晒干。用时捣碎。

【处方用名】

1. 牛蒡子　又名牛子、大力子、鼠粘子、恶实。去杂质及灰屑的牛蒡子。长于疏散风热，解毒散肿。

2. 炒牛蒡子　炒黄的牛蒡子。长于透疹利咽化痰。

【性味归经】辛、苦，寒。归肺、胃经。

【功效】疏散风热，透疹利咽，解毒散肿。

【应用】

1. 用于外感风热，咽喉肿痛，常与薄荷、金银花、连翘等同用，以加强散风热，利咽喉的功效，如银翘散。

2. 用于麻疹初期，透发不畅，多与薄荷、荆芥、蝉蜕等解表透疹药同用，如透疹汤。

3. 用于热毒疮肿，痄腮喉痹，常与板蓝根、连翘、野菊花等清热解毒药配伍。

【用法用量】煎服，3~10g。

【使用注意】本品性寒，滑肠通便，气虚便溏者慎用。

〔近 述〕

本品含牛蒡子苷、脂肪油、维生素 A、维生素 B_1 等。①有解热、利尿作用。②有抗菌作用。对肺炎双球菌有显著抗菌作用，对多种致病性皮肤真菌有不同程度抑制作用。③有抗肿瘤作用。其粗提取物呈选择毒性，较低量就可以抑制癌细胞增殖，使癌细胞向正常细胞接近。

蝉　蜕《别录》

为蝉科昆虫黑蚱 *Cryptotympana pustulata* Fabricius 羽化后的蜕壳。又名虫退、蝉壳、蝉衣。以体轻、完整、色黄者为佳。主产于山东、河北、河南、浙江等省。夏季采收，去净泥土，晒干用。

【性味归经】甘，寒。归肺、肝经。

【功效】疏散风热，透疹止痒，明目退翳，息风止痉。

【应用】

1. 用于风热表证，咽痛音哑。①外感风热者，常配薄荷、连翘、菊花等药，共奏疏散风热、清热解毒之功。②咽痛音哑者，多与胖大海、桔梗、牛蒡子等清热利咽药同用。

2. 用于麻疹不透，风疹瘙痒。①风热外束，麻疹不透者，常与薄荷、牛蒡子、紫草等同用，以透发疹毒。②风疹湿疹、皮肤瘙痒，多配伍荆芥、防风、苦参等，以疏风止痒，清热燥湿，如消风散。

3. 用于目赤肿痛，翳膜遮睛，常配菊花、白蒺藜、决明子等，以疏风明目，如蝉花散。

4. 用于破伤风，小儿惊风。前者，常与天麻、全蝎等息风止痉药同用，如五虎追风散；后者，多与钩藤、牛黄、僵蚕等同用，共奏清热息风止痉之功。

【用法用量】煎服，3~10g，息风止痉可用至 15~30g。

〔近 述〕

本品含大量甲壳质和蛋白质、氨基酸、有机酸等。①有解热、镇静作用。②具有抗惊厥作用。能对抗中枢兴奋药引起的小鼠惊厥死亡，其酒剂能使实验性破伤风家兔的平均存活期延长，可减轻家兔已形成的破伤风惊厥。

蔓荆子《本经》

为马鞭草科落叶小灌木植物单叶蔓荆 *Vitex trifolia* L. var. *simplicifolia* Cham. 或蔓荆 *Vitex trifolia* L. 的成熟果实。以粒大、饱满、有灰白色粉霜、气辛香者为佳。主产于山东、江西、浙江、福建等地。秋季果实成熟时采收，阴干，炒黄去宿萼，用时捣碎。

【性味归经】 辛、苦，微寒。归膀胱、肝、胃经。

【功效】 疏散风热，止痛。

【应用】

1. 用于风热表证，常与薄荷、菊花等疏散风热药同用。

2. 用于疼痛证。可用于头痛或偏头痛、头风痛、风湿痹痛、牙痛及胃脘痛等证，常配伍防风、川芎等祛风止痛药以增强止痛之效。

【用法用量】 煎服，5~10g。

〔近 述〕

本品含挥发油（莰烯、蒎烯）、生物碱、维生素 A 及紫花牡荆素等。①有一定镇静、止痛、退热作用。②有增进外周和内脏微循环的作用。

淡豆豉《别录》

为豆科植物大豆 *Glycine max*（L.）Merr. 的成熟种子经罨加工发酵而成。以质坚、气香、味微甜者为佳。全国各地均产，晒干备用。

【性味归经】 辛、甘、微苦，凉。归肺、胃经。

【功效】 解表，除烦。

【应用】

1. 用于外感头痛。①风热者，常与薄荷、牛蒡子、金银花等同用，共奏疏散风热，清热解毒之功，如银翘散。②风寒者，多与葱白同用，如葱豉汤。

2. 用于热病胸中烦闷，虚烦不眠，常与栀子同用，以清热除烦，如栀子豉汤。

【用法用量】 煎服，10~15g。

〔近 述〕

本品含脂肪、蛋白质和酶等。淡豆豉发汗力弱，但有健胃助消化作用。

浮 萍《本经》

为浮萍科多年生水生漂浮草本植物紫萍 *Spirodela polyrrhiza*（L.）Schleid. 的全草。以叶片大、根叶完整者为佳。全国各地均产。夏季捞取，除去杂质，晒干用。

【性味归经】 辛，寒。归肺、膀胱经。

【功效】 发汗解表，透疹止痒，利水消肿。

【应用】

1. 用于外感风热，身热无汗者，常与薄荷、菊花、桑叶等同用，以加强疏散风热之功。

2. 用于麻疹不透，风疹瘙痒。①麻疹初期，透发不畅，常与薄荷、牛蒡子、蝉蜕等辛凉透疹药同用。②风热疹块，皮肤瘙痒，多与荆芥、防风、蝉蜕等祛风止痒药同用。

3. 用于水肿，小便不利，兼有表证者尤宜，可配车前子、麻黄、茯苓等药，以加强利水消肿之功。

【用法用量】煎服，3~10g。

〔近述〕

本品含荭草素、牡荆素、芹菜糖、木犀草黄素、醋酸钾、氯化钾、碘等。具有强心利尿和微弱的解热作用。

木　贼《嘉祐本草》

为木贼科多年生常绿草本隐花植物木贼 *Equisetum hiemale* L. 的全草。以色绿、叶管粗、体轻、质脆者为佳。产于东北、华北、内蒙古，以及长江流域各省。夏季采收，除去须根，切段用。

【性味归经】甘、苦，平。归肺、肝经。

【功效】散风热，退目翳，止血。

【应用】

1. 用于风热目赤，翳障多泪，常与蝉蜕、谷精草、黄芩等同用，以疏风清热，退翳明目，如神消散。

2. 用于便血痔血，多与地榆、槐花、黄芩等清热止血药同用。

【用法用量】煎服，3~10g。

〔近述〕

本品含木贼酸、硅酸盐、皂苷等。有降压、消炎、收敛及利尿作用。

第二章　清热药

凡以清泄里热为主要功效，常用以治疗里热证的药物，称为清热药。

清热药的药性寒凉，具有清热泻火、燥湿、解毒、凉血、清虚热等功效。主要用于里热证，如外感热病，高热烦渴，湿热泄痢，温毒发斑，痈肿疮毒及阴虚发热等。

由于发病原因不一，病情发展变化的阶段不同，以及患者体质的差异，里热证既有气分与血分之分，又有实热与虚热之异。针对热证的不同类型，依据清热药的性能和特长，将清热药可分为清热泻火药、清热燥湿药、清热解毒药、清热凉血药和清退虚热药五类。

应用本类药物时，要分清里热所在部位以及里热证虚实，选择适宜的清热药，并根据病情作相应的配伍。如里热兼有表证者，可先解表后清里，或与解表药同用；气分热兼血分热者，宜泻火药与凉血药同用；热毒盛者，当以泻火药与解毒药同用；热盛伤津者，可与养阴生津药配伍；脾胃虚弱者，宜配伍补气健脾药等。

本类药物，药性寒凉，易伤脾胃，凡脾胃气虚，食少便溏者慎用。并要注意中病即止，勿使过剂，以免克伐太过，损伤正气。

第一节　清热泻火药

凡以清泄气分热邪，常用以治疗各种脏腑气分实热证的药物，称为清热泻火药。

本类药性味多甘寒或苦寒，主要具有清热泻火作用。适用于急性热病之高热、烦渴、汗出、脉洪大等气分实热证及肺热、胃热、心火、肝火等脏腑实热证。

应用本类药物时，体质虚弱者，当考虑顾护正气，必要时适当配伍扶正药物。其次，要根据各药作用部位的不同（如清肺热、清心火等），有针对性地选择应用。

石　膏《本经》

为硫酸盐类矿物石膏 *Gypsum* 的矿石。以块大、色白、半透明、纵断面如丝者为佳。分布极广，几乎全国各地均有蕴藏，主产于湖北、安徽、甘肃、四川，以湖北应城产者最佳。全年可挖，除去泥沙及杂石，研细用。

【处方用名】

1. 生石膏　洗净晒干，去杂石，碾成细粉的石膏。长于清热泻火、清肺胃热。

2. 煅石膏　用武火煅至红透，凉后碾碎的石膏。具有收敛生肌作用。

【性味归经】辛、甘，大寒。归肺、胃经。

【功效】清热泻火，除烦止渴，收敛生肌。

【应用】

1. 用于气分实热之高热，烦渴，汗出，脉洪大等，常与知母相须为用，以增强清热泻火之功，如白虎汤。若温邪渐入血分，气血两燔者，宜与生地等清热凉血药同用，以两清气血，如化斑汤。

2. 用于肺热喘咳，气急喘促、咳嗽痰稠、发热口渴者，常与麻黄、杏仁等配伍，以达清肺平喘之效，如麻杏石甘汤。

3. 用于胃火上炎，头痛，牙龈肿痛，常与知母、生地、牛膝等同用，以增强泻火、滋阴凉血的作用，如玉女煎。

4. 用于疮疡不敛。本品煅用有清热收湿、敛疮生肌之效，外用治疗疮疡溃烂、久不收口以及湿疹、水火烫伤等，可单用或配伍黄连、青黛等研粉外用。

【用法用量】 煎服，15~60g，宜打碎先煎、久煎。外用适量。

【使用注意】 脾胃虚寒及阴虚内热者忌用。煅石膏只可外用。

〔近述〕

本品主要成分为含水硫酸钙（$CaSO_4 \cdot 2H_2O$）。①具有解热作用。能抑制体温调节中枢，有强而快的解热作用，并可减轻其口渴状态。②能增强巨噬细胞的吞噬能力，并能促进吞噬细胞的成熟。③能缩短血凝时间，促进胆汁排泄，并有利尿作用。④煅石膏为无水硫酸钙（$CaSO_4$），外用可减少分泌，有收敛作用。

知　母《本经》

为百合科多年生草本植物知母 *Anemarrhena asphodeloides* Bge. 的根茎。以条肥大、质硬、断面黄白者为佳。主产于河北、山西及东北等地。春秋两季采挖，除去须根，洗净晒干为毛知母，剥去外皮晒干者为知母肉。切片入药用。

【处方用名】

1. 知母　又名肥知母、知母肉。去杂质，洗净润透，切片的知母。长于清热泻火，生津润燥。

2. 炒知母　又名盐知母。盐炙的知母。长于滋阴降火，善清虚热。

【性味归经】 苦、甘，寒。归肺、胃、肾经。

【功效】 清热泻火，滋阴润燥。

【应用】

1. 气分实热证，常与石膏相须为用，以增强清热泻火之力，如白虎汤。

2. 肺热咳嗽，痰黄黏稠，多与黄芩、贝母、瓜蒌等清肺化痰止咳药同用。

3. 用于阴虚证。①阴虚燥咳，常与贝母同用，增强清热化痰润肺之功。如二母散。②骨蒸潮热，多与黄柏、生地等同用，以滋阴降火，如知柏地黄丸。③阴虚消渴，可配养阴生津的天花粉、麦门冬、天冬等药，如二冬汤。④肠燥便秘，常与生首乌、当归、麻仁等同用，以润肠通便。

【用法用量】 煎服，6~12g。

【使用注意】 本品性寒质润，有滑肠之弊，故脾虚便溏者不宜用。

〔近述〕

本品含知母皂苷、芒果苷、异芒果苷、知母多糖、鞣质、烟酸、胆碱、黏液质等。①有解热、祛痰、利尿、降血糖作用。②有抗菌作用。对痢疾杆菌、肺炎双球菌等多种致病菌均有不同程度的抑制作用。

栀　子《本经》

为茜草科常绿灌木植物栀子 *Gardenia jasminoides* Ellis 的成熟果实。以皮薄、饱满、色红黄者为佳。产于我国长江以南各省。秋冬采收，晒干用。

【处方用名】

1. 栀子　又名山栀、枝子。去杂质，碾碎的栀子。长于泻火利湿，凉血解毒。

2. 炒栀子　炒黄的栀子。苦寒之性弱于生栀子而强于焦栀子。长于泻火除烦。

3. 焦栀子　炒焦的栀子。苦寒之性弱于炒栀子，偏于泻火除烦，多用于脾胃虚弱者。

4. 栀子炭　炒炭的栀子。善于凉血止血。

【性味归经】苦，寒。归心、肝、肺、胃、三焦经。

【功效】泻火除烦，清热利湿，凉血止血。

【应用】

1. 用于热病心烦，躁扰不宁等，每与淡豆豉合用，以宣泄邪热，解郁除烦，如栀子豉汤。若热毒炽盛，神昏谵语者，又常与清热泻火解毒的黄连、黄芩、黄柏同用，如黄连解毒汤。

2. 用于湿热黄疸、淋证。本品为治疗湿热黄疸和湿热淋证的常用药。①湿热黄疸，常与茵陈、大黄等同用，以增强利胆退黄之功，如茵陈蒿汤。②湿热淋证，多与木通、车前子、滑石等利尿通淋药同用，如八正散。

3. 用于血热妄行之吐血、衄血、尿血等，常与白茅根、生地黄、黄芩等凉血止血药同用。

此外，本品还有消肿止痛作用，可用于热毒疮疡，跌打损伤等症。

【用法用量】煎服，3~10g。外用适量。

〔近 述〕

本品含栀子苷、羟异栀子苷、栀子素、藏红花素及熊果酸等。①有利胆作用。能促进胆汁分泌，降低血中胆红素，并能促进血液中胆红素迅速排泄。②有抗菌作用。对金黄色葡萄球菌、溶血性链球菌及多种皮肤真菌有抑制作用。③有解热、镇痛、镇静、降压及止血作用。

夏枯草《本经》

为唇形科多年生草本植物夏枯草 *Prunella vulgaris* L. 果穗。以穗大、色棕红、摇之作响者为佳。我国各地均产，主产于江苏、浙江、安徽、河南等地。夏季当果穗半枯时采收，晒干用。

【性味归经】苦、辛，寒。归肝、胆经。

【功效】清肝火，散郁结。

【应用】

1. 用于肝火目赤肿痛，头痛眩晕，常与菊花、决明子等清肝明目药同用。本品为治疗肝火目疾及肝阳上亢之头痛眩晕的常用药。

2. 用于痰火郁结之瘰疬瘿瘤等，多与海藻、昆布、玄参等同用，以加强软坚散结之功。

本品有降血压作用，常用于肝热、阳亢型的高血压病，头痛、眩晕、烦躁等症；属阴虚者，亦可与滋阴潜阳药配伍。

【用法用量】煎服，10~15g。

〔近 述〕

本品含夏枯草苷、咖啡酸、生物碱和水溶性盐类等。①降压作用明显。②有抗菌作用。对痢疾杆菌、伤寒杆菌、霍乱弧菌、大肠杆菌、葡萄球菌等均有不同程度的抑制作用。③能兴奋子宫，增强肠蠕动。④有利尿作用及抗心律失常作用。

芦　根《别录》

为禾本科多年生草本植物芦苇 *Phragmites communis*（L.）Trin. 的地下茎。又名苇茎。以粗状、色白者为佳。我国各地均有分布。春末夏初或秋季均可采挖，除去须根及膜状叶，洗净，晒干用或鲜用。

【性味归经】 甘，寒。归肺、胃经。

【功效】 清热生津，除烦止呕。

【应用】

1. 用于热病伤津，心烦口渴，舌燥少津者，常与天花粉、麦门冬等同用，共奏清热生津之功。

2. 用于肺热咳嗽，肺痈吐脓。①肺热咳嗽者，常与黄芩、贝母、瓜蒌等同用，以清热化痰。②风热咳嗽者，可配桔梗、桑叶、菊花等疏风清热药，如桑菊饮。③肺痈吐脓者，多与薏苡仁、冬瓜仁等同用，以增强清热排脓之效，如苇茎汤。

3. 用于胃热呕吐、呃逆，常与竹茹、生姜汁等同用，以增强清胃止呕作用。

此外，本品还具有清热利尿作用，配伍车前子、白茅根、滑石等治热淋涩痛。

【用法用量】 煎服，15~30g。鲜品加倍。

〔近述〕

本品含薏苡素、天门冬酰胺、多糖、蛋白质等。①对β-溶血链球菌有抑制作用。②所含多糖有免疫促进作用及显著抗癌活性。③有镇静、镇吐及溶解胆结石等作用。

天花粉《本经》

为葫芦科多年生宿根草质藤本植物栝蒌 *Trichosanthes Kirilowii* Maxim. 或双边栝蒌 *Trichosanthes rosthornii Harms* 的干燥根。又名栝蒌根。以色白、质坚实、粉性足者为佳。产于我国南北各地。秋、冬季采挖，洗净泥土，刮去外皮，切片晒干用。

【性味归经】 甘、微苦，微寒。归肺、胃经。

【功效】 清热生津，消肿排脓。

【应用】

1. 用于热病口渴，消渴多饮，肺热燥咳。①热病伤津，口渴烦躁，常与芦根、麦门冬等同用，共奏清热生津之功。②阴虚内热，消渴多饮，多与葛根、山药等同用，以生津止渴。③燥热伤肺，干咳少痰，可配伍天冬、麦冬等，以滋阴润燥。

2. 用于痈肿疮疡，常与金银花、赤芍、乳香等同用，共奏清热解毒，活血消肿之功，如仙方活命饮。

此外，现代还用于中期妊娠引产、宫外孕、恶性葡萄胎、绒毛膜上皮癌等。

【用法用量】 煎服，10~15g。

【使用注意】 孕妇忌服，反乌头。

〔近述〕

本品含天花粉蛋白、天花粉多糖、皂苷、淀粉等。①天花粉蛋白为中期引产及治疗恶性葡萄胎和绒癌的有效成分。②有抗菌作用，对溶血性链球菌、肺炎双球菌、白喉杆菌有较强的抑制作用。③有一定抗癌作用。④对艾滋病毒有抑制作用，能提高机体免疫力，延长艾滋病病人生存时间。⑤天花粉多糖有降血糖作用。

决明子《本经》

为豆科一年生草本植物决明 *Cassia obtusifolia* L. 或小决明 *Cassia tora* L. 的成熟种子。又名草决明。以粒饱满、色绿棕为佳。主产于安徽、广西、四川、浙江、广东等省，南北各地均有栽培。秋季采收，晒干，打下种子用。用时打碎。

【性味归经】甘、苦、咸，微寒。归肝、肾、大肠经。

【功效】清肝明目，润肠通便。

【应用】

1. 用于目赤目暗。①肝经实火，目赤肿痛者，常与夏枯草、栀子等清热泻火药同用。②风热上攻，头痛目赤者，多与桑叶、菊花等疏散风热药配伍。③肝肾阴虚，目暗不明者，可与沙苑子、枸杞子等补肾明目药同用。

2. 用于肠燥便秘，常与火麻仁、瓜蒌仁等同用，共奏润肠通便之功。

【用法用量】煎服，10~15g。

【使用注意】气虚便溏者不宜用。

〔近 述〕

本品含大黄酚、大黄素、决明素、决明子苷等。①有降压、利尿作用。②能抑制血清胆固醇升高和主动脉粥样硬化斑块的形成。③有缓和泻下作用，并能收缩子宫。④有抗菌作用。对金黄色葡萄球菌、白喉杆菌、大肠杆菌、伤寒及副伤寒杆菌和皮肤真菌均有抑制作用。

竹 叶《别录》

为禾木科常绿乔木或灌木淡竹 *Phyllostachys nigra* （Lodd.） Munro var. *henonis* （Mitf.） Stapf ex Rendle 的叶。以叶完整、色深绿者为佳。产于长江流域各省。随时可采，晒干用或用鲜品。

【处方用名】

1. 竹叶　竹子的叶片。

2. 竹叶卷心　初出未展开的嫩竹叶。长于清心火。

【性味归经】甘、淡，寒。归心、胃、小肠经。

【功效】清热除烦，生津，利尿。

【应用】

1. 用于热病伤津，烦热口渴，常与石膏、麦门冬、人参等同用，以加强清热生津作用，如竹叶石膏汤。

2. 用于热淋及心火移于小肠所致的口舌生疮，小便短赤涩痛等，常与木通、生地、甘草梢同用，以清热利尿，如导赤散。

【用法用量】煎服，6~15g。鲜品加倍。

〔近 述〕

本品含酚类、氨基酸、有机酸、糖类等。①能增加尿中氯化物的排出量。②有增高血糖，提高机体免疫功能和抑菌等作用。

谷精草《开宝本草》

为谷精草科一年生草本植物谷精草 *Eriocaulon buergerianum* Koern. 的干燥带花茎的头状花序。以珠大而紧、色灰白、花茎色淡黄者为佳。主产于浙江、江苏、安徽、江西、湖南、广东、广西等省。秋季采收，拔取全草，切段晒干用。

【性味归经】 辛、甘，平。归肝、肺经。

【功效】 疏散风热，明目退翳。

【应用】 用于风热上扰，目赤翳障，常与龙胆草、荆芥、赤芍等配伍，以增强清肝、散风、活血之功，如谷精草汤。本品还可用于风热头痛、牙痛、喉痹咽痛，可与疏散风热的薄荷、菊花、牛蒡子等药同用。

【用法用量】 煎服，6~15g。

〔近述〕

本品含黄酮类成分，对绿脓杆菌、大肠杆菌、肺炎球菌及皮肤真菌有抑制作用。

青葙子《本经》

为苋科一年生草本植物青葙 *Celosia argentea* L. 的成熟种子。产于我国中部及南部各省。秋季种子成熟时采收，除去杂质，晒干炒爆用。

【性味归经】 苦，微寒。归肝经。

【功效】 清泄肝火，明目退翳。

【应用】 用于肝火目赤肿痛，目生翳膜，常与决明子、夏枯草、密蒙花等同用，以清肝明目。

此外，现代还用于阳亢型的高血压，常与夏枯草、石决明、钩藤等平肝潜阳药同用。

【用法用量】 煎服，3~15g。

【使用注意】 本品有扩散瞳孔作用，故青光眼者忌用。

〔近述〕

本品含青葙子油脂，烟酸和丰富的硝酸钾。具有降血压、降血脂及扩瞳作用。

密蒙花《开宝本草》

为马钱科落叶灌木植物密蒙树 *Buddleja officinalis* Maxim. 的花蕾。以花蕾密集、色灰黄、茸毛多者为佳。主产于湖北、四川、陕西、河南、广东、广西、云南等省。春季采收，晒干用。

【性味归经】 甘，微寒。归肝经。

【功效】 清肝明目，退翳。

【应用】 用于肝火目赤肿痛、目生翳障，常与菊花、木贼等同用，共奏清肝明目退翳之功。若肝虚目昏干涩或生翳障，可与养肝明目的枸杞子、菟丝子等药配伍。本品为眼科清肝明目的常用药。

【用法用量】 煎服，6~10g。

〔近述〕

本品含蒙花苷，水解后得刺槐素、鼠李糖、葡萄糖。刺槐素能降低血管通透性及脆性，并有一定的抗炎及解痉作用。

第二节 清热燥湿药

凡以清热燥湿为主要功效，常用以治疗湿热证的药物，称为清热燥湿药。

本类药物性味苦寒，苦能燥湿，寒能清热，具有清热燥湿的作用，并能泻火解毒。主要用于湿热证。如肠胃湿热所致泄泻、痢疾、痔瘘；肝胆湿热所致胁肋胀痛、黄疸尿赤、耳肿流脓；下焦湿热所致小便淋沥涩痛、带下色黄；以及湿热流注关节之红肿热痛，湿热浸淫肌肤之湿疹、湿疮等证。

本类药物寒性较甚，易伤脾胃，其苦燥之性又能伤阴。故用量一般不宜过大，对脾胃虚弱和津伤阴亏者当慎用，必要时，可配伍健胃或养阴药物。

黄 芩《本经》

为唇形科多年生草本植物黄芩 *Scutellaria baicalensis* Georgi 的根。以条长、质坚实、色黄者为佳。主产于河北、山西、内蒙古、河南及陕西等地。春秋两季采挖，切片晒干用。

【处方用名】

1. 黄芩　去杂质，蒸透或煮透，切片，干燥的黄芩。长于清热泻火解毒。
2. 子芩　又名条芩。生长年少的黄芩子根。善清大肠之火。
3. 枯芩　生长年久的黄芩宿根。善清肺火。
4. 炒黄芩　又名酒黄芩。酒炙的黄芩。苦寒之性较生黄芩缓和。长于安胎和清上焦热。
5. 黄芩炭　炒炭的黄芩。长于凉血止血。

【性味归经】苦，寒。归肺、胃、胆、大肠经。

【功效】清热燥湿，泻火解毒，止血，安胎。

【应用】

1. 用于多种湿热证。①湿温发热，胸脘痞闷，常与滑石、茯苓、通草等同用，如黄芩滑石汤。②湿热中阻，痞满，呕吐，多与黄连、干姜、半夏等配伍，如半夏泻心汤。③湿热泻痢，可与黄连、葛根等同用，如葛根芩连汤。④湿热黄疸，可与茵陈、栀子等清热利湿退黄药同用。⑤湿热淋证，配伍生地、木通等药，共奏清热利尿通淋之功，如火府丹。

2. 用于肺热咳嗽，热病神烦。本品善清肺火及上焦实热。①肺热壅遏，咳嗽痰稠，单用即效，如清金丸；亦可与桑白皮、知母等清肺止咳药同用，如清肺汤。②热毒炽盛，神昏谵语，多与黄连、黄柏、栀子等同用，以增强泻火解毒之功，如黄连解毒汤。

3. 用于热毒疮肿，咽喉肿痛，常与银花、连翘、牛蒡子、板蓝根等清热解毒利咽药同用。

4. 用于血热出血，常与生地、白茅根、三七等凉血止血药同用。

5. 用于胎热不安，多与白术、当归等药配伍，如当归散。

【用法用量】煎服，3~10g。

〔近 述〕

本品含黄芩苷、汉黄芩苷、黄芩素、汉黄芩素等。①有较广的抗菌谱。对伤寒杆菌、痢疾杆菌、绿脓杆菌、百日咳杆菌、葡萄球菌、链球菌、肺炎双球菌、脑膜炎双球菌等均有抑制作用。对流感病毒、钩端螺旋体及多种致病真菌亦有抑制作用。②有解热、镇静、降压、利尿、利胆、保肝作用以及抗血小板聚集、抗凝血、抗氧化、抗炎、抗变态反应等作用。③具有缓解过敏性气喘作用。⑤对肠管平滑肌有松弛作用。

黄　连《本经》

为毛茛科多年生草本植物黄连 *Coptis chinensis* Franch.、三角叶黄连 *Coptis deltoidea* C. Y. Cheng et Hsiao 或云连 *Coptis teeta* Wall. 的根茎。以粗壮、坚实、断面红黄色者为佳。主产于四川、云南、湖北等地。秋季采挖，除去须根，干燥用。

【处方用名】

1. 黄连　去杂质，润透，切片，干燥的黄连。长于泻火解毒，清热燥湿。
2. 酒黄连　酒炙的黄连。寒性较缓和，善清头目之火。
3. 姜黄连　姜炙的黄连。苦寒之性较为和缓，长于清胃止呕。
4. 萸黄连　吴茱萸炙的黄连。苦寒之性更为和缓，以清气分湿热，散肝胆郁火为主。

【性味归经】苦，寒。归心、胃、大肠经。

【功效】清热燥湿，泻火解毒。

【应用】

1. 用于多种湿热证。胃肠湿热之吐泻尤宜。①湿热泻痢，里急后重，常与木香同用，以增强行气止痛作用，如香连丸。②泻痢身热，又常与葛根、黄芩、甘草同用，以清热燥湿止痢，如葛根芩连汤。③下痢脓血，配伍黄柏、白头翁等，以加强清热解毒，凉血止痢的作用，如白头翁汤。④胃热呕吐，可与竹茹、半夏等清胃止呕药同用，如黄连橘皮竹茹半夏汤。⑤肝胃不和，呕吐吞酸，多与吴茱萸同用，以加强疏肝和胃，降逆止呕的作用，如左金丸。

2. 用于实火证。①心火亢盛，烦躁不眠，常与朱砂、生地、当归等同用，共奏清心、养心、安神之功，如朱砂安神丸。②热毒炽盛，神昏谵语，多与黄芩、黄柏、栀子等清热泻火解毒药同用，如黄连解毒汤。③胃火中消证，常与天花粉、芦根、地黄等清热生津药同用。④肝火目赤，肿痛多泪，可与栀子、菊花、龙胆草等清肝明目药同用。⑤血热妄行，吐血衄血，又常与大黄、黄芩等泻火凉血止血药同用，如泻心汤。

3. 用于痈疽疔毒，皮肤湿疮，耳脓，多与黄芩、栀子、连翘等泻火解毒药同用。

【用法用量】煎服，2~10g。研末吞服，每次1~1.5g。外用适量。

〔近 述〕

本品含小檗碱（黄连素）、黄连碱、甲基黄连碱等多种生物碱。①具有抗菌作用。抗菌谱广，对痢疾杆菌、伤寒杆菌、绿脓杆菌、大肠杆菌、白喉杆菌、百日咳杆菌、结核杆菌、葡萄球菌、脑膜炎双球菌、溶血性链球菌、肺炎球菌等均有较显著的抑制作用，对钩端螺旋体、阿米巴原虫、滴虫、流感病毒及多种致病性皮肤真菌，也有抑制作用。②具有降压、利胆、解热、镇静、镇痛、抗利尿及局部麻痹等作用。③能松弛血管平滑肌，兴奋子宫、膀胱、胃肠道平滑肌。④具有抗癌作用。

黄　柏《本经》

为芸香科落叶乔木植物黄檗（关黄柏）*Phellodendron amurense* Rupr. 或黄皮树（川黄柏）*Phellodendron chinense* Schneid. 除去栓皮的树皮。以皮厚、断面色黄者为佳。关黄柏主产于辽宁、吉林、河北等地；川黄柏主产于四川、贵州、湖北、云南等地。清明前后，剥取树皮，刮去粗皮，晒干压平用。

【处方用名】

1. 黄柏　去杂质，刮去粗皮，洗净润透，切片的黄柏。泻火解毒，燥湿作用强。

2. 盐黄柏　盐炙的黄柏。苦燥之性稍缓，长于滋阴降火、退虚热。

3. 酒黄柏　酒炙的黄柏。降低苦寒之性，善清上焦之热。

4. 黄柏炭　炒炭的黄柏。清湿热之中兼有涩性。

【性味归经】苦，寒。归肾、膀胱、大肠经。

【功效】清热燥湿，泻火解毒，退虚热。

【应用】

1. 用于多种湿热证。下焦湿热尤宜。①湿热下注，带下黄稠，常与山药、芡实、车前子等同用，以加强清热利湿，健脾止带作用，如易黄汤。②湿热淋证，多与木通、滑石、车前子等清热利尿通淋药同用。③湿热下注，足膝红肿疼痛，配伍苍术、牛膝，以清热燥湿，如三妙丸。④湿热泻痢，可与白头翁、黄连、秦皮同用，共奏清热燥湿，凉血止痢之功，如白头翁汤。⑤湿热黄疸，可配栀子、甘草，以增强利湿退黄作用，如栀子柏皮汤。

2. 用于热毒疮疡，湿疹湿疮。①热毒疮疡，可内服外用，内服多与黄连、黄芩、栀子等泻火解毒药同用，如黄连解毒汤；外用以本品研细末，用猪胆汁或鸡蛋清调涂患处。②湿疹湿疮，阴痒阴肿，可与苦参、白鲜皮、土茯苓等清热燥湿，解毒止痒药同用，内服外洗均可，也可配青黛、滑石、甘草研细末撒敷。

3. 用于阴虚发热，盗汗遗精，常与知母、熟地、山茱萸等滋阴降火药同用，如知柏地黄丸。

【用法用量】煎服，5~10g 或入丸散。外用适量。

〔近 述〕

本品含小檗碱、黄柏碱、黄柏酮、黄柏内酯等。①具有抗菌作用，其抗菌谱和抗菌效力与黄连相似。②具有利胆、利尿、降压、解热等作用，但效力不及黄连。③具有降血糖及保护血小板作用。

龙胆草《本经》

为龙胆科多年生草本植物龙胆 *Gentiana scabra* Bge. 三花龙胆 *Gentiana triflora* Pall. 条叶龙胆 *Gentiana manshurica* Kitag. 或坚龙胆 *Gentiana rigescens* Franch. 的根。前三种习称“龙胆”，后一种习称“坚龙胆”，以条粗长、色黄或黄棕者为佳。全国各地均产，春秋采挖，切段晒干用。

【性味归经】苦，寒。归肝、胆、膀胱经。

【功效】清热燥湿，泻肝胆火。

【应用】

1. 用于多种湿热证。①湿热下注，阴肿阴痒，带下黄稠，湿疹瘙痒，常与黄柏、苦参、苍术等清热燥湿药同用。②肝胆湿热，黄疸尿赤，可与茵陈、栀子、黄柏等清热利湿退黄药同用。

2. 用于肝胆实火。①肝火头痛、胁痛口苦，常与柴胡、黄芩、栀子等清肝泻火药同用，如龙胆泻肝汤。②肝经热盛，热极生风，多与牛黄、钩藤、黄连等同用，共奏清热息风止痉之功。

【用法用量】煎服，3～6g。

〔近述〕

本品含龙胆苦苷、龙胆碱、龙胆黄碱、龙胆糖等。①具有抗菌作用，对绿脓杆菌、变形杆菌、伤寒杆菌、金黄色葡萄球菌、某些皮肤真菌及钩端螺旋体等均有抑制作用。②具有镇静、降压作用。③有保肝降低谷丙转氨酶、利胆作用。④龙胆草少量食前服用，能促进消化、增进食欲。

苦　参《本经》

为豆科多年生落叶灌木植物苦参 *Sophora flavescens* Ait. 的根。以条匀、断面色黄白、味苦者为佳。全国各地均产。春秋两季采挖，切片晒干用。

【性味归经】苦，寒。归心、肝、胃、大肠、膀胱经。

【功效】清热燥湿，杀虫止痒。

【应用】

1. 用于湿热泻痢，黄疸尿赤。①湿热泻痢，可与木香同用，以清热燥湿，行气止痛。②湿热蕴蒸，黄疸尿赤，常与茵陈、栀子、龙胆草等同用，以增强利湿退黄的作用。

2. 用于带下阴痒，湿疹疥癣，多与黄柏、蛇床子同用，内服外洗均可。

此外，本品还有利尿作用，可用治湿热蕴结，小便不利。

【用法用量】煎服，3～10g。外用适量。

【使用注意】反藜芦。

〔近述〕

本品含苦参碱、氧化苦参碱、羟基苦参碱等多种生物碱及黄酮类化合物。①具有抗心律失常作用。能减慢心率，延长传导，降低心肌兴奋性。②能增加冠脉流量，保护心肌缺血，还有防止白细胞减少、抗辐射及降血脂作用。③对阴道滴虫、阿米巴原虫有杀灭作用。④具有抗菌作用。对结核杆菌、痢疾杆菌、金黄色葡萄球菌、大肠杆菌等均有抑制作用，对多种皮肤真菌也有抑制作用。⑤有利尿、抗炎、抗过敏、镇痛及平喘、祛痰作用。

白鲜皮《本经》

为芸香科多年生草本植物白鲜 *Dictamnus dasycarpus* Turcz. 的根皮。以条大、皮厚、色灰白者为佳。主产于辽宁、河北、四川、江苏等地。春秋采挖，除去泥沙及粗皮，剥取根皮，切片晒干用。

【性味归经】苦，寒。归脾、胃经。

【功效】清热燥湿，解毒止痒。

【应用】用于湿热疮疡，湿疹疥癣，常与苦参、黄柏、地肤子等清热燥湿，解毒杀虫药同用，内服或外洗均可。

此外，亦可治疗湿热黄疸及湿热痹证。

【用法用量】煎服，3～10g。外用适量。

〔近述〕

本品含白鲜碱、茵芋碱、秦皮酮、谷甾醇等，具有解热作用，对多种皮肤真菌均有不同程度的抑制作用。

第三节　清热解毒药

凡以清解热毒为主要功效，常用以治疗热毒病证的药物叫清热解毒药。

本类药物性味多苦寒或甘寒，具有清热泻火解毒作用。主要适用于各种火热毒邪所致的病证。如温病发热、咽喉肿痛、热毒泻痢、痈肿疮疡等。部分药物还可用于毒蛇咬伤及癌症等。

应用本类药物时，必须根据热毒证候的不同表现及兼证，结合具体药物的特点，有针对性的选择，并作适当的配伍。如热毒在血分者，应配伍清热凉血药；火热炽盛者，当配伍清热泻火药；挟有湿邪者，可配伍利湿、燥湿、化湿药；咽喉肿痛、疮痈者，则与外用药配合应用；痢疾里急后重者，需与活血行气药配伍；若正气虚弱者，还需与补虚药同用，以固护正气。

本类药物性寒凉，中病即止，不可过服，以免伤及脾胃。

一、主要用于温热病的药

金银花《新修本草》

为忍冬科植物忍冬 *Lonicera japonica* Thund.、红腺忍冬 *Lonicera hypoglauca* Miq.、山银花 *Lonicera confusa* DC.、或毛花柱忍冬 *Lonicera dasystyla* Rehd. 的花蕾或带初开的花。以色淡、质柔软、气清香者为佳。我国南北各地均有分布。夏季当花苞未开放时采摘，阴干用。

【处方用名】

1. 金银花　又名二花、银花、忍冬花。去杂质的金银花。清热解毒力强。
2. 金银花炭　炒炭的金银花。寒性减弱，有止血作用。
3. 金银花露　金银花加水蒸馏制成的露剂。长于清热解暑。

【性味归经】甘，寒。归肺、心、胃经。

【功效】清热解毒。

【应用】

1. 用于热毒疮痈。①痈疮初起，可单用本品煎服，或用渣外敷，亦可与皂角刺、穿山甲、白芷等消肿排脓药同用，如仙方活命饮。②疔疮肿毒，坚硬根深，常与紫花地丁、蒲公英、野菊花等清热解毒药同用，如五味消毒饮。③肠痈腹痛，多与当归、黄芩、地榆等解毒消痈药同用，如清肠饮，④肺痈咳吐脓血，配伍鱼腥草、芦根、桃仁等药，以清肺排脓。本品为治一切痈肿疔疮阳证的要药。

2. 用于温病。①邪在卫分，发热，微恶风寒，头痛，咽痛，脉浮等，常与连翘、薄荷、牛蒡子等清热解毒，疏散风热药同用，如银翘散。②热入气分，壮热，烦躁，脉洪大等，可与石膏、知母等清热泻火药同用。③热入营血，斑疹隐隐，神烦少寐等，又常与生地、黄连等清热凉血药同用，如清营汤。

3. 用于热毒泻痢，便脓血，常与黄芩、黄连、白头翁等清热解毒，凉血止痢药同用。

【用法用量】煎服，10~15g。外用适量。

〔近述〕

本品含木犀草素、绿原酸、异绿原酸、皂苷及挥发油等。①具有广谱抗菌作用。对金黄色葡萄球菌、痢疾杆菌等致病菌有较强的抑制作用，对钩端螺旋体、流感病毒及致病霉菌等多种病原微生物亦有抑制作用。②有明显的抗炎及解热作用。③具有一定的降低血脂和降低胆固醇作用。

〔附药〕忍冬藤

为忍冬的茎叶，又名银花藤。秋冬采收，切段晒干用。其性味功效与金银花相似，但解毒作用不及金银花。因有通经络作用，可消除经络的风热而止痛，故常用于风湿热痹，关节红肿热痛，屈伸不利等症。煎服，10~30g。

连　翘《本经》

为木犀科落叶灌木连翘 *Forsythia suspensa*（Thunb.）Vahl 的果实。产于东北、华北、长江流域及云南等地。秋季果实初熟尚带绿色时采收，称青翘。以色绿、不开裂者为佳。果实熟透时采收，称老翘。以色较黄、瓣大、壳厚者为佳。蒸熟晒干选取籽实为连翘心，以青翘为佳，晒干用。

【性味归经】 苦，微寒。归肺、心、胆经。

【功效】 清热解毒，消痈散结。

【应用】

1. 用于痈疮瘰核。古人称之为"疮家圣药"。前者，常与金银花相须为用，以增强清热解毒作用。后者，多与夏枯草、浙贝母、玄参、牡蛎等清肝散结，化痰消肿之品同用。

2. 用于温病。本品长于清心火，散上焦风热。①邪在卫分，常与金银花相须为用，以疏散风热，如银翘散。②热入营血，舌绛神昏，多与玄参、丹皮、金银花同用，以清热解毒，透热转气，如清营汤。③热入心包，高热神昏，常用清心火的连翘心与麦冬、莲子心等同用，如清宫汤。

此外，本品还有清心利尿作用，配伍竹叶、木通、白茅根等利尿通淋药，治疗热淋涩痛。

【用法用量】 煎服，6~15g。

〔近述〕

本品含三萜皂苷、连翘酚、生物碱、齐墩果酸、甾醇及丰富的维生素 P 等。①有广谱的抗菌作用，对金黄色葡萄球菌、贺氏痢疾杆菌有很强的抑制作用，对其他致病菌、流感病毒、真菌等都有一定的抑制作用。②具有解热、镇吐、抗炎及抗肝损伤作用。③所含齐墩果酸有强心、利尿及降血压作用。④维生素 P 可降低血管通透性及脆性，防止溶血。

大青叶《别录》

为十字花科二年生草本植物菘蓝 *Isatis indigotica* Fort. 的叶片。以完整、色暗灰绿者为佳。主产于江苏、安徽、河北、河南、浙江等地。夏秋采收，鲜用或晒干用。

【性味归经】 苦、咸，大寒。归心、肺、胃经。

【功效】 清热解毒，凉血消斑。

【应用】

1. 用于热入营血，壮热发斑，常与栀子等泻火凉血药同用。亦可用治外感风热，温病初起，多与金银花、连翘、牛蒡子等清热解毒，疏散风热药同用。

2. 用于热毒所致丹毒、口疮、咽喉肿痛，可或与其他清热解毒药同用。

【用法用量】 煎服，10~15g。鲜品 30~60g。

【使用注意】 脾胃虚寒者忌用。

〔近述〕

1. 本品含靛蓝、菘蓝苷。具有抗菌、抗病毒、解热、抗炎等作用。

2. 爵床科植物马蓝 *Baphicacanthus cusia* (Nees) Bremek. 的叶、马鞭草科落叶灌木路边青 *Clerodendron cyrtophyllum* Turcz. 的叶和蓼科植物蓼蓝 *Polygonum tinctorium* Ait. 的叶均作大青叶入药用。

板蓝根《大明本草》

为十字花科植物菘蓝 *Isatis indigotica* Fort. 的根，以条长、粗大、体实者为佳。主产于江苏、安徽、河北、河南、浙江等地。秋季采挖，切片晒干用。

【性味归经】 苦，寒。归心、胃经。

【功效】 清热解毒，凉血利咽。

【应用】 用于热毒炽盛。本品有类似于大青叶的清热解毒凉血之功，而更以解毒利咽散结见长。①外感风热，温病初起，常与金银花、连翘、荆芥等清热解毒，疏散风热药同用。②大头瘟，头面红肿，咽喉肿痛，多配伍玄参、连翘、牛蒡子等清热解毒利咽药，如普济消毒饮。

此外，以本品制成冲剂可用治扁桃体炎、腮腺炎，制成注射剂治疗感冒、水痘、扁平疣等。

【用法用量】 煎服，10~15g。

〔近述〕

菘蓝根含芥子苷、靛蓝、靛玉红、β-谷甾醇、精氨酸、脯氨酸、谷氨酸等。马蓝根含靛蓝、β-谷甾醇、蒽醌类、三萜类成分等。板蓝根对多种革兰氏阳性菌、革兰氏阴性菌及病毒均有抑制作用；可增强免疫功能；对血小板聚集有一定的抑制作用。

青　黛《药性论》

为菘蓝、马蓝、蓼蓝、草大青等叶中的色素。又名靛花。秋季采收以上植物的落叶，加水浸泡，至叶腐烂，叶落脱皮时，捞去落叶，加适量石灰乳，充分搅拌至浸液由乌绿色转为深红色时，捞取液面泡沫，晒干而成。

【性味归经】 咸，寒。归肝、肺、胃经。

【功效】 清热解毒，凉血消斑，定惊。

【应用】

1. 用于温毒发斑，血热吐衄。前者，常与生地、栀子、石膏等同用，共奏清热解毒，凉血消斑之功，如青黛石膏汤；后者，多与侧柏叶、白茅根、仙鹤草等凉血止血药同用。

2. 用于痄腮喉痹，火毒疮疡。前者，可单用或配冰片调敷；后者，多配蒲公英、紫花地丁、金银花等解毒消疮药同用。

3. 用于小儿惊风抽搐，常与牛黄、钩藤、龙胆草等同用，以增强清热息风止痉之力，如凉惊丸。

【用法用量】 内服，1.5~3g。宜入丸、散剂。外用适量。

〔近述〕

本品含靛蓝和靛玉红。①具有抗菌作用，对金黄色葡萄球菌、炭疽杆菌、志贺氏痢疾杆菌、霍乱弧菌等均有抑制作用。②所含靛玉红有抗癌作用，对动物移植性肿瘤有中等强度的抑制作用。③靛蓝有一定的保肝作用。

穿心莲《岭南采药录》

为爵床科一年生草本植物穿心莲 *Andrographis paniculata* (Burm. f.) Nees 的地上部分。又名一见喜、榄核莲。以色绿、叶多者为佳。主产于华南、华东及西南等地。秋初刚开花时采收。切段晒干用或鲜用。

【性味归经】 苦，寒。归肺、胃、大肠、小肠经。

【功效】 清热解毒，燥湿消肿。

【应用】

1. 用于肺火热病证。①外感风热，温病初起，常与金银花、连翘、薄荷等疏散风热药同用。②肺热咳喘，多与黄芩、桑白皮、地骨皮等清泄肺热药同用。③肺痈吐脓，配伍鱼腥草、桔梗、冬瓜仁等药，以清热排脓解毒。④咽喉肿痛，又常与玄参、牛蒡子、板蓝根等解毒利咽药同用。

2. 用于湿热证。①湿热泻痢，可单用或与马齿苋、黄连等解毒燥湿止痢药同用。②膀胱湿热，淋沥涩痛，多与车前子、白茅根等利尿通淋药同用。③湿疹瘙痒，可以本品为末，甘油调涂。

此外，以鲜品捣烂可敷疖肿及毒蛇咬伤。

【用法用量】 煎服，6~15g。多作丸、散、片剂。外用适量。

【使用注意】 脾胃虚寒者忌用。

〔近述〕

本品含穿心莲内酯、去氧穿心莲内酯、新穿心莲内酯及多种黄酮类成分等。①具有抗菌作用。对金黄色葡萄球菌、绿脓杆菌、变形杆菌、肺炎双球菌、溶血性链球菌、痢疾杆菌、伤寒杆菌均有不同程度的抑制作用。②有增强人体白细胞对细菌的吞噬力。③有解热、抗炎、利胆、抗蛇毒、毒蕈碱样作用和终止妊娠作用。

四季青《本草纲目》

为冬青科常绿乔木冬青 *Ilex chinensis* Sims 的叶。以叶完整、色深绿者为佳。主产于江苏、浙江、广东、广西及西南各省。秋冬季采收，晒干用。

【性味归经】 苦、涩，寒。归肺、心经。

【功效】 清热解毒，凉血敛疮。

【应用】 用于烧烫伤、下肢溃疡、湿疹、热毒疮疡等证。本品长于治疗水火烫伤，可用干叶研细粉，麻油调敷；治湿疹，则用干粉撒布；对于热毒疮疖，可用鲜叶洗净，加食盐少许同捣敷。

此外，以鲜叶捣敷可用于外伤出血。配伍相应的药物，可用于外感风热、肺热咳嗽、咽喉肿痛、小便淋沥涩痛及湿热痢疾等。

【用法用量】煎服，15~30g。外用适量。

〔近 述〕

本品含挥发油、黄酮类等。①具有广谱抗菌作用。对绿脓杆菌、大肠杆菌、伤寒杆菌、福氏痢疾杆菌、产气杆菌、金黄色葡萄球菌等均有抑制作用。②对实验性烫伤，有抗感染、防止渗出等作用。③有抗炎、降压作用。

绿　豆《日华子本草》

为豆科一年生草本植物绿豆 *Phaseolus radiatus* L. 的种子。以颗粒饱满、大小均匀、色绿者为佳。全国大部分地区均产。立秋后种子成熟时采收，洗净晒干，捣碎或研粉用。

【性味归经】甘，寒。归心、胃经。

【功效】清热解毒，消暑。

【应用】

1. 用于痈肿疮毒或暑热烦渴。前者，可单用研粉加冷开水浸泡滤汁服。外用配大黄为末加薄荷叶、蜂蜜调敷；后者，常单用煎汤饮服。

2. 用于附子、巴豆、砒霜等药物中毒及食物中毒。可以生品研末加冷开水滤汁顿服，或煮汤服；或用绿豆配甘草煎服。本品为解毒良药。

【用法用量】煎服，15~30g。外用适量。

〔近 述〕

本品含蛋白质、脂肪、糖类、胡萝卜素、维生素 B_1、B_2、尼克酸和磷脂等。①能防止实验性高脂血症。②对农药 1059 中毒及铅中毒有解毒作用。

〔附 药〕 绿豆衣

为绿豆的种皮。将绿豆用清水浸泡后取皮即成。性味甘，寒。归心、胃经。功同绿豆而力弱，并能退目翳，治疗斑痘目翳。煎服，6~12g。

熊　胆《新修本草》

为脊椎动物熊科棕熊 *Ursus arctos* Linnaeus、黑熊 *Selenarctos thibetanus* Cuvier 的干燥胆汁。以个大、胆仁多、色金黄、半透明、质松脆者为佳。主产于云南、四川、贵州、西藏、新疆和东北、华北等省区。传统上猎获野熊（多于冬季捕捉），现为人工饲养，收集引流的胆汁，干燥，研细入药，称为熊胆粉。

【性味归经】苦，寒。归肝、胆、心经。

【功效】清热解毒，息风止痉，清肝明目。

【应用】

1. 用于肝经热盛，热极生风所致的高热、惊痫、手足抽搐。治小儿痰热惊痫，可用竹沥化服；治子痫，可单用本品温开水化服。

2. 用于疮痈肿痛，可用水调涂于患部，或加入少许冰片，用胆汁涂。

3. 用于肝热目赤肿痛、目生翳障。可外用滴眼或内服。

【用法用量】内服，1~2.5g。多作丸、散剂，不入汤剂。外用适量。

〔近 述〕

本品主含熊去氧胆酸，次为鹅去氧胆酸、去氧胆酸、胆酸及胆固醇、胆红素、无机盐等。①具有溶解胆结石作用。②有一定的解毒、抑菌、抗炎、抗过敏、镇咳、祛痰、平喘、助消化和降压作用。③胆汁酸盐有利胆作用，可促进胆汁分泌，显著增加胆汁分泌量，对总胆管括约肌有松弛作用。

二、主要用于咽喉肿痛的药

山豆根《开宝本草》

为豆科蔓生性矮小灌木植物越南槐 *Sophora tonkinensis* Gapnep. 的根及根茎。又名广豆根。以根条粗壮、外色棕褐、质坚、味苦者为佳。主产于广西、广东、江西、贵州等地。全年可采，以秋季采者为佳。洗净切片，晒干用。

【性味归经】苦，寒，有毒。归肺、胃经。

【功效】清热解毒，利咽消肿。

【应用】用于热毒蕴结，咽喉肿痛或牙龈肿痛。前者，可单用煎服并含漱，或配伍射干、桔梗、牛蒡子等解毒利咽药；后者，可单用煎汤漱口，或与石膏、黄连、升麻、牡丹皮等清热泻火凉血药同用。

【用法用量】煎服，3~10g。外用适量。

【使用注意】用量不宜过大。脾胃虚寒者慎用。

〔近 述〕

本品含苦参碱、氧化苦参碱、安那吉碱、甲基金雀花碱及黄酮类化合物广豆根素、环广豆根素等。①具有抗癌作用及抑制白血病细胞作用。②有抑制胃酸分泌，对实验性溃疡有明显的修复作用。③对金黄色葡萄球菌、絮状表皮癣菌及白色念珠菌均有抑制作用。④具有升高白细胞、抗心律失常作用。

〔附 药〕 北豆根

为防己科多年生藤本植物蝙蝠葛（北豆根）*Menispermum dauricum* DC. 的根茎，为北方习用。性能类似山豆根，具有解毒利咽作用。近年发现还兼有降压、镇咳、祛痰及抗癌作用。煎服，3~10g。

射　干《本经》

为鸢尾科多年生草本植物射干 *Belamcanda chinensis*（L.）DC. 的根。又名乌扇。以粗壮、坚硬、断面色黄者为佳。主产于湖北、河南、江苏、安徽等地。春初或秋末，除去须根，洗净，晒干，切片用。

【性味归经】苦，寒。归肺经。

【功效】清热解毒，祛痰利咽。

【应用】

1. 用于痰热咽喉肿痛，可单用捣汁含咽，或与黄芩、桔梗、牛蒡子等解毒利咽药同用。

2. 用于痰盛咳喘。无论寒热喘咳均可应用。肺热咳喘，常与桑白皮、马兜铃、桔梗等清热化痰止咳药同用，如射干马兜铃汤；寒痰气喘，则配伍麻黄、细辛、半夏等温肺化痰药，如射干麻黄汤。

【用法用量】煎服，6~10g。

【使用注意】孕妇慎用或忌用。

〔近 述〕

本品含鸢尾苷元、鸢尾黄酮、野鸢尾素、洋鸢尾素等。射干对常见致病性真菌有较强的抑制作用，对外感及咽喉疾患中的某些病毒（腺病毒、$ECHO_{11}$）也有抑制作用；有抗炎、解热及止痛作用。

马 勃《别录》

为灰包科真菌脱皮马勃 *Lasiosphaera fenzlii* Reich.、大马勃 *Calvatia gigantea*（Batsch ex Pers.）Lloyd 或紫色马勃 *Calvatia lilacina*（Mont. et Berk.）Lloyd 的干燥子实体。以个大、皮薄、饱满、松泡有弹性者为佳。主产于内蒙古、甘肃、吉林、辽宁等省。夏秋季子实体成熟时采收，除去泥沙，晒干用。

【性味归经】辛，平。归肺经。

【功效】清热解毒，利咽，止血。

【应用】

1. 用于热毒咽喉肿痛或咳嗽失音。前者，常与桔梗、山豆根、射干等解毒利咽药同用；后者，多与黄芩、胖大海等药同用。

2. 用于血热吐衄，可单用，或与其他凉血止血药配伍。外伤出血，可用马勃粉撒敷伤口。

【用法用量】煎服，3~6g，宜包煎。外用适量。

〔近 述〕

本品含马勃素、尿素、麦角甾醇、亮氨酸、酪氨酸及大量的磷酸钠等。对金黄色葡萄球菌、绿脓杆菌、变形杆菌及肺炎双球菌有抑制作用，对少数致病菌也有抑制作用。脱皮马勃有止血作用，对口腔及鼻出血有明显的止血效果。

金 果 榄《本草纲目拾遗》

为防己科多年生常绿藤本植物青牛胆 *Tinospora sagittata*（Oliv.）Gagnep. 或金果榄 *Tinospora capillipes* Gagnep. 的地下块茎。以个大均匀、饱满坚实者为佳。主产于长江以南至广东、广西及西南各省。全年可采，以秋冬采者佳，切片晒干用。

【性味归经】苦，寒。归肺经。

【功效】清热解毒，止痛。

【应用】

1. 用于咽喉肿痛，白喉及痈肿疔毒。前者，可单用煎服，或与山豆根、桔梗、牛蒡子等同用，共奏解毒利咽之功；后者，常与金银花、蒲公英等清热解毒药同用，亦可捣烂外敷。

2. 用于胃热或泻痢脘腹疼痛。可单用研末服，或与黄连、木香等清热燥湿，行气止痛药配伍。

【用法用量】煎服，3~10g。外用适量。

〔近 述〕

本品含掌叶防己碱、掌叶防己内脂、黄酮苷、氨基酸、糖类等。对金黄色葡萄球菌、抗酸性分枝杆菌有较强的抑制作用，对钩端螺旋体亦有抑制作用。

酸　浆《本经》

为茄科多年生草本植物酸浆 *Physalis alkekengi* L. var. *franchetii*（Mast.）Makino 的宿萼或带果实的宿萼。又名挂金灯、锦灯笼。我国各地均产。秋季果实成熟，宿萼呈红色或橙红色时采收，晒干用或鲜用。

【性味归经】苦、酸，寒。归肺、心、膀胱经。

【功效】清热解毒，利咽，化痰，利尿。

【应用】

1. 用于咽喉肿痛，常与射干、桔梗、黄芩等解毒利咽药同用。

2. 用于肺热咳嗽，痰多黄稠，多与前胡、瓜蒌、贝母等清热化痰止咳药同用。

3. 用于热淋及湿热黄疸。前者，常与瞿麦、车前子等利尿通淋药同用；后者，多与茵陈、栀子、虎杖等同用，共奏清热利湿通黄之功。

此外，对于脓疱疮、湿疹，可用本品研末油（或水）调敷，或以鲜品捣敷。

【用法用量】煎服，3~10g。外用适量。

〔近 述〕

本品含微量生物碱、枸橼酸、维生素 C、酸浆根素及酸浆苦素 A、B、C 等。①对子宫有收缩作用，可以催产。②有降压作用。③对金黄色葡萄球菌、绿脓杆菌有抑制作用。

三、主要用于泻痢的药

白头翁《本经》

为毛茛科多年生草本植物白头翁 *Pulsatilla chinensis*（Bge.）Regel 的根。以根粗长、外表灰黄色、头部有白毛者为佳。主产于东北、内蒙古、华北等地。春秋采挖，除去须根，保留根头白绒毛，晒干用。

【性味归经】苦，寒。归大肠经。

【功效】清热解毒、凉血止痢。

【应用】用于热毒泻痢，为治痢的良药。可与黄连、黄柏、秦皮同用，以增强清热解毒、凉血止痢作用，如白头翁汤。也可单用本品煎服，或以煎液保留灌肠。

此外，本品与秦皮配伍，煎汤外洗，可用治阴痒（滴虫性阴道炎）。

【用法用量】煎服，6~15g。保留灌肠，30~50g，1 日 1 次。外用适量。

【使用注意】虚寒泻痢慎用。

〔近 述〕

本品含原白头翁素、皂苷等。①具有抗菌作用。对痢疾杆菌、伤寒杆菌、金黄色葡萄球菌、绿脓杆菌、枯草杆菌、沙门氏杆菌等均有抑制作用。②具有抗阿米巴原虫和杀灭阴道滴虫作用。③对流感病毒和皮肤真菌有抑制作用。④有一定的镇静、镇痛和抗痉挛作用。

秦　皮《本经》

为木犀科落叶乔木植物苦枥白蜡树 *Fraxinus rhynchophylla* Hance、白蜡树 *Fraxinus chinensis* Roxb.、尖叶白蜡树 *Fraxinus szaboana* Lingelsh. 或宿柱白蜡树 *Fraxinus stylosa* Lingelsh. 的枝皮

或干皮。以条长、外皮薄而光滑者为佳。主产于吉林、辽宁及河南等地。春秋剥取，晒干用。

【性味归经】苦，寒。归肝、胆、大肠经。

【功效】清热解毒，清肝明目。

【应用】

1. 用于热毒泻痢，里急后重，常与白头翁、黄连、黄柏等同用，共奏清热解毒，凉血止痢之功，如白头翁汤。

2. 用于肝火目赤肿痛，目生翳障，多与黄连、竹叶同用，亦可单用煎汁洗眼。

【用法用量】煎服，6~15g。外用适量。

〔近 述〕

本品含秦皮素、七叶树苷、七叶树素等。①对金黄色葡萄球菌、痢疾杆菌、大肠杆菌等有抑制作用。②有止咳、祛痰、平喘作用。③对中枢神经系统有抑制作用，并有镇痛作用。

鸦胆子《本草纲目拾遗》

为苦木科常绿灌木或小乔木鸦胆子 *Brucea javanica*（L.）Merr. 的成熟果实。又名苦参子。以粒大、饱满、色黑、种仁白色、油性足、味苦者为佳。主产于广西、广东等地。秋季果实成熟时采收，晒干，去壳取仁用。

【性味归经】苦，寒。有小毒。归大肠、肝经。

【功效】清热解毒，止痢截疟，腐蚀赘疣。

【应用】

1. 用于热毒血痢，下脓血，里急后重，可单用，如《本草纲目拾遗》中的至圣丹即单用本品，以龙眼肉包裹服。

2. 用于疟疾。对各型疟疾均可使用，尤以间日疟及三日疟效果较好，对恶性疟亦有一定效果。可单用装入胶囊或以龙眼肉包服。

3. 用于鸡眼、寻常疣，可捣烂涂敷患处，或取油局部涂敷。

【用法用量】内服，10~15粒（治疟疾）或10~30粒（治痢），不宜入煎剂，可装入胶囊或以龙眼肉包裹吞服。外用适量。

【使用注意】有小毒，不宜多用久服。胃肠出血及肝肾病患者，应忌用或慎用。

〔近 述〕

本品含鸦胆子苦素、鸦胆子苦醇、鸦胆子苷、鸦胆子碱、脂肪油等。①能抑制或杀灭阿米巴原虫、疟原虫。②有驱杀鞭虫、蛔虫、绦虫及阴道滴虫作用。③具有抗疟、抗肿瘤作用。④对赘疣细胞可使细胞核固缩，最后细胞坏死、脱落。

马齿苋《本草经集注》

为马齿苋科一年生肉质草本植物马齿苋 *Portulaca oleracea* L. 的全草。全国各地均产。夏秋季采收。略蒸或烫后晒干用或鲜用。

【性味归经】酸，寒。归大肠、肝经。

【功效】清热解毒，凉血止血。

【应用】

1. 用于湿热下痢，热毒疮疡。前者，可单用鲜品绞汁服，或与黄连、黄芩等解毒止痢药同用；后者，可单用煎汤内服、外洗，或以鲜品捣烂外敷，也可与其他清热解毒药配用。

2. 用于崩漏、产后出血，单用煎服，或与益母草、地榆、茜草等凉血止血药配伍应用。

【用法用量】 煎服，30~60g。鲜品加倍。外用适量。

〔近述〕

本品含大量的L-去甲肾上腺素、多巴胺及少量的多巴；尚含维生素B_1、B_2、D、C，胡萝卜素，钾盐等。①对痢疾杆菌、伤寒杆菌、金黄色葡萄球菌有抑制作用。对某些致病性真菌也有抑制作用。②对血管有显著收缩作用。对子宫平滑肌有明显的兴奋作用。③能增强肠蠕动，并有利尿作用。

四、主要用于热毒疮疡的药

蒲公英《新修本草》

为菊科多年生草本植物蒲公英 *Taraxacum mongolicum* Hand. -Mazz. 及碱地蒲公英 *Taraxacum sinicum* Kitag. 或同属多种植物的带根全草。又名黄花地丁。以叶多、色绿、根完整者为佳。全国各地均产。春至秋季花初开时采挖，洗净切段，晒干用或鲜用。

【性味归经】 苦、甘，寒。归肝、胃经。

【功效】 清热解毒，利湿通淋。

【应用】

1. 用于热毒疮痈。①痈肿疔毒，常与野菊花、紫花地丁、金银花等同用，共奏清热解毒之功，如五味消毒饮。②乳痈肿痛，可用鲜品捣汁内服，渣敷患处，也可与全瓜蒌、天花粉、金银花等药同用，以加强解毒散结之力。本品为治疗乳痈之常用药。③肠痈腹痛，常与大黄、牡丹皮、桃仁等同用，以泻热破瘀，消肿散结。④肺痈吐脓，多与鱼腥草、冬瓜仁、芦根等清热排脓药同用。

2. 用于湿热淋证及黄疸。前者，常与白茅根、滑石、车前子等利尿通淋药同用；后者，多与茵陈、栀子、大黄等利湿退黄药同用。

此外，本品还有清肝明目作用，用于肝火上炎，目赤肿痛，可单用，或配伍其他清肝明目药。

【用法用量】 煎服，10~30g。外用适量。

〔近述〕

本品含蒲公英甾醇、蒲公英醇、蒲公英苦素、胆碱等。对金黄色葡萄球菌、溶血性链球菌有较强的抑制作用；对肺炎双球菌、白喉杆菌、绿脓杆菌、变形杆菌、痢疾杆菌、伤寒杆菌及卡他球菌等均有一定的抑制作用；此外，尚有利胆、保肝、利尿、健胃、轻泻及激发机体免疫功能的作用。

紫花地丁《本草纲目》

为堇菜科多年生草本植物紫花地丁 *Viola yedoensis* Makino 的带根全草。又名地丁。产于长江流域下游及南部各省。春秋采挖，洗净切段，晒干用或鲜用。

【性味归经】 苦、辛，寒。归心、肝经。

【功效】 清热解毒。

【应用】 用于热毒疮痈及毒蛇咬伤。①痈肿、疔疮、丹毒，可单用鲜品捣汁内服，以渣外敷。也可配金银花、蒲公英、野菊花等清热解毒之品，如五味消毒饮。本品为治疗疔疮之常用要药。②乳痈肿痛，常与蒲公英、连翘、瓜蒌等解毒散结药同用。③肠痈疼痛，常与大黄、败酱、白花蛇舌草等清热解毒、消痈排脓药同用。④毒蛇咬伤，可单用鲜品取汁服，其渣加雄黄少许捣匀外敷。

此外，还可用于肝热目赤肿痛，常与菊花、蝉蜕、夏枯草等清肝明目药配用。

【用法用量】 煎服，15~30g。外用适用量。

〔近 述〕

本品含软脂酸、对羟基苯甲酸、琥珀酸、地丁酰胺等。对结核杆菌、痢疾杆菌、金黄色葡萄球菌、肺炎球菌、皮肤真菌及钩端螺旋体有抑制作用。此外，还有解热、消肿、消炎等作用。

土茯苓《本草纲目》

为百合科多年生常绿藤本植物光叶菝葜 *Smilax glabra* Roxb. 的根茎。以断面色淡棕、粉性足者为佳。产于长江流域南部各省。秋冬季采挖，切片晒干用。

【性味归经】 甘、淡，平。归肝、胃经。

【功效】 清热解毒，除湿，利关节。

【应用】

1. 用于梅毒、疮疡。①梅毒或因梅毒服汞剂而致肢体拘挛者，可重用本品500g，浓煎分次服用；也可配伍金银花、白鲜皮等解毒药，如复方土茯苓汤。②热毒疮疡，多与金银花、野菊花等清热解毒药同用。

2. 用于湿热证。①湿热淋证，多与木通、车前子等利尿通淋药同用。②湿热痹证，可配伍秦艽、防己等祛风湿药。③湿热带下、湿疹，常与黄柏、苦参等清热燥湿药同用。

【用法用量】 煎服，15~30g。

〔近 述〕

本品含土茯苓粗黄酮、土茯苓多糖及皂苷、鞣质、树脂、淀粉、挥发油等。能解汞中毒，并能明显拮抗棉酚毒性，而对棉酚的抑制精子活性作用则无显著影响，能抑制钩端螺旋体生长，并对感染动物有一定保护作用。

鱼腥草《别录》

为三白草科多年生草本植物蕺菜 *Houttuynia cordata* Thunb. 的全草。又名蕺菜。以身干、茎叶完整、无杂质者为佳。分布于长江流域以南各省。夏季茎叶茂盛花穗多时采收，洗净，晒干用或鲜用。

【性味归经】 辛，微寒。归肺经。

【功效】 清热解毒，消痈排脓，利尿通淋。

【应用】

1. 用于肺痈吐脓，肺热咳嗽。前者，常与桔梗、芦根、冬瓜仁等同用，以加强清热解毒，消肿排脓作用；后者，多与黄芩、贝母、桑白皮等清肺化痰止咳药同用。

2. 用于热毒疮疡，常与野菊花、金银花、蒲公英等清热解毒药同用。亦可单用鲜品捣烂外敷。

3. 用于湿热淋证，常与车前子、白茅根、木通等利尿通淋药同用。

【用法用量】 煎服，15~30g。外用适量

〔近 述〕

本品含鱼腥草素、挥发油、蕺菜碱、槲皮苷等。①对金黄色葡萄球菌、肺炎双球菌、甲型链球菌、流感杆菌、卡他球菌、伤寒杆菌及结核杆菌等多种革兰氏阳性及阴性细菌，均有不同程度的抑制作用。②能增强白细胞吞噬能力，提高机体免疫力。③有抗炎、利尿、镇痛、止血、镇咳作用。

金荞麦《新修本草》

为蓼科多年生草本植物金荞麦 *Fagopyrum dibotry*（D. Don）Hara. 的根茎。又名天荞麦、野荞麦、金锁银开。以个大、质坚硬者为佳。主产于陕西、江苏、江西、浙江等地。秋冬采挖，洗净晒干，切成段或小块用。

【性味归经】 苦，平。归肺、脾、胃经。

【功效】 清热解毒，清肺化痰。

【应用】

1. 用于肺痈、瘰疬、疮疖及毒蛇咬伤。①肺痈咯痰浓稠腥臭，可单用或与鱼腥草、金银花、苇茎等同用，以增强解毒消肿排脓之功。②瘰疬，常与夏枯草、牡蛎、昆布等软坚散结药同用。③疮疖或毒蛇咬伤，可与相应的清热解毒药配伍。

2. 用于肺热咳嗽，咽喉肿痛，常与鱼腥草、矮地茶、射干等清热化痰、利咽喉药配伍。

【用法用量】 煎服，15~30g。

〔近 述〕

本品含野荞麦苷、双聚原矢车菊苷元、海柯皂苷元及羟基蒽醌类物质等。有祛痰、镇咳、解热、抗炎、抗变态反应、增强免疫功能、抗血小板聚集、抗突变等作用。

红　藤《本草图经》

为木通科落叶木质藤本植物大血藤 *Sargentodoxa cuneata*（Oliv.）Rehd. et Wils. 的藤茎。以条匀、粗如拇指者为佳。主产于江西、湖北、湖南及江苏等地。秋冬采其藤茎，除去枝叶，趁鲜切片或切段，晒干用。

【性味归经】 苦，平。归大肠经。

【功效】 清热解毒，活血止痛。

【应用】

1. 用于肠痈腹痛，热毒疮疡。前者，常与金银花、连翘、大黄等同用，共奏清热解毒，活血消肿之功，如红藤煎。本品为治肠痈要药。后者，多与金银花、白芷、赤芍等清热解毒药同用。

2. 用于跌打损伤，风湿痹痛，经闭痛经。①跌打损伤，瘀血肿痛，常与骨碎补、续断、赤芍等活血止痛药同用。②风湿痹痛，常与独活、牛膝、防风等祛风湿药同用。③经闭痛经，常与当归、香附、益母草等活血通经止痛药同用。

【用法用量】 煎服，15~30g。

〔近 述〕

本品含鞣质、大黄素、大黄素甲醚、胡萝卜苷、β-谷甾醇等。①具有抗菌作用。对金黄色葡萄球菌及乙型链球菌均有较强的抑制作用；对大肠杆菌、白色葡萄球菌、卡他球菌、甲型链球菌及绿脓杆菌，亦有一定的抑制作用。②有防止损伤性肠粘连作用。③能抑制血小板聚集，增加冠脉流量，抑制血栓形成，提高血浆 cAMP 水平，提高实验动物耐缺氧能力，扩张冠状动脉，缩小心肌梗塞范围。

败酱草《本经》

为败酱科多年生草本植物黄花败酱 *Patrinia scabiosaefolia* Fisch ex Link.、白花败酱 *Patrinia* Villosa Juss. 的带根全草。以根长、叶多而色绿、气浓者为佳。产于长江流域中下游各省。秋季采收，洗净阴干，切段用。

【性味归经】 辛、苦，微寒。归胃、大肠、肝经。

【功效】 清热解毒，消痈排脓，祛瘀止痛。

【应用】

1. 用于肠痈腹痛，肺痈吐脓，痈肿疮毒。①肠痈腹痛，无论脓已成或未成者均可应用，为治肠痈要药。肠痈脓未成者，常与金银花、蒲公英、牡丹皮、赤芍等同用，共奏清热解毒，活血消肿之功；肠痈脓已成者，多与薏苡仁、附子同用，如薏苡附子败酱散。②肺痈咳吐脓血，常与鱼腥草、芦根、桔梗等同用，以增强解毒排脓之力。③痈肿疮毒，可单用内服并以鲜品捣敷患处，或配伍清热解毒的金银花、连翘、紫花地丁等。

2. 用于产后瘀阻腹痛，可单用煎服，或与五灵脂、香附、当归等活血止痛药同用。

【用法用量】 煎服，6~15g。外用适量。

〔近 述〕

1. 黄花败酱含挥发油、黄花败酱苷、生物碱、鞣质、糖类等。白花败酱含白花败酱苷、番木鳖苷、黑芥子苷及挥发油等。黄花败酱具有：①抗菌作用，对金黄色葡萄球菌、痢疾杆菌、伤寒杆菌、绿脓杆菌、大肠杆菌有抑制作用。②抗病毒作用。③能促进肝细胞再生，防止肝细胞变性，改善肝功能。④镇静作用。

2. 菊科多年生草本植物苣荬菜（北败酱）*Sonchus brachyotus* DC. 的带根全草，为华北及西北地区习用。该药性寒，味苦。具有清湿热，消肿排脓，化瘀解毒作用。十字花科一年生草本植物菥蓂（苏败酱）*Thlaspi arvense* L. 的带果全草，为华北及中南地区习用。该药性微温，味辛，能清肝明目，和中，解毒。

白花蛇舌草《广西中药志》

为茜草科一年生草本植物白花蛇舌草 *Oldenlandia diffusa*（Willd.）Roxb. 的全草。产于我国长江以南各省。夏秋季采收，洗净晒干，切段用。

【性味归经】 甘、淡，微寒。归肺、胃、大肠、膀胱经。

【功效】 清热解毒，利湿通淋。

【应用】

1. 用于恶疮肿毒，肠痈腹痛，咽喉肿痛，毒蛇咬伤。①恶疮肿毒，常与半枝莲、山慈菇等同用。②肠痈腹痛，多与红藤、败酱草等清热解毒药同用。③咽喉肿痛，配伍黄芩、玄参、板蓝根等解毒利咽喉药。④毒蛇咬伤，可外用捣敷患处，亦可与半枝莲、紫花地丁等药配伍应用。

2. 用于热淋涩痛，常与木通、滑石、瞿麦等利尿通淋药同用。

【用法用量】 煎服，15~60g。外用适量。

〔近 述〕

本品含齐墩果酸、β-谷甾醇、对位香豆酸、黄酮甙、白花蛇舌草素等。①具有抗肿瘤作用。②能增强肾上腺皮质功能，并有镇痛、镇静、催眠作用。③体外抗菌作用不明显，但体内通过增强网状细胞、白细胞的吞噬能力，而达到抗菌消炎的目的。④有抑制生精能力和保肝利胆的作用。

半枝莲《江苏植物志》

为唇形科多年生草本植物半枝莲 *Scutellaria barbata* D. Don 的全草。又名狭叶韩信草、并头草。主产于浙江、江苏、江西、广东、四川、福建等地。夏秋茎叶茂盛时采收，洗净晒干，切段用。

【性味归经】辛、苦，寒。归肺、肝、胃、肾经。

【功效】清热解毒，活血化瘀，利尿除湿。

【应用】

1. 用于恶疮肿毒、毒蛇咬伤，常配伍白花蛇舌草、山慈菇等清热解毒药。

2. 用于跌打损伤，瘀血肿痛，常与活血止痛的苏木、乳香、没药等同用。

3. 用于水肿、小便不利及湿热黄疸。前者，常与茯苓、泽泻、车前子等利水消肿药同用；后者，常与茵陈、栀子、金钱草等利湿退黄药同用。

【用法用量】煎服，15~30g。外用适量。

〔近述〕

本品含红花素、异红花素、高山黄芩素、高山黄芩苷、生物碱、酚类、甾体、鞣质等。①具有抗肿瘤作用。②有抗菌作用，对金黄色葡萄球菌、痢疾杆菌、伤寒杆菌、绿脓杆菌、大肠杆菌等均有抑制作用。③有利尿、祛痰、止咳、平喘作用。

重　楼《本经》

为百合科多年生草本植物云南重楼 *Paris polyphylla* Smith var. *yunnanensis*（Franch.）Hand. -Mazz. 或七叶一枝花 *Paris polyphylla* Smith var. *chinensis*（Franch.）Hara 的根茎。又名蚤休、七叶一枝花。主产于长江流域及南方各省。秋季采挖，除去须根，洗净晒干，切片用。

【性味归经】苦，微寒。有小毒。归肝经。

【功效】清热解毒，消肿止痛，息风止痉。

【应用】

1. 用于痈肿疔疮，毒蛇咬伤，可单作煎服，或研末醋调敷患处；亦可与金银花、黄连等清热解毒药同用，如夺命丹。本品为治疗痈肿疔毒，毒蛇咬伤的要药。

2. 用于小儿惊风抽搐，常与钩藤、蝉蜕等息风止痉药同用。

此外，还可用于外伤出血，瘀血肿痛，内服外用均可。

【用法用量】煎服，5~10g。外用适量。

〔近述〕

本品含甾体皂苷、薯蓣皂苷、氨基酸等。重楼对亚洲甲型流感病毒有较强的抑制作用，对痢疾杆菌、伤寒杆菌、副伤寒杆菌、肠炎杆菌、大肠杆菌、副大肠杆菌、绿脓杆菌、金黄色葡萄球菌、溶血性链球菌、脑膜炎双球菌有抑制作用。并有镇静、镇痛、镇咳和平喘作用。

白　蔹《本经》

为葡萄科多年生藤本植物白蔹 *Ampelopsis japonica*（Thunb.）Makino 的块根。以肥大、断面色白、粉性足者为佳。产于华北、华东及中南。春秋季采挖，洗净，斜切成片，晒干用。

【性味归经】苦、辛，微寒。归心、胃经。

【功效】清热解毒，敛疮生肌。

【应用】用于疮痈肿毒及水火烫伤。前者，可单用或配伍金银花、连翘、蒲公英等清热解毒药，也可与赤小豆同研为末，加鸡蛋清调敷。若疮疡溃后不敛者，可与白及、络石藤敛疮生肌药同用，如白蔹散。后者，可单用研末外搽，或与地榆同用，等分为末外敷。

【用法用量】煎服，3~10g。外用适量。

【使用注意】反乌头。

〔近 述〕

本品含黏液质、淀粉、酒石酸等。白蔹对同心性毛癣菌、奥杜盎氏小胞癣菌、腹股沟和红色表皮癣菌等皮肤真菌有不同程度的抑制作用。对金黄色葡萄球菌有抑制作用。

山慈菇《本草拾遗》

为兰科植物杜鹃兰 *Cremastra appendiculata*（D. Don）Makino、独蒜兰 *Pleione bulbocodioides*（Franch.）Rolfe 或云南独蒜兰 *Pleione yunnanensis* Rolfe 的假鳞茎。前者习称“毛慈菇”，后二者习称“冰球子”。以个大均匀、饱满坚实者为佳。主产于贵州、四川等省。夏季采挖，除去茎叶须根，洗净晒干用，或蒸透后晒干用。

【性味归经】甘、微辛，寒。有小毒。归肝、胃经。

【功效】清热解毒，消痈散结。

【应用】

1. 用于痈疽发背，疔疮恶肿，常与雄黄、朱砂、麝香等解毒疗疮药合用，如紫金锭，内服外用均可。

2. 用于瘰疬痰核，癥瘕痞块。近年来本品广泛地用于治疗多种肿瘤。如以本品配土鳖虫、穿山甲、蝼蛄制成复方用于治疗肝硬化，配蚤休、丹参、焦山栀、浙贝母、柴胡、夏枯草制成复方用于甲状腺瘤等，都取得了较好的效果。

【用法用量】煎服，3~6g。入丸散剂减半。外用适量。

〔近 述〕

1. 毛慈菇含黏液质、杜鹃素Ⅰ、杜鹃素Ⅱ及秋水仙碱。①有保护肝脏及抗炎、抗痛风、抗肿瘤作用。②有降压作用。③可抑制瘢痕组织增殖，抑制神经周围组织粘连及纤维化形成。

2. 百合科植物老鸦瓣 Tulipa edulis（Miq.）Bsk. 的鳞茎和百合科植物丽江山慈菇 Lphigenia iadica A. Gray. 的鳞茎亦作山慈菇用。此两种药材又称为光慈菇。因其含有秋水仙碱，是抗癌的有效物质，故近年广泛用治多种癌症。但毒性较强，治疗量与中毒量比较接近，有特改进。

漏 芦《本经》

为菊科多年生草本植物祁州漏芦 *Rhaponticum uniflorum*（L.）DC. 的根。主产于东北、华北、西北，以条粗、色灰褐、不裂者为佳。秋季采挖，除去须根，洗净晒干。用时切片。

【性味归经】苦，寒。归胃经。

【功效】清热解毒，通经下乳。

【应用】

1. 用于疮痈肿痛，尤多用于乳痈肿痛，常与蒲公英、连翘、王不留行等同用，以增强解毒散结之力。

2. 用于乳房胀痛，乳汁不下，常与王不留行、穿山甲、路路通等通乳药同用。

【用法用量】 煎服，3~12g。

〔近 述〕

本品含漏芦甾酮、蜕皮甾酮、土克甾醇。脂溶性部分分离得五个化合物：牛蒡子醛、牛蒡子醇-b、棕榈酸、β-谷甾醇、硬脂酸乙酯。本品具有显著的抗氧化作用，从而能在多方面改善动脉粥样硬化的病理指标，减轻病变。特别是漏芦能恢复前列腺素/血栓素 A_2 的平衡，是抑制动脉粥样硬化的重要因素。

千里光《本草拾遗》

为菊科多年生藤本植物千里光 *Senecio scandens* Buch. -Ham. ex D. Don 的全草。又名九里明。产于我国中部、南部和西南各地。秋季采收，洗净切段，晒干用或鲜用。

【性味归经】 苦，寒。归肺、肝、大肠经。

【功效】 清热解毒，清肝明目。

【应用】

1. 用于痈肿疮疡、咽喉肿痛、丹毒、肠痈等热毒证，单用内服或外用均可。在复方中，可根据不同的症候，适当配伍其他清热解毒药。

2. 用于热毒或湿热痢疾，单用或与白头翁、秦皮、马齿苋等同用，以增强清热解毒、燥湿止痢之功。

3. 用于肝火目赤肿痛，常与夏枯草、决明子、菊花等同用，共奏清肝明目的作用。

【用法用量】 煎服，15~30g。外用适量。

〔近 述〕

本品含黄酮化合物、有机酸、酚性物质、鞣质、毛莨黄素等。有广谱抗菌作用，对金黄色葡萄球菌、伤寒杆菌、甲型副伤寒杆菌、乙型副伤寒杆菌、痢疾杆菌、绿脓杆菌、大肠杆菌和钩端螺旋体均有较强的抑制作用。

第四节　清热凉血药

凡以清热凉血为主要功效，常用以治疗营血分热证的药物，称为清热凉血药。

本类药物多为甘苦咸寒之品，具有清解营分、血分热邪的作用。主要用于营分、血分实热证。如温热病热入营分，身热夜甚，心烦不寐，甚则神昏谵语；热入血分，迫血妄行致吐血衄血、尿血便血。亦可用于其他疾病引起的血热出血。

应用本类药物时，要根据病证不同而选配适宜的药物。如热入营血，伤阴耗液者，可选用既能清热凉血，又能滋养阴液的生地、玄参等药；气血两燔者，可配清热泻火药；血热证而火毒炽盛，可配伍清热解毒药。

生地黄《本经》

为玄参科多年生草本植物地黄 *Rehmannia glutinosa* Libosch. 的根。以块大、体重、断面乌黑者为佳。主产于河南、河北、内蒙古及东北等地。秋季采挖，鲜用或干燥切片用。

【处方用名】

1. 鲜地黄 又名鲜生地。收获后，去须根、芦头，沙藏或窑藏。用时洗净，切厚片或绞汁的地黄。偏于泻火解毒。

2. 生地黄 又名干地黄、生地。鲜地黄去沙土、杂质，用火焙干，用时润透，切厚片的地黄。长于养阴生津。

3. 生地炭 炒炭的生地黄。偏于凉血止血。

【性味归经】甘、苦，寒。归心、肝、肾经。

【功效】清热凉血，养阴生津。

【应用】

1. 用于热入营分。①热入营分，身热夜甚，口干舌绛，常配玄参、金银花等，以清营凉血解毒，如清营汤。②温病后期，低热不退，多与青蒿、鳖甲、知母等同用，以增强滋阴清热之力，如青蒿鳖甲汤。

2. 用于热入血分。①血热内盛，迫血妄行之吐血衄血，便血崩漏，常与生荷叶、生侧柏叶、生艾叶同用，以凉血止血，如四生丸。②热入血分，血热毒盛，斑疹紫黑，多与赤芍、丹皮、水牛角同用，以加强清热凉血之力，如清热地黄汤。

3. 用于热病伤阴。①烦渴多饮，常与麦冬、沙参、玉竹等同用，以养阴益胃，如益胃汤。②内热消渴，多与葛根、天花粉等养阴生津止渴药同用，如玉泉散。

4. 肠燥便秘，可与麦冬、玄参同用，以滋阴润燥，如增液汤。

【用法用量】煎服，10~30g。鲜品加倍。

〔近 述〕

本品含梓醇、地黄苷、水苏糖、精氨酸、甘露醇、维生素 A 等。①具有强心、利尿、升高血压、降低血糖等作用。②能促进血液凝固，缩短出血时间。③具有保护肝脏，防止肝糖元减少和抗辐射损伤作用。

玄 参《本经》

为玄参科多年生草本植物玄参 *Scrophularia ningpoensis* Hemsl. 的根。又名元参。以条粗壮、质坚实、断面乌黑者为佳。产于长江流域及陕西、福建等地。立冬前后采挖，反复堆晒至内部色黑，晒干切片用。

【性味归经】苦、甘、咸，寒。归肺、胃、肾经。

【功效】凉血养阴，清热解毒。

【应用】

1. 用于温邪入营，热陷心包。①热入营分，身热夜甚，常与生地、麦冬等同用，共奏清营解毒，透热养阴之功，如清营汤。②热陷心包，神昏谵语，多与连翘心、水牛角等同用，以增强清热解毒，清心开窍之力，如清宫汤。

肠燥便秘，可与生地、麦冬等养阴增液药同用，如增液汤。

3. 用于热毒证。①外感咽痛，常与牛蒡子、桔梗、薄荷等散风热，利咽喉药同用。②虚火咽痛，可与麦冬、甘草、桔梗等清热利咽药同用，如玄麦柑橘汤。③瘰疬痰核，常与牡蛎、贝母同用，共奏软坚散结之功，如消瘰丸。④脱疽，多与金银花、甘草、当归同用，以清热解毒活血，如四妙勇安汤。

【用法用量】煎服，10~15g。

【使用注意】反藜芦。

〔近述〕

本品含哈帕苷、玄参苷、生物碱、氨基酸、糖类、甾醇等。①具有扩张血管，降低血压作用，能促进局部血液循环，可用于血栓闭塞性脉管炎。②有轻微降血糖和强心作用。③对多种皮肤真菌有抑制作用。

牡丹皮《本经》

为毛茛科多年生落叶小灌木植物牡丹 *Paeonia suffruticosa* Andr. 的根皮。以条粗长、皮厚、香气浓者为佳。主产于安徽、山东等地。秋季采挖，切片晒干用。

【性味归经】苦、辛，微寒。归心、肝、肾经。

【功效】清热凉血，活血散瘀。

【应用】

1. 用于热入血分，吐衄发斑，常与生地、赤芍等同用，共奏清热凉血之功，如清热地黄汤。

2. 用于阴虚发热，多与鳖甲、生地、知母等同用，如青蒿鳖甲汤。

3. 用于血瘀经闭，痛经癥瘕，常与桃仁、赤芍、桂枝等同用，以增强通经活血化瘀之力，如桂枝茯苓丸。亦可用于跌打损伤，多与桃仁、乳香、没药等活血止痛药同用。

4. 用于疮痈及肠痈。前者，常与金银花、连翘、蒲公英等清热解毒药同用；后者，多与大黄、桃仁、冬瓜仁等同用，共奏泻热破瘀、消肿排脓之功，如大黄牡丹汤。

【用法用量】煎服，6~12g。

〔近述〕

本品含牡丹酚、牡丹酚苷、芍药苷、挥发油及植物甾醇等。①有镇静、镇痛、解热、降温、解痉作用。②有降压作用。③能使子宫内膜充血，有通经作用。④有抗溃疡及抑制胃酸分泌的作用。⑤有抗炎作用及抗菌作用，对痢疾杆菌、伤寒杆菌等多种致病菌及致病性皮肤真菌均有抑制作用。

赤　芍《本经》

为毛茛科多年生草本植物芍药 *Paeonia lactiflora* Pall. 或川赤芍 *Paeonia veitchii* Lynch 的根。以根粗壮、断面粉白色、粉性大者为佳。全国大部分地区均产。春秋两季采挖，切片晒干用。

【性味归经】苦，微寒。归肝经。

【功效】清热凉血，散瘀止痛。

【应用】

1. 用于热入血分，斑疹吐衄及血热吐衄，常与生地、丹皮等清热凉血药同用，如清热地黄汤。

2. 用于血瘀经闭、痛经及跌打损伤。前者，常与益母草、丹参、当归等同用，以增强活血祛瘀通经作用。后者，多与乳香、没药、姜黄等同用，以增强活血止痛之力。

3. 用于疮疽红肿疼痛及肝火肿痛。前者，常与金银花、连翘、紫花地丁等清热解毒药同用；后者，常与石决明、夏枯草、菊花等清肝明目药同用。

【用法用量】煎服，6~15g。

【使用注意】反藜芦。

〔近 述〕

本品含芍药苷、芍药内酯苷、赤芍精、苯甲酸、鞣质等。①能扩张冠状动脉，提高心肌耐缺氧能力。②具有抗血小板凝集，抗血栓形成和抗心肌缺血作用。③能改善微循环，降低门脉高压。④具有镇静、抗炎、镇痛、解热、抗惊厥、抗溃疡和降压作用。⑤具有抗菌作用，对痢疾杆菌、伤寒杆菌、绿脓杆菌、金黄色葡萄球菌等均有抑制作用。

紫 草《本经》

为紫草科多年生草本植物紫草 *Lithospermum erythrorhizon* Sieb. et Zucc.、新疆紫草 *Arnebia euchroma*（Royle）Johnst. 或内蒙紫草 *Arnebia guttata* Bge. 的根。以条粗大、色紫、皮厚者为佳。主产于辽宁、湖南、湖北、新疆等地。春秋两季采挖，切片晒干用。

【性味归经】甘，寒。归心、肝经。

【功效】凉血活血，解毒透疹。

【应用】

1. 用于热病发斑或麻疹不透。前者，常与赤芍、蝉蜕等同用，以增强解毒凉血之力，如紫草快斑汤；后者，多与牛蒡子、连翘等同用，以解毒透疹，如紫草消毒饮。

2. 用于痈疽疮疡，湿疹阴痒，水火烫伤。可单用或与白芷、当归、血竭等配伍，熬膏外敷，如生肌玉红膏。

【用法用量】煎服，3~10g。外用适量。

〔近 述〕

本品含紫草素、去氧紫草素、乙酰紫草素、异戊酰紫草素、脂肪酸等。①具有解热、抗炎作用。②对心脏小剂量兴奋，大剂量呈抑制作用。③具有抗菌作用，对金黄色葡萄球菌、大肠杆菌、痢疾杆菌等均有抑制作用。④对绒毛膜上皮癌及恶性葡萄胎有一定治疗作用。

水牛角《别录》

为牛科动物水牛 *Bubalus bubalis* Linnaeus 的角。我国南方各地均产。劈开，用热水浸泡，捞出，镑片，晒干用。

【性味归经】咸，寒。归心、肝、胃经。

【功效】清热，凉血，解毒。

【应用】

1. 用于热入营分，壮热不退，神昏谵语，常与生地、玄参、银花、连翘等同用，以增强清热解毒之力。

2. 用于热入血分，迫血妄行的吐血、衄血，多配生地、丹皮、赤芍同用，共奏清热凉血止血之功，如清热地黄汤。

【用法用量】6~15g，锉碎先煎；亦可锉末冲服。

〔近 述〕

本品含丙氨酸、精氨酸、天冬氨酸、胱氨酸等氨基酸、胆甾醇、肽类、角纤维及蛋白质等。①具有镇静、镇惊、抗炎、抗感染作用。②能加强心肌收缩力及降低毛细血管通透性，缩短出血时间。③能兴奋垂体肾上腺系统。

第五节　清退虚热药

凡以清虚热、退骨蒸为主要功效，常用以治疗阴虚内热证的药物，称为清退虚热药。

本类药物性多甘寒或苦寒，以清退虚热为主要功效。主要用于肝肾阴虚，虚火内扰所致的骨蒸潮热、手足心热、虚烦不寐，盗汗遗精、舌红少苔、脉细而数等虚热证，亦可用于温热病后期，邪热未尽，伤阴劫液，夜热早凉等。

应用本类药物时，常配伍清热凉血及清热养阴药，如生地黄、玄参、麦冬、鳖甲、龟板等，以标本兼顾。

青　蒿《本经》

为菊科一年生草本植物黄花蒿 *Artemisia annua* L. 的全草。以色绿、叶多、香气浓者为佳。全国各地均产。夏秋两季采收，切段。晒干用或鲜用绞汁。

【性味归经】 苦、辛，寒。归肝、胆经。

【功效】 清虚热，退骨蒸，解暑，截疟。

【应用】

1. 用于温邪伤阴，夜热早凉，常与鳖甲、知母、丹皮等滋阴退虚热药同用，如青蒿鳖甲汤。

2. 用于阴虚发热，劳热骨蒸，常与银柴胡、胡黄连、知母、鳖甲等同用，以增强清虚热之功，如清骨散。

3. 用于外感暑热，发热头痛，常与金银花、连翘、滑石、荷叶等清热解暑药同用。

4. 用于疟疾寒热。可单用大剂量鲜品捣汁服，或随证配伍黄芩、滑石、青黛等药，或用青蒿素片剂、注射剂治疗。

【用法用量】 煎服，3~10g，不宜久煎。

〔近 述〕

本品含青蒿素、挥发油、黄酮类、香豆素类及甾醇等。①具有杀灭疟原虫、血吸虫成虫作用。②具有解热、镇咳、祛痰、平喘、利胆作用。③具有降压及抑制皮肤真菌的作用。

地骨皮《本经》

为茄科落叶灌木植物枸杞 *Lycium chinensis* Mill. 或宁夏枸杞 *Lycium barbarum* L. 的根皮。以块大、肉厚、无木心者为佳。我国南北各地均产。初春或秋后采挖，剥取根皮，晒干。润透切段用。

【性味归经】 甘、淡，寒。归肺、肝、肾经。

【功效】 凉血退蒸，清泄肺热。

【应用】

1. 用于阴虚潮热，骨蒸盗汗，常与知母、鳖甲、银柴胡等同用，以滋阴清热，如地骨皮汤。

2. 用于肺热喘咳，常与桑白皮、甘草等同用，以清肺止咳，如泻白散。

3. 用于血热妄行的吐血、衄血等，多与白茅根、侧柏叶等凉血止血药同用。

此外，本品可与生地、天花粉等养阴生津药同用，治疗消渴。

【用法用量】煎服，6~15g。

〔近 述〕

本品含枸杞素 A、B、枸杞酰胺、甜菜碱、桂皮酸、多种酚性物质、β-谷甾醇、亚油酸等。①具有解热作用。②有降血压、降血糖及降低血清胆固醇作用。③有兴奋子宫作用。④有抗菌作用，对伤寒杆菌、副伤寒杆菌、痢疾杆菌有较强的抑制作用。

白 薇《本经》

为萝藦科多年生草本植物白薇 *Cynanchum atratum* Bge. 或蔓生白薇 *Cynanchum versicolor* Bge. 的根。以根粗长、色棕黄者为佳。我国南北各地均产。春秋采挖，晒干。用时洗润切段用。

【性味归经】苦、咸，寒。归胃、肝经。

【功效】清热凉血，利尿通淋，解毒疗疮。

【应用】

1. 用于邪热入营，阴虚发热，产后虚热。既能清实热，又能退虚热。①邪热入营，高热烦渴，常与生地、玄参等清热凉血药同用。②阴虚发热，骨蒸潮热，多与生地、知母、青蒿等滋阴清热药同用。③产后血虚发热，可与当归、人参、甘草等同用，共奏益气养血，滋阴清热之功，如白薇汤。

2. 用于热淋、血淋，常与木通、滑石、石韦等利尿通淋药同用。

3. 用于疮痈肿毒，咽喉肿痛以及毒蛇咬伤等，内服外敷均可。也可配伍其他清热解毒药。

【用法用量】煎服，3~10g。外用适量。

〔近 述〕

本品含挥发油、强心苷等，有加强心肌收缩及解热、利尿作用。

银柴胡《本草纲目拾遗》

为石竹科多年生草本植物银柴胡 *Stellaria dichotoma* L. Var. *lanceolata* Bge. 的根。以根长均匀，外皮淡黄色、断面黄白色者为佳。产于我国西北部及内蒙古等地。秋后采挖，切片晒干用。

【性味归经】甘，微寒。归肝、胃经。

【功效】清虚热，除疳热。

【应用】

1. 用于阴虚发热，盗汗，骨蒸潮热，常与青蒿、地骨皮、鳖甲等滋阴清热药同用，如清骨散。

2. 用于小儿疳积发热，常与党参、白术、鸡内金、使君子等同用，共奏消积杀虫，健脾疗疳之功。

【用法用量】煎服，3~10g。

〔近 述〕

本品含皂苷类物质。具有降低胆固醇及抑制癌细胞的作用。

胡黄连《新修本草》

为玄参科多年生草本植物胡黄连 *Picrorhiza scrophulariiflora* Pennell 的根茎。以条粗、体轻、质脆、味苦、重者为佳。主产于西藏、云南。秋季采挖，晒干切片用。

【性味归经】 苦，寒。归心、肝、胃、大肠经。

【功效】 清虚热，除疳热，清湿热。

【应用】

1. 用于阴虚骨蒸、潮热，常与银柴胡、地骨皮等同用，以增强滋阴清热之功，如清骨散。

2. 用于小儿疳积发热，常与肉豆蔻、神曲、使君子等同用，共奏健脾消食，清热驱虫之功，如肥儿丸。

3. 用于湿热泻痢或痔疮肿痛。前者常与清热燥湿止痢药黄芩、黄柏、白头翁等同用；后者多与清热凉血消肿药地榆、槐花等同用。

【用法用量】 煎服，3~10g。

〔近述〕

本品含胡黄连素、胡黄连苷、胡黄连醇、香荚兰酸、阿魏酸、桂皮酸等。具有利胆、抗菌作用。

第三章　泻下药

凡以通利大便，排除肠内积滞和体内积水为主要功效的药物，称为泻下药。

泻下药能通利大便，以清除肠道内的宿食、燥屎及有害物质，使其从大便排出；并能清热泻火，使体内热毒通过泻下而解除；又能逐水消肿，使水湿、停饮从二便排除。适用于肠胃积滞、大便秘结、实热内结及水肿停饮等里实证。

根据本类药物作用的特点及使用范围的不同，可分为攻下药、润下药和峻下逐水药三类。攻下药和峻下逐水药作用峻猛，尤以后者为甚，润下药作用较缓和。

应用本类药物时，要根据邪气的盛衰，体质的强弱，以及兼症的不同，加以选择及配伍，若邪盛正气不虚者，宜用攻下药或峻下药；年老体弱、胎前产后、月经期或血虚津少、肠燥便秘者，宜用润下药；里实兼表邪者，当先解表而后攻里，必要时可与解表药同用，表里双解，以免表邪内陷；腹满胀痛者，常与行气药同用；高热便秘者，常与清热药同用；邪盛正虚者，可与补虚药同用。

应用较强泻下药时要注意：①奏效即止，切勿过量，以免损伤胃气。②年老体弱者慎用。③月经期，孕妇慎用或忌用。

第一节　攻下药

本类药具有较强的泻下作用，性味多为苦寒，既能通便，又能泻火，主要适用于肠胃积滞、里热炽盛、大便秘结、腹满急痛之热积便秘。常配行气、清热药以加强泻下清热作用。若治冷积便秘者，须配温里药。

具有较强清热泻火作用的攻下药，又可用于热病高热神昏、谵语发狂、火热上炎所致的头痛、目赤、咽喉肿痛、牙龈肿痛以及火热炽盛所致的吐血、衄血、咯血等上部出血证。可清除实热，或导热下行，起到“釜底抽薪”的作用。

目前，中西医结合治疗多种急腹症，均以攻下药为主，适当配伍清热解毒、活血祛瘀、行气药，取得了良好的临床效果。

大　黄《本经》

为蓼科多年生草本植物掌叶大黄 *Rheum palmatum* L、唐古特大黄 *Rheum tanguticum* Maxim. ex balf 或药用大黄 *Rheum officnale* Baill 的根茎。以质坚实、断面具槟榔纹、气清香，味苦而微涩者佳。掌叶大黄和唐古特大黄主要产于青海、甘肃等地。药用大黄主产于四川。于晚秋茎叶枯萎或次年早春发芽前采挖。

【处方用名】

1. 大黄　又名将军，川军，中吉，西吉，锦纹。去杂质，洗净，润透，切厚片或块之大黄，泻下作用甚强。

2. 酒大黄　酒炙的大黄。偏于清上而活血。

3. 熟大黄　酒炖的大黄。增强活血去瘀之效。

4. 大黄炭　炒炭的大黄。偏于收敛止血。

【性味归经】苦，寒。归脾、胃、大肠、肝、心经。

【功效】泻下攻积，泻火解毒，活血祛瘀，利胆退黄。

【应用】

1. 用于胃肠积滞，大便秘结。为治疗积滞便秘的要药。①热结便秘，常与芒硝、厚朴、枳实配伍，以增强攻下作用，如大承气汤。②里实热结而气血虚者，可与人参、当归等益气养血药配伍，如黄龙汤。③热结伤阴者，可与生地、玄参、麦冬等养阴生津之药配伍，如增液承气汤。④冷积便秘，可与附子、干姜等温里祛寒药配伍，如温脾汤。⑤泻痢初起，泻而不畅，可与黄连、黄柏、木香等配用，以消除肠道积滞。

2. 用于火热亢盛。①迫血上溢之吐血、衄血、咯血。②火热上炎所致的咽痛、目赤、口疮、牙龈肿痛，均与黄连、黄芩配伍，以增强清热泻火之效，如泻心汤。

3. 用于热毒疮痈，烧烫伤。①肠痈，常与丹皮、桃仁等同用以增强活血消痈之效如大黄牡丹汤。②热毒疮疡，烫伤，配地榆粉用麻油调敷。

4. 用于瘀血证。①产后瘀阻腹痛、恶露不尽，常与桃仁、䗪虫等同用以增强活血化瘀之效，如下瘀血汤。②瘀血经闭，多与红花、当归同用，以增强活血调经之效。③跌打损伤，瘀血肿痛，可与川芎、苏木等同用，以增强散瘀止痛之效。本品有较好的活血祛瘀作用，是治疗瘀血证的常用药。

5. 用于湿热黄疸。常与茵陈、栀子同用以增强清泻湿热的作用，如茵陈蒿汤。

【用法用量】煎服，5~10g。入汤剂应后下，或用开水泡服，久煎则泻下力减弱。

【使用注意】孕妇、月经期、哺乳期应慎用或忌用。

〔近 述〕

本品主含蒽醌衍生物，大黄鞣质、脂肪酸、草酸钙、葡萄糖、果糖和大量淀粉。①大黄蒽醌苷有泻下作用，能增加肠蠕动，抑制肠内水分吸收，促进排便。②大黄有抗感染的作用，如对葡萄球菌和链球菌、白喉杆菌、伤寒和副伤寒杆菌、肺炎双球菌、痢疾杆菌、流感病毒等有抑制作用。③鞣质有健胃和利胆作用，但泻后又有便秘现象。④此外，还有止血、保肝、降压、降低血清胆固醇等作用。

芒　硝《别录》

为含硫酸钠的天然矿物经精制而成的结晶体。以无色、透明、呈结晶状者为佳。主产于河北、河南、山东、江西、江苏、安徽等碱土地区。秋冬之间扫取。将天然产品用热水溶解，过滤，放冷析出针状结晶，即芒硝。

【处方用名】

1. 芒硝　又名朴硝（块状结晶）、皮硝、牙硝（柱状结晶）、硝石。

2. 玄明粉　又名元明粉，芒硝风化而成的白色粉末。作用较缓。五官科多用。

【性味归经】咸、苦，寒。归胃、大肠经。

【功效】泻下，软坚，清热。

【应用】

1. 用于热结便秘。常与大黄相须为用，以增强泻下热结的作用，如大承气汤。

2. 用于咽痛、口疮、目赤及疮疡。本品多外用以清热消肿。如治咽痛、口疮，配硼砂、朱砂、冰片等，如冰硼散，同研末，吹敷患处；玄明粉化水，可用以滴眼、洗疮口；治乳痈可用芒硝外敷，以消肿块，亦可作回乳之用。

【用法用量】内服，10~15g，冲入药汁内或开水溶化后服。外用适量。

【使用注意】孕妇及哺乳期妇女忌用或慎用。

〔近述〕

本品主含硫酸钠，不易被肠壁吸收，口服后在肠内形成高渗盐溶液，使肠内保持大量水分，又可刺激肠壁，促进肠蠕动而致泻。

番泻叶《饮片新参》

为豆科草本状小灌木植物狭叶番泻 *Cassia angustifolia* Vahl 和尖叶番泻 *Cassia acutifolia* Delile 的叶，以叶片大、完整、色绿、梗少、无泥沙者佳。前者主产于印度、埃及和苏丹，后者主产于埃及，我国广东、广西及云南亦有栽培。通常于9月采收，晾干生用。

【性味归经】甘、苦，寒。归大肠经。

【功效】泻下导滞。

【应用】用于便秘。①热结便秘，腹满胀痛者，可与枳实、厚朴配伍，以增强泻下导滞作用。②习惯性便秘及老年便秘，多单味泡服，小剂量可起缓泻作用，大剂量则峻下。

【用法用量】温开水泡服，1.5~3g；煎服，5~9g，宜后下。

【使用注意】妇女哺乳期、月经期及孕妇忌用。剂量过大，有恶心、呕吐、腹痛等副作用。

〔近述〕

本品主含番泻苷、蒽醌类等成分。药理作用①番泻苷有较强的泻下作用。②蒽醌类对多种细菌及皮肤真菌有抑制作用。

芦　荟《药性论》

为百合科多年生常绿植物库拉索芦荟 *Aloe barbadensis* Miller 及好望角芦荟 *Aloe ferox* Miller 的叶汁经浓缩后的干燥物。以色墨绿、质脆、有光泽、气味浓者为佳。主产于非洲，我国广东、广西、福建等地亦有栽培。全年可采，割取植物的叶片，收集流出的液汁，置锅内熬成稠膏，倾入容器，冷却凝固后即得。

【性味归经】苦、寒。归肝、大肠经。

【功效】泻下，清肝，杀虫。

【应用】

1. 用于热结便秘。本品有较好的清热通便作用。若热结便秘而见烦躁失眠者，常与朱砂同用，如更衣丸。

2. 用于肝经实火。便秘溲赤、头晕头痛、烦躁易怒、惊痫抽搐等。常与龙胆草、栀子、等同用，如当归芦荟丸。

3. 用于小儿疳积。虫积腹痛。可与健脾、驱虫药配伍，如肥儿丸。

【用法用量】入丸散服，每次1~2g。外用适量。

【使用注意】脾胃虚弱、食少便溏及孕妇忌用。

〔近述〕

本品含芦荟大黄素苷、对香豆酸、少量α-葡萄糖、多种氨基酸等。并含微量挥发油。①芦荟蒽醌衍生物具有刺激性泻下作用，伴有显著腹痛和盆腔充血，严重时可引起肾炎。②其提取物有抑制肉瘤-180和艾氏腹水癌的生长，并对离体蟾蜍心脏有抑制作用。③水浸剂对多种皮肤真菌和人型结核杆菌有抑制作用。④饮用芦荟汁可以预防感冒及扁桃腺炎。⑤芦荟膏对皮肤粗糙、雀斑、痤疮都有疗效。

第二节　润下药

本类药物多为植物种子和种仁，富含油脂，能润滑大肠，使大便软化易于排出。适用于年老津枯、产后血虚、热病伤津及失血等所致的肠燥津枯便秘。用时须根据不同的病情，作适当配伍。若热盛津伤而便秘者，配清热养阴药；血虚者，配补血药；若兼气滞者，可与行气药同用。

具有润下作用的药物，除本节收载的以外，常用的还有瓜蒌仁、柏子仁、杏仁、桃仁、决明子、蜂蜜、当归、肉苁蓉、锁阳、（生）何首乌、黑芝麻、胡桃仁、紫苏子、桑椹等，均散见于其他章节。

火麻仁《本经》

为桑科一年生草本植物大麻 *Cannabis sativa* L. 的成熟种子。又名大麻仁，麻子仁。以颗粒饱满，种仁色乳白者为佳。全国各地均有栽培。秋季果实成熟时采收。晒干。打碎用。

【性味归经】 甘，平。归脾、大肠经。

【功效】 润肠通便。

【应用】 用于肠燥便秘。本品兼有滋养补虚的作用。①老人、产妇及体弱津血不足的肠燥便秘，常与当归、熟地等养血润燥药同用，如益血润肠丸。②热邪伤阴或素体火旺的大便秘结等，常与大黄、厚朴等配伍，以加强通便作用，如麻子仁丸。

【用法用量】 煎服，10~15g。

〔近述〕

本品主含脂肪油。有降压和滑润性缓泻作用。

郁李仁《本经》

为蔷薇科落叶灌木欧李 *Prunus humilis* Bge.、郁李 *Prunus japonica* Thunb. 的成熟种子。以颗粒饱满、完整、浅黄白色、不泛油者为佳。全国各地均有分布，主产于河北、辽宁、内蒙古等地。秋季果实成熟时采摘。除去果肉，去壳取仁，晒干，捣碎用。

【姓味归经】 辛、苦、甘，平。归大肠、小肠经。

【功效】 润肠通便，利水消肿。

【应用】

1. 用于肠燥便秘。常与柏子仁、杏仁、火麻仁等同用，如五仁丸。
2. 用于水肿胀满及脚气浮肿。可与桑白皮、赤小豆等利水消肿药同用。

【用法用量】 煎服，6~12g。

【使用注意】 孕妇慎用。

〔近 述〕

本品主含苦杏仁苷、脂肪油、挥发性有机酸、粗蛋白质、皂苷、植物甾醇等。有润滑性缓泻和降压作用。

第三节 峻下逐水药

本类药物泻下作用峻猛，用后能引起剧烈腹泻，有的兼能利尿。使体内潴留的水液从二便排除。适用于水肿、胸腹积水，及痰饮喘满等。

本类药物有毒而力峻，易损伤正气，体虚者慎用，孕妇禁用。而水肿、腹水等症，病程较长，大多邪实而正虚，所以在使用时要注意维护正气，采用先攻后补、先补后攻、或攻补兼施的方法，中病即止，不宜久服。并注意炮制、剂量、用法及禁忌的掌握，以确保用药安全有效。

甘 遂《本经》

为大戟科多年生草本植物甘遂 *Euphorbia kansui* T. N. Liou ex T. P. Wang 的块根。以个大、红褐色、质坚实无须根者为佳。主产于陕西、山西、河南等地。秋末或春初采挖。撞去外皮，晒干。切片醋制用。

【性味归经】苦，寒。有毒。归肺、肾、大肠经。

【功效】泻水逐饮，消肿散结。

【应用】

1. 用于胸腹积水。常与大戟、芫花、大枣同用，如十枣汤。
2. 风痰癫痫。常配朱砂等同用，如遂心丹。
3. 用于疮痈肿毒。研末水调外敷。

【用法用量】入丸散服，每次 0.5~1g。外用适量，生用。内服醋制以减低毒性。

【使用注意】虚弱者及孕妇忌用。反甘草。

〔近 述〕

本品含四环三萜类化合物 α-和 γ-大戟醇、大戟二烯醇；此外，尚含棕榈酸、柠檬酸、鞣质、树脂等。①其醇膏有显著的泻下作用。②毒副作用大，可引起呼吸困难、血压下降等。③醋制后其泻下作用和毒性均有减轻。

大 戟《本经》

为大戟科多年生草本植物大戟 *Euphorbia pekinensis* Rupr. 或茜草科多年生草本植物红大戟 *Knoxia valerianoides* Thorel et Pitard 的根。以个大、红褐色、质坚实无须根者为佳。前者称京大戟，主产于江苏、四川、江西等地。后者称红大戟，主产于广西、广东、云南、贵州等地。秋末或初春采挖。除去残茎及须根，晒干或烘干用或醋制用。

【性味归经】苦、寒。有毒。归肺、肾、大肠经。

【功效】泻水逐饮，消肿散结。

【应用】

1. 用于胸腹积水。以泻脏腑之水见长。常与甘遂、芫花等逐水药同用，如十枣汤、舟车丸。

2. 用于痈肿疮毒及瘰疬痰核。可与雄黄、山慈菇等解毒消肿药同用，内服外敷均可，如紫金锭。

【用法用量】 煎服，1.5~3g；入丸散服，每次1g。外用适量，生用。内服醋制以减低毒性。

【使用注意】 虚弱者及孕妇忌用。反甘草。

〔近 述〕

本品主含大戟苷、生物碱、树胶、树脂等。①京大戟和红大戟均有泻下作用，京大戟的毒性和泻下作用均比红大戟强。②红大戟对金黄色葡萄球菌、绿脓杆菌、痢疾杆菌、肺炎双球菌和溶血性链球菌均有抑制作用。③本品与甘草配伍，毒性增加。

芫　花《本经》

为瑞香科落叶灌木植物芫花 *Daphne genkwa* Sieb. et Zucc. 的花蕾。又名老鼠花、头痛花、药鱼草。以花蕾多而整齐，淡紫色，无杂质者佳。主产于安徽、江苏、浙江、四川、山东等地。春季花未开放前采摘。晒干或烘干。生用或醋制用。

【性味归经】 辛、苦，温。有毒。归肺、肾、大肠经。

【功效】 泻水逐饮，杀虫疗疮。

【应用】

1. 用于胸腹积水。以泻胸胁水饮见长。常与甘遂、大戟配伍，如十枣汤。

2. 用于头疮、白秃、顽癣。单用或与雄黄共研细末，猪脂调膏外涂。

【用法用量】 煎服，1.5~3g；入散剂服，每次0.6g。外用适量。内服醋制以降低毒性。

【使用注意】 虚弱者及孕妇忌用。反甘草。

〔近 述〕

本品含芫花素、羟基芫花素、芹菜素、谷甾醇、苯甲酸等。①能刺激肠黏膜，引起剧烈腹泻及腹痛。②有利尿作用，但剂量过大，反能抑制泌尿。③芫花和甘草合用，毒性有增强倾向。④有镇静、镇咳、祛痰作用。⑤溶血性链球菌、流感杆菌有抑制作用。

商　陆《本经》

为商陆科多年生草本植物商陆 *Phytolacca acinosa* Roxb. 或垂序商陆 *Phytolacca americana* L. 的根。又名花商陆、白商陆。以片大、色白、有粉性者佳。我国大部分地区均产。秋季或初春采挖，晒干或阴干。切片生用或醋制用。

【性味归经】 苦，寒。有毒。归肺、肾、大肠经。

【功效】 泻下利水，消肿散结。

【应用】

1. 用于水肿胀满，大便秘结，小便不利。可单用或与茯苓、赤小豆、泽泻等同用，如疏凿饮子。

2. 用于疮痈肿毒。以鲜品加食盐，捣烂外敷。

【用法用量】 煎服，3~10g，外用适量。

【使用注意】 孕妇忌用。

〔近述〕

本品含商陆碱、三萜皂苷、加利果酸、甾族化合物、生物碱和大量硝酸钾。①有明显的祛痰镇咳作用。②有利尿作用。③对痢疾杆菌、肺炎双球菌、流感杆菌有抑制作用。

巴豆《本经》

为大戟科乔木植物巴豆 *Croton tiglium* L. 的成熟种子。以种子饱满，种仁色黄白者为佳。主产于四川、广西、云南、贵州等地。秋季采摘，晒干、破开果壳，取出种子。

【处方用名】

1. 巴豆　有大毒。生用仅外用蚀疮。
2. 巴豆霜　去油制霜的巴豆。降低毒性，缓和其泻下作用。

【性味归经】辛，热。有大毒。归胃、大肠、肺经。

【功效】泻下冷积，逐水退肿，祛痰利咽，蚀疮。

【应用】

1. 用于寒积便秘。可单用巴豆霜装入胶囊服，或配大黄、干姜同用，如三物备急丸。
2. 用于腹水臌胀。如《补缺肘后方》用巴豆、杏仁炙黄为丸服。
3. 用于喉痹。痰壅咽喉，气急喘促，窒息欲死，可单用巴豆霜少量灌服，促使痰涎吐出而通闭塞。
4. 小儿痰食积滞、疳积，可用本品去痰、消积，常与胆南星、神曲等同用，如保赤散。
5. 用于疮疡脓成未溃者。以本品与乳香、没药、木鳖子等制成膏，外贴患处，能促使疮疡溃破，排出脓液，如咬头膏。

【用法用量】入丸散服，每次 0.1~0.3g。内服制霜或炒焦黑，外用生品。

【使用注意】孕妇及体弱者忌用。畏牵牛。

〔近述〕

本品主含巴豆油，其中含巴豆油酸和甘油酯。并含有巴豆毒素、巴豆苷等。①巴豆油对皮肤有强烈刺激作用。②口服半滴至1滴，即能产生口腔及胃黏膜的烧灼感及呕吐，短时期内可有多次大量水泻，伴有剧烈腹痛和里急后重。③对金黄色葡萄球菌、白喉杆菌、流感杆菌、绿脓杆菌均有抑制作用。④含有致癌活性物质。

牵牛子《别录》

为旋花科一年生攀援草本植物裂叶牵牛 *Pharbitis nil*（L.）Choisy 或圆叶牵牛 *Pharbitis purpurea*（L.）Voigt 的成熟种子。又名二丑，（色黑者为黑丑，色白者为白丑）。以颗粒饱满者为佳。全国大部分地区均产。秋季采收，晒干。生用或炒用。

【性味归经】苦，寒。有毒。归肺、肾、大肠经。

【功效】泻下，逐水，去积，杀虫。

【应用】

1. 用于水肿便秘。本品善通利二便，与生姜、大枣煎汤同用，可利水消肿；若炒焦研末加糖蒸为糕饼，可消积导滞。
2. 用于痰饮喘咳。本品能泻肺气，逐痰饮。常与葶苈子、杏仁、橘皮等同用，如牵牛子散。

3. 用于肠胃实热积滞，大便秘结。常与大黄同用，以增强泻下作用，如山楂化滞丸。

4. 用于虫积腹痛。常与槟榔同用，如牛榔丸。

【用法用量】煎服，3~9g。入丸散服，每次1.5~3g。炒后药性减缓。

【使用注意】孕妇忌用。畏巴豆。

〔近 述〕

本品含牵牛子苷、牵牛子酸甲、生物碱麦角醇、没食子酸、裸麦角碱、喷尼棒麦角碱等。①有较强的泻下作用。②有一定的祛虫作用。③大剂量服用可引起呕吐、腹痛、腹泻、血尿，严重者可损及神经系统，发生语言障碍、昏迷等。

第四章　祛风湿药

凡以祛除风寒湿邪，解除痹痛为主要功效的药物，称为祛风湿药。

本类药物主要具有祛风散寒除湿的功效。适用于风湿痹痛、筋脉拘挛、麻木不仁、半身不遂、腰膝酸痛、下肢痿弱等证。此外，部分药物分别具有舒筋活络、止痛、强筋骨等作用。

根据祛风湿药的药性、功效特点分为祛风湿散寒药、祛风湿清热药、祛风湿强筋骨药三类。

应用本类药物时，可根据痹证的类型、病程新久，或邪犯部位的不同，作适当的选择和相应的配伍。如风邪偏盛的行痹或病邪在表、在上者宜选能祛风解表的祛风湿药，佐以活血养血之品；湿邪偏重的着痹，宜选温燥的祛风湿药，佐以燥湿、利湿健脾药；寒邪偏重的痛痹，宜选散寒止痛的祛风湿药，佐以通阳温经活血之品；郁久化热、关节红肿的热痹，选寒凉性的祛风湿药，佐以凉血清热药；肝肾亏损、腰膝酸软无力者，当选用强筋骨的祛风湿药，配补肝肾之品。

痹证多属慢性疾病，为服用方便，可作酒剂或丸、散剂常服。酒剂还能增强祛风湿的功效。

本类药物药性多燥，易耗伤阴血，故阴虚血亏者应慎用。

第一节　祛风湿散寒药

本节药物多辛苦温，入肝脾肾经。辛以祛风，苦以燥湿，温以胜寒。具有祛风湿、散寒止痛、舒筋通络等作用，主要用于痛痹。若配伍清热药同用，亦可用于热痹。

独　活《本经》

为伞形科多年生草本植物重齿毛当归 *Angelica pubescens* Maxim. f. *biserrata* Shan et Yuan 的根。又名大活。以条粗壮、油润、香气浓者为佳。主产于四川、湖北、安徽等地。秋末或春初采挖。晒干。切片用。

【性味归经】 辛、苦，微温。归肝、膀胱经。

【功效】 祛风湿，解表。

【应用】

1. 用于风寒湿痹。其性善下行，尤以下半身的肌肉、关节疼痛最为适宜。①行痹，常与附子、乌头、防风等同用，如独活酒。②肝肾不足、腰膝酸痛等，配伍桑寄生、杜仲、地黄等，如独活寄生汤。③风寒湿痹，常配羌活、防风、当归等同用。

2. 用于外感风寒挟湿之表证。多与羌活、防风、荆芥等配用，以增强发汗解表、散风祛湿之功，如荆防败毒散。

【用法用量】煎服，5~10g。

〔近述〕

本品含挥发油、当归醇、当归素、佛手柑内酯等。①有消炎、镇痛、镇静及催眠作用。②有降低血压作用。③有兴奋呼吸中枢的作用。

威灵仙《新修本草》

为毛茛科攀援性灌木植物威灵仙 *Clematis chinensis* Osbeck、棉团铁线莲 *Clematis hexapetatla* Pall. 或东北铁线莲 *Clematis manshurica* Rupr. 的根及根茎。以根长、色黑、无地上残基者为佳。前一种主产于江苏、安徽、浙江等地，应用较广。后两种部分地区应用。秋季采挖，除去泥沙，晒干用。

【性味归经】辛、咸，温。归膀胱经。

【功效】祛风湿，治骨鲠。

【应用】

1. 用于风湿痹痛。①风湿痹痛，麻木不仁，可单用威灵仙，为末，温酒调服。②风湿腰痛，配伍肉桂、当归等，如神应丸。

2. 用于诸骨鲠咽。单用本品煎汤，缓缓咽下，或配伍醋、砂糖服。

【用法用量】煎服，5~15g。治骨鲠可用30~50g。

〔近述〕

本品含白头翁素和白头翁醇、皂苷等。①有镇痛、抗利尿作用。②对鱼骨刺有软化作用并能促使骨刺脱落。③有抗菌作用。

川　乌《本经》

为毛茛科多年生草本植物乌头 *Aconitum carmichaeli* Debx. 的块根。以饱满、质坚实，断面色白有粉性者为佳。主产于四川、云南、陕西、湖南等地。夏、秋季采挖，晒干。生用或制后用。

【性味归经】辛、苦，温，有大毒。归心、脾、肝、肾经。

【功效】祛风湿，散寒止痛。

【应用】

1. 用于风寒湿痹。①治寒湿头痛、身痛、历节疼痛等，常与麻黄、白芍、黄芪等同用，如乌头汤。②中风手足不仁、筋脉挛痛，常与乳香、没药、地龙等同用，如小活络丹。

2. 用于诸寒疼痛。①寒疝腹痛、手足厥冷，单用本品浓煎加蜜服，如大乌头煎。②阴寒内盛的心腹冷痛。如乌头赤石脂丸。

3. 外伤瘀痛，常与乳香、没药、三七等同用。

另外手术麻醉用药，多与蟾酥、生南星、生半夏等同用，如外敷麻药方。

【用法用量】煎服，3~9g；若作散剂或酒剂1~2g。入汤剂应先煎。外用适量。

【使用注意】孕妇忌用。反半夏、瓜蒌、贝母、白及、白蔹。不宜久服，生品只供外用。

〔近述〕

本品含多种生物碱，主要是乌头碱、异乌头碱、次乌头碱等。①有镇痛、镇静、局部麻痹等作用。②有消炎作用。③能增加冠状动脉血流量，使心跳减慢，心律不齐，甚至心室颤动。

〔附药〕 草乌

为毛茛科多年生野生植物北乌头 *Aconitum kusnezoffii* Reichb. 的块根。性味辛、苦，热。有大毒。归心、肝、肾、脾经。能祛风湿，温经止痛，用于风寒湿痹，诸寒瘀痛，有麻醉止痛的作用。用法用量及使用注意同川乌。

蕲 蛇《雷公炮炙论》

为蝮蛇科动物五步蛇 *Agkistrodon acutus*（Guenther）除去内脏的干燥全体。又名大白花蛇。以头尾齐全、条大、花纹明显、内壁洁净者为佳。主产于湖北、江西、浙江等地。夏、秋季捕捉，剖开内脏，干燥，以黄酒润透去皮骨，切段用。

【性味归经】甘、咸，温。有毒。归肝经。

【功效】祛风通络，定惊止痉。

【应用】

1. 用于风湿顽痹，肢体麻木，筋脉拘挛及中风口眼㖞斜、半身不遂等。常与防风、独活、天麻等配伍，以增强祛风、通经活络之功，如白花蛇酒。

2. 用于麻风病、皮肤瘙痒等。多与乌梢蛇、雄黄、生大黄等同用，以增强祛风止痒的功效，如驱风散。

3. 用于小儿急慢惊风、破伤风。常与乌梢蛇、蜈蚣同研末，煎酒调服，如定命散。

【用法用量】煎服，5~10g；研末服，每次1~1.5g。

〔近述〕

本品含蛋白质、脂肪、皂苷。①有镇静、镇痛作用，②能扩张血管而降血压。

〔附药〕 金钱白花蛇 乌梢蛇 蛇蜕

1. 金钱白花蛇 系眼镜蛇科银环蛇 *Bungarus multicinctus* Blyth 的幼蛇。性能与蕲蛇相似而力较强，但用量稍轻。多研末服，每次0.5g。亦可浸酒服。

2. 乌梢蛇 为游蛇科动物乌梢蛇 *Zaocys dhumnades*（cantor）除去内脏的全体。性能与蕲蛇相似而力较弱。煎服5~10g，散剂，每次2~3g。

3. 蛇蜕 为多种蛇蜕下的干燥表皮膜。性味甘、咸，平。功能祛风、定惊、止痒、退翳。用于小儿惊风、皮肤瘙痒、目翳等。煎服2~3g，研末服，每次0.3~0.6g。

雷公藤《中国药植志》

为卫矛科植物雷公藤 *Tripterygium wilfordii* Hook. f. 的根。以质坚硬，难折断，气味苦者佳。主产于浙江、江苏、安徽、福建等地。秋季采挖。晒干，切段用。

【性味归经】苦，寒。有大毒。归心、肝经。

【功效】祛风止痛，杀虫解毒。

【应用】

1. 用于风湿痹痛。长于治类风湿性关节炎、风湿性关节炎及坐骨神经痛等，可单用雷公藤，内服或外敷均可，亦可入复方中用。能改善功能，减轻疼痛。

2. 用于疔疮肿毒，腰带疮，皮肤瘙痒等。①治热毒痈肿疔疮，配蟾酥，相须为用。②治腰带疮，常与乌药研末调搽患处。③皮肤瘙痒，以雷公藤叶捣烂擦患处。

【用法用量】本品大毒，内服宜慎。3~6g外用适量，捣烂或研末外敷，不可超过半小时，否则起泡。

【使用注意】孕妇、体虚弱者忌用。

〔近 述〕

本品含雷公藤碱、雷公藤定碱、雷公藤杨碱、雷公藤晋碱、雷公藤春碱和雷公藤增碱等生物碱及二萜、三萜类物质，雷公藤多苷等。①有抗肿瘤作用。②有抗炎作用。③有解除血液聚集性、降低血液黏滞性及凝固性、抗凝、改善微循环及降低外周阻力等作用。

木　瓜《别录》

为蔷薇科落叶灌木贴梗海棠 *Chaenomeles speciosa*（Sweet）Nakai 的成熟果实。以外皮抽皱、肉厚、内外紫红色、质坚实、味酸者为佳。主产于安徽、四川、湖北等地。产于安徽宣城者称为“宣木瓜”，质量较好。秋季采收成熟的果实。晒干。切片用。

【性味归经】酸，温。归肝、脾经。

【功效】舒筋活络，化湿和胃。

【应用】

1. 用于风湿痹痛，筋脉拘挛，脚气肿痛。本品为治久风顽痹、筋脉拘挛之要药。①治筋急项强，不可转侧，配伍乳香、没药、生地等，如木瓜煎。②脚气肿痛，配防己、白术、茯苓等。

2. 用于吐泻转筋。常与吴茱萸、半夏、黄连等同用，如蚕矢汤。

【用法用量】煎服，10~15g。

【使用注意】胃酸过多者不宜用。

〔近 述〕

本品含皂苷、黄酮类、维生素 C、苹果酸、酒石酸、枸橼酸、过氧化氢酶、鞣质等。①对关节炎有消肿作用。②有缓解胃肠平滑肌痉挛和四肢肌肉痉挛的作用。

蚕　沙《别录》

为蚕蛾科昆虫家蚕 *Bombyx mori* Linnaeus 的粪便。育蚕地区皆产，以江苏、浙江产量最多。6~8 月收集，以二眠到三眠时的粪便为主，晒干，除去杂质，生用。

【性味归经】甘、辛，温。归肝、脾、胃经。

【功效】祛风湿，化湿和胃。

【应用】

1. 用于风湿痹痛。①风寒湿痹，半身不遂，以蚕沙二袋，蒸热，熨患处；腰膝冷痛者，单用煎汤，兑热黄酒服，效更佳。②治热痹，关节红肿热痛，可与防己、薏苡仁、秦艽等同用，如宣痹汤。

2. 用于吐泻转筋。常与木瓜、吴茱萸等配伍，如蚕矢汤。

【用法用量】煎服，5~15g；宜布包入煎。

〔近 述〕

本品含大量维生素 A、B、C 及蛋白质、叶绿素等。

伸筋草《本草拾遗》

为石松科多年生常绿草本蕨类植物石松 *Lycopodium japonicum* Thunb. 的全草。以茎长、黄绿色为佳。产于东北、华北、华中、西南各省。四季均可采收，晒干，切段用。

【性味归经】 苦、辛，温。归肝经。

【功效】 祛风湿，舒筋活络。

【应用】 用于风湿痹痛、筋脉拘急等。①治风湿痹痛，可浸酒饮，或与桑枝、威灵仙、五加皮等同用。②小腿转筋，配木瓜、白芍等。③跌打损伤，多与乳香、没药等配伍。

【用法用量】 煎服，10~25g。

〔近 述〕

本品含脂肪油、甾醇、挥发油、石松碱、石松宁碱、石松毒碱等。①对痢疾杆菌有抑制作用。②有解热作用。

寻骨风《植物名实图考》

为马兜铃科多年生攀援草本植物绵毛马兜铃 *Aristolochia mollissima* Hance 的根或全草。主产于河南、江苏、江西等地。夏、秋季采收，晒干，切段用。

【性味归经】 辛、苦，平。归肝经。

【功效】 祛风湿，通络止痛。

【应用】 用于风湿痹痛，肢体麻木、筋脉拘挛和跌打损伤疼痛等。可单用煎服、浸酒或制成膏服用。亦可配伍祛风湿药物应用。

【用法用量】 煎服，10~15g。

〔近 述〕

本品含生物碱、挥发油及内酯等。对风湿性、类风湿性关节炎有较好的止痛、消肿、改善关节功能的作用。

松 节《别录》

为松科常绿大乔木油松 *Pinus tabulaeformis* Carr.、马尾松 *P. massoniana* Lamb. 枝干的结节。以色红棕、油性足者为佳。全国大部分地区均产。全年可采。晒干，生用。

【性味归经】 苦，温，入肝、肾经。

【功效】 祛风湿，活络止痛。

【应用】 用于风湿痹痛，跌打损伤。①治风湿痹痛，尤善祛筋骨间风寒湿邪。可与牛膝、附子、川芎等配用。②跌打损伤疼痛，多与乳香、没药、桃仁、红花等同用。

【用法用量】 煎服，10~15g。

〔近 述〕

本品含挥发油。

海风藤《本草再新》

为胡椒科常绿攀援藤本植物风藤 *Piper kadsura*（Choisy）Ohwi 的藤茎。以香气浓者为佳。主产于广东、福建、台湾等地。夏、秋季采收。晒干用。

【性味归经】辛、苦，微温。归肝经。

【功效】祛风湿，通经络。

【应用】用于风湿痹痛，筋脉拘挛及跌打损伤疼痛。常与独活、威灵仙、当归等同用。

【用法用量】煎服，5~10g。

〔近述〕

本品含细叶青蒌藤素、β-谷甾醇、挥发油、黄酮类等。能增加冠状动脉血流量，提高心肌对缺氧的耐受力。

老鹳草《滇南本草》

为牻牛儿苗科一年生草本植物牻牛儿苗 *Erodium stephanianum* Willd. 或老鹳草 *Geranium wilfordii* Maxim. 的地上部分。全国大部分地区均产。夏、秋季采收。晒干。切段用。

【性味归经】辛、苦，平。归肝、大肠经。

【功效】祛风湿，止泻痢。

【应用】

1. 用于风湿痹痛。常单用煎服或熬膏服。亦可配当归、鸡血藤、桂枝等同用，以增强祛风湿，舒筋活络之效。

2. 用于湿热泻痢。配伍黄连、马齿苋等。

【用法用量】煎服，5~15g。

〔近述〕

本品含挥发油、槲皮素、鞣质等。①对金黄色葡萄球菌、乙型链球菌、肺炎球菌、卡他球菌、福氏痢疾杆菌及流感病毒均有抑制作用。②有止泻作用。

路路通《纲目拾遗》

为金缕梅科落叶乔木枫香树 *Liquidambar formosana* Hance 的成熟果序。全国大部分地区均产。秋、冬季采集。晒干。生用。

【性味归经】辛、苦，平。归肝、胃、膀胱经。

【功效】祛风通络，利水，下乳。

【应用】

1. 用于风湿痹痛，四肢拘挛、跌打损伤等。①风湿痹痛，多与伸筋草、络石藤、秦艽等配用。②跌打损伤，配伍乳香、没药等。

2. 用于水肿、小便不利。配伍猪苓、泽泻、白术等。

3. 用于乳汁不通，乳房胀痛等证。常与王不留行、穿山甲等同用，以增强通经下乳之效。

此外，还有祛风止痒之功，用于风疹瘙痒，可与地肤子、刺蒺藜、苦参等配伍，内服或外洗。

【用法用量】煎服，5~10g。外用适量。

第二节　祛风湿清热药

本节药物多辛苦寒，入肝脾肾经，故多具有祛风湿，通络止痛，清热消肿等作用。宜用于风湿热痹，关节红肿热痛诸症。若配伍温经散寒药，亦可用于风寒湿痹。

秦 艽《本经》

为龙胆科多年生草本植物秦艽 *Gentiana macrophylla* Pall.、麻花秦艽 *Gentiana straminea* Maxim.、粗茎秦艽 *Gentiana erassicaulis* Duthie ex Burk. 或小秦艽 *Gentiana dahurica* Fisch. 的根。以坚实、色棕黄、气味浓厚者为佳。主产于陕西、甘肃、内蒙古、四川等地。春、秋采挖，晒干。切片用。

【性味归经】 苦、辛，微寒。归胃、肝、胆经。

【功效】 祛风湿，退虚热，清湿热。

【应用】

1. 用于风湿痹痛，筋脉拘挛及手足不遂等。风湿痹痛无论新久，或偏寒偏热，均可配伍应用，但性寒清热，以热痹更宜。偏热者配防己、忍冬藤等；偏寒者，配羌活、独活、桂枝等。

2. 用于骨蒸潮热。配伍青蒿、鳖甲、知母等，以增强退虚热、除骨蒸之效，如秦艽鳖甲散。

3. 用于湿热黄疸。常与茵陈蒿、栀子等配用。

【用法用量】 煎服，5~15g。大剂量可用至30g。

〔近 述〕

本品主含生物碱，另含挥发油及糖类。①可使关节炎的症状减轻，消肿加快。②有镇静、镇痛、解热、升高血糖、抗菌、利尿等作用。

防 己《本经》

为防己科多年生木质藤本植物粉防己（汉防己）*Stephania tetrandra* S. Moore 或马兜铃科多年生缠绕草本植物广防己（木防己）*Aristolochia fangchi* Y. C. Wu ex L. D. Chou et S. M. Hwang 的根。以质坚实、粉性足、去净外皮者为佳。粉防己主产于浙江、安徽、江西、湖北等地。广防己主产于广东、广西等地。秋季采挖。晒干。切片用。

【处方用名】

1. 木防己　偏于祛风止痛。

2. 汉防己　偏于利水退肿。

【性味归经】 苦、辛，寒。归膀胱、肾、脾经。

【功效】 祛风湿，利水消肿。

【应用】

1. 用于痹证。①热痹，配苡仁、滑石等，如宣痹汤。②寒痹，配肉桂、附子等，如防己汤。

2. 用于水肿、腹水、脚气浮肿。常与黄芪、白术配伍，如防己黄芪汤；

【用法用量】 煎服，5~10g。

【使用注意】 本品苦寒较甚，易伤胃气，体弱阴虚、胃纳不佳者慎用。

〔近 述〕

本品含汉防己甲素及汉防己乙素、丙素，黄酮苷、挥发油等；①有镇痛、解热、消炎、抗过敏性休克及利尿、降压、松弛肌肉等多种作用。②有抗阿米巴原虫作用。

桑　枝《本草图经》

为桑科落叶乔木植物桑 *Morus alba* L. 的嫩枝。以枝细质嫩、断面色黄白者为佳。全国均产。春末夏初采收，切片用。

【性味归经】苦，平。归肝经。

【功效】祛风通络。

【应用】用于风湿痹痛、四肢酸痛、麻木拘挛，尤宜于上肢痹痛。配伍其他祛风湿药。此外，本品尚能利水，治疗水肿。

【用法用量】煎服，10~30g。

〔近 述〕

本品含桑素、桑色素、桑色烯、蔗糖、葡萄糖等。有降压作用。

豨莶草《新修本草》

为菊科一年生草本植物豨莶 *Siegesbeckia orientalis* L. 腺梗豨莶 *S. pubescens* Makino 或毛梗豨莶 *S. glabrescens* Makino 的地上部分。以叶多、枝嫩、色深绿者为佳。全国大部分地区均产。夏、秋季花期采收。切段用。

【性味归经】苦，寒。归肝、肾经。

【功效】祛风湿，清热解毒。

【应用】

1. 用于风湿痹痛，骨节疼痛，四肢麻木、脚弱无力等。尤宜热痹。可单用，以黄酒蒸，炼蜜为丸；或与臭梧桐合用，如豨桐丸。

2. 用于痈肿疮毒，湿疹瘙痒。内服外用均可。

3. 现在用于高血压病，配夏枯草、黄芩、菊花等。

【用法用量】煎服，15~20g。外用适量。

〔近 述〕

本品含生物碱、酚性成分、豨莶苷、豨莶苷元、氨基酸、有机酸、糖类、苦味质等。①有明显抗炎作用。②有扩张血管，降血压的作用。③对疟原虫有抑制作用。

海桐皮《海药本草》

为豆科常绿乔木植物刺桐 *Erythrina indica* Lam. 的树皮。以皮薄、带钉刺者为佳。主产于广西、云南、湖北等地。初夏剥取树皮，晒干用。

【性味归经】苦、辛，平。归肝经。

【功效】祛风湿，杀虫止痒。

【应用】

1. 用于风湿痹痛，四肢拘挛，腰膝酸痛。善治下肢关节痹痛。常与牛膝、五加皮、羌活等浸酒服，如海桐皮酒。亦可与其他祛风湿药配用。

2. 用于疥癣、湿疹瘙痒。多与黄柏、土茯苓、苦参等同用，多煎汤外洗。

【用法用量】煎服，5~15g。外用适量。

〔近 述〕

本品含生物碱刺桐灵碱、氨基酸、有机酸等。①对多种皮肤真菌有抑制作用。②对中枢神经系统有镇静作用。③大剂量可引起心律紊乱及低血压。

络石藤《本经》

为夹竹桃科常绿攀援木质藤本植物络石 *Trachelospermum jasminoides*（Lindl.）Lem. 的带叶藤茎。以叶多而色绿者为佳。我国南北各地均有分布。主产于江苏、湖北、山东等地。冬季至次春采收。切段用。

【性味归经】 苦，微寒。归心、肝经。

【功效】 祛风湿，凉血消肿。

【应用】

1. 用于风湿痹痛，以热痹为宜。可单用浸酒服，或与忍冬藤、木瓜、桑枝等同用。

2. 用于喉痹，痈肿。①治喉痹，可单用水煎，慢慢含咽。②痈肿疮毒，配伍皂角刺、瓜蒌、乳香等，如止痛灵宝散。

【用法用量】 煎服，5~15g。

〔近 述〕

本品含强心苷。①有强心，促进血液循环作用。②能抑制金黄色葡萄球菌、痢疾杆菌及伤寒杆菌的生长。

穿山龙《东北药用植物志》

为薯蓣科多年生缠绕性草本植物穿龙薯蓣 *Dioscorea nipponica* Makino 的根茎。产于东北、华北、华中，其次河南、甘肃、陕西、四川等地亦产。秋季采收，去掉外皮及须根，切段或切片用。

【性味归经】 苦，微寒。归肝、肺经。

【功效】 祛风湿，清肺化痰。

【应用】

1. 用于风湿痹痛及关节扭伤。热痹多用。配伍桑枝、忍冬藤、秦艽等。

2. 用于热痰咳嗽。常与瓜蒌、杏仁、枇杷叶等配伍。

【用法用量】 煎服，15~30g。

〔近 述〕

本品含薯蓣皂苷等多种甾体皂苷。①有镇咳、祛痰、平喘作用。②能降低血胆甾醇及血压。③改善冠状动脉血液循环，认为对轻度动脉粥样硬化病人有效。

丝瓜络《本草纲目》

为葫芦科一年生攀援草本植物丝瓜 *Luffa cylindrica*（L.）Roem. 的果络（成熟果实中的维管束）。我国各地均有栽培。秋季采收。切片用。

【性味归经】 甘，平。归肺、胃、肝经。

【功效】 祛风通络，解毒，化痰。

【应用】

1. 用于风湿痹痛。多与秦艽、防风、当归、鸡血藤等祛风养血药配伍应用。

2. 用于胸痹。常与瓜蒌、薤白等行气化痰药同用。

3. 用于胸胁痛。肝郁气滞，胁下胀满疼痛者，可与柴胡、郁金、白芍等配用。增强行气通络止痛之效。

4. 用于乳痈。可单用为末，内服或外敷。亦可与蒲公英、贝母、瓜蒌等同用，以达清热消肿止痛之效。

【用法用量】 煎服，6~10g。大剂量可用至60g。

〔近 述〕

本品含木聚糖及半乳聚糖、甘露聚糖等。

第三节　祛风湿强筋骨药

本节药物多苦甘而温，入肝肾经。故具有祛风湿、补肝肾、强筋骨等作用，主要用于风湿日久，肝肾不足所致的腰膝酸软无力、疼痛等风湿痹证。亦可用于肾虚腰痛、骨痿及中风后遗半身不遂等证。

五加皮《本经》

为五加科落叶小灌木细柱五加 *Acanthopanax gracilistylus* W. W. Smith 的根皮。以皮厚、粗长、气香、断面色灰白、无木心者为佳。主产于湖北、河南、安徽等地。夏、秋季采挖。剥取根皮。晒干。切宽丝用。

【性味归经】 辛、苦，温。归肝、肾经。

【功效】 祛风湿，补肝肾，强筋骨，利尿。

【应用】

1. 用于风湿痹痛，四肢拘挛。可单用浸酒服，如五加皮酒。亦可与木瓜、松节配伍，如五加皮散。

2. 用于肝肾不足。①腰膝软弱，常与怀牛膝、杜仲、淫羊藿等药同用。②小儿行迟，可配伍龟板、牛膝、木瓜等。

3. 用于水肿，小便不利。配伍茯苓皮、陈皮、大腹皮等，如五加皮饮。

【用法用量】 煎服，5~10g。

〔近 述〕

本品含挥发油、鞣质、棕榈酸、亚麻仁油酸及维生素 A、B_1 等。①有抗炎，镇痛作用。②有抗疲劳作用，能增强机体的免疫功能。③能调整血压，使其恢复正常。④能降低血糖。⑤有利尿、抗炎作用。⑥对肿瘤有抑制作用。⑦有祛痰和镇咳作用。⑧对金黄色葡萄球菌、绿脓杆菌有抑制作用。

桑寄生《本经》

为桑寄生科常绿小灌木植物桑寄生 *Taxillus chinensis*（DC.）Danser 和槲寄生 *Viscum coloratum*（Komar.）Nakai 的带叶茎枝。以枝细嫩、色红褐、叶多者为佳。前者主产于广东、广西等地；后者主产于河北、辽宁、内蒙古、河南等地。冬季至次春采收。切段用。

【性味归经】 苦、甘，平。归肝、肾经。

【功效】祛风湿，补肝肾，强筋骨，安胎。

【应用】

1. 用于风湿痹痛，腰膝酸痛等。常与独活、杜仲、当归等配伍，如独活寄生汤。

2. 用于胎漏下血、胎动不安。配伍阿胶、续断、菟丝子等，如寿胎丸。

【用法用量】煎服，10~15g。

〔近 述〕

本品含广寄生苷等黄酮类。①有降压、镇静、利尿作用。②能舒张冠状血管，增加冠脉流量。③对脊髓灰质炎病毒有抑制作用。

狗 脊《本经》

为蚌壳蕨科多年生草本植物金毛狗脊 *Cibotium barometz*（L.）J. Sm. 的根状茎。以肥大、质坚实无空心、外表略有金黄色茸毛者为佳。主产于云南、广西、浙江、福建等地。秋季采挖。蒸后切片晒干。砂烫用。

【性味归经】苦、甘，温。归肝、肾经。

【功效】祛风湿，补肝肾，强腰膝。

【应用】

1. 用于风湿痹痛，腰痛脊强，不能俯仰，足膝软弱。常与杜仲、桑寄生、续断等配用，如狗脊饮。

2. 用于肾虚证。①治尿频、遗尿，腰痛等，配伍五加皮、益智仁、桑螵蛸等。②冲任虚寒带下，多与鹿茸、白蔹等同用，如白蔹丸。

【用法用量】煎服，10~15g。

〔近 述〕

本品含淀粉、鞣质类等。

千 年 健《纲目拾遗》

为天南星科多年生草本植物千年健 *Homalomena occulta*（Lour.）Schott 的根茎。主产于云南、广西等地。春、秋季采挖。晒干。切片用。

【性味归经】苦、辛，温。归肝、肾经。

【功效】祛风湿，强筋骨。

【应用】用于风湿痹痛，腰膝冷痛，下肢拘挛麻木。可配牛膝、枸杞子等浸酒服。

【用法用量】煎服，5~10g。

〔近 述〕

本品含芳香性挥发油等。

第五章　芳香化湿药

凡气味芳香，以化湿运脾为主要功效的药物，称为芳香化湿药。

芳香化湿药辛香温燥，能疏畅气机，宣化湿浊，促进脾胃运化，适用于湿阻中焦，脾为湿困，运化失常而致的脘腹痞满、食少体倦、口甘多涎、呕吐泛酸、渴不欲饮、大便溏薄、舌苔白腻等证。对于痰湿壅滞及湿温、暑湿等证，亦可选用。

在应用时，应根据不同证候，作适当的配伍。如寒湿者，配温里药；湿热者，配清热燥湿药；脾虚生湿者，配补脾健胃药；痰湿阻滞者，配燥湿化痰药；湿阻气滞者，配行气药。

本类药物辛温香燥，易伤阴耗气，故阴虚血燥及气虚者慎用；又因其芳香，多含挥发油，故入煎剂宜后下，不宜久煎，以免降低疗效。

广藿香《别录》

为唇形科多年生草本植物广藿香 *Pogostemon cablin*（Blanco）Benth. 的地上部分。以茎粗壮，不带须根，香气浓厚者为佳。主产于广东。夏秋季枝叶茂盛时采收。

【处方用名】

1. 藿香　去杂质及非药用部位切段的藿香。
2. 藿梗　藿香茎的切片。偏于理气。
3. 藿香叶　藿香的叶片。长于发表化湿。

【性味归经】辛，微温。归脾、胃、肺经。

【功效】化湿，解暑，止呕。

【应用】

1. 用于湿阻中焦。胸脘痞闷，少食作呕，体倦等。常与苍术、厚朴、半夏等同用。

2. 用于暑湿及湿温。①治暑月外感风寒，内伤生冷而致恶寒发热，头痛脘闷，呕恶吐泻者，配紫苏、厚朴、白芷等，如藿香正气散。②湿温初起，多与黄芩、滑石、茵陈等同用，如甘露消毒丹。

3. 用于呕吐。①湿浊中阻之呕吐，常与半夏配伍。②偏于湿热者，配黄连、竹茹等。③偏于寒湿者，可配丁香、白豆蔻等。④妊娠呕吐，配砂仁、苏梗等。⑤脾胃虚弱者，配党参、白术等。

【用法用量】煎服，5~10g。鲜品加倍。

〔近述〕

本品主含挥发油。①能促进胃液分泌，增强消化力。②对胃肠有解痉作用。③有防腐、抗菌作用。④有收敛止泻作用。⑤改善微循环而有发汗作用。

佩　兰《本经》

为菊科多年生草本植物佩兰（兰草）*Eupatorium fortunei* Turcz. 的地上部分。又名省头草。以质嫩、叶多、色绿、香气浓者为佳。主产于江苏、河北、山东等地。夏、秋两季收割。切段晒干用。

【性味归经】 辛，平。归脾、胃、肺经。

【功效】 化湿，解暑。

【应用】

1. 用于湿阻中焦。脘闷呕恶、口中甜腻、多涎口臭等，常与藿香、厚朴、白豆蔻等同用，以增强芳香化湿之效。

2. 用于外感暑湿和湿温初起。前者多与藿香、荷叶、青蒿等同用，后者多配伍滑石、薏苡仁、藿香等，均以增强化湿解暑之效。

【用法用量】 煎服，5~10g。鲜品加倍。

〔近 述〕

本品含挥发油。对流感病毒有抑制作用。

苍 术《本经》

为菊科多年生草本植物茅苍术（茅术、南苍术）*Atractylodes lancea*（Thunb.）DC. 或北苍术 *Atractylodes chinensis*（DC.）Koidz. 的根茎。均以个大、质坚实、断面朱砂点多、香气浓者为佳。前者主产于江苏、湖北、河南等地，以江苏茅山一带所产者质量最佳。后者主产于内蒙古、河北、山西等地。春秋两季均可采挖，以秋季采收为好。

【处方用名】

1. 苍术　又名茅苍术。去残茎、须根及泥土，水浸切片之苍术。燥湿力强。

2. 炒苍术。麦麸炒的苍术。长于燥湿、健脾、明目。

3. 焦苍术　炒焦的苍术。偏于固肠止泻

【性味归经】 辛、苦，温。归脾、胃经。

【功效】 燥湿健脾，祛风湿。

【应用】

1. 湿阻中焦。脘腹胀闷，呕恶食少，吐泻乏力，舌苔白腻等，最为适宜。常与厚朴、陈皮等配伍，如平胃散。对于痰饮、水肿等脾湿偏盛之症，亦可选用。

2. 风湿痹证。①痹证湿胜者尤宜，常与独活、秦艽等同用。②湿热痹痛，配石膏、知母等，如白虎加苍术汤。③湿热痿躄、湿浊带下、湿疮、湿疹等。常与黄柏合用，即二妙散。

3. 用于外感风寒挟湿之表证。可与羌活、防风等同用，以增强胜湿、解表之效。

4. 用于夜盲症及目昏涩。可单用，或与猪肝、羊肝蒸煮同食。

【用法用量】 煎服，5~10g。

〔近 述〕

本品含挥发油、维生素 A、维生素 B 及菊糖等。有镇静作用。

厚 朴《本经》

为木兰科落叶乔本植物厚朴 *Magnolia officinalis* Rehd. et Wils. 或凹叶厚朴 *Magnolia officinalis* Rehd. et Wils. Var. biloba Rehd. et Wils. 的树皮。以皮厚、肉细、油性足、内表面色紫棕

而有发亮结晶物、香气浓者为佳。产于四川、湖北、安徽等地。4~6 月剥取，根皮及枝皮直接阴干，干皮置沸水中微煮后堆置阴湿处，“发汗”至内表面变成紫褐色时，蒸软取出，卷成筒状，干燥。

【处方用名】

1. 厚朴　又名川朴。刮去粗皮，洗净，润透，切丝的厚朴。对咽喉有刺激性，一般内服不生用。

2. 姜厚朴　姜汁炙的厚朴。增强行气和胃的功效。

【性味归经】苦、辛，温。归脾、胃、肺、大肠经。

【功效】燥湿，行气，消胀，平喘。

【应用】

1. 用于湿阻中焦，气滞不畅所致的脘闷腹胀、腹痛，或呕逆等证。湿阻中焦，常与苍术、陈皮等同用，以增强行气燥湿之效，如平胃散。

2. 肠胃积滞，脘腹胀满，大便秘结。常与枳实、大黄同用，即厚朴三物汤。若热结便秘者，配大黄、芒硝、枳实，即大承气汤，以达峻下热结，消积导滞之效。

3. 用于喘咳。①因外感风寒而发者，可与桂枝、杏仁等配伍，如桂枝加厚朴杏子汤。②痰湿壅肺，胸闷者，多与苏子、半夏、杏仁等降气、祛痰药同用。③痰凝气滞的梅核气，常与半夏、茯苓等同用，如半夏厚朴汤。

【用法用量】煎服，3~10g。

〔近述〕

本品含厚朴酚、四氢厚朴酚、异厚朴酚、挥发油和木兰箭毒碱。①对肺炎球菌、白喉杆菌、溶血性链球菌、枯草杆菌、志贺氏及施氏痢疾杆菌、金黄色葡萄球菌等有抑制作用。②能使运动神经末梢麻痹。③有降压作用。

〔附药〕　厚朴花

为厚朴的花蕾。性味辛温。功能芳香化湿，行气宽胸。用于湿阻气滞之脘腹胀满等。用量 3~6g。

砂　仁《药性论》

为姜科多年生草本植物阳春砂 *Amomum villosum* Lour. 绿壳砂 *Amomum villosum* Lour. var. *xanthioides* T. L. *wu et senjen*. 或海南砂 *Amomum longiligulare* T. L. Wu. 的干燥成熟果实。以个大、坚实、饱满、种仁红棕色、香气浓、搓之果皮不易脱落者为佳。绿壳砂主产于福建、云南等地。海南砂主产于海南及湛江地区。夏秋间果实成熟时采收，晒干或低温干燥。用时打碎。

【处方用名】

1. 砂仁　又名缩砂、阳春砂。

2. 砂仁壳　砂仁的果壳。功用较砂仁弱。

【性味归经】辛、温。归脾、胃经。

【功效】化湿行气，温中止泻，安胎。

【应用】

1. 用于湿阻中焦。①尤宜寒湿气滞者。常与厚朴、陈皮、枳实等同用，增强行气健胃作用。②湿阻者，可配厚朴、苍术、白豆蔻，增强化湿和胃作用。③气滞食积者，可配木香、枳实、白术等，增强行气消食作用，如香砂枳术丸。④脾胃气滞者，配党参、茯苓、木香等，增强行气健脾作用，如香砂六君子丸。

2. 用于脾胃虚寒，腹痛吐泻。多与干姜、附子、陈皮等同用，以增强温中止泻之效。

3. 用于气滞妊娠恶阻、胎动不安。可与白术、苏梗等配伍；若偏热者，可佐以黄芩。

【用法用量】 煎服，5~10g。

〔近 述〕

本品含挥发油。有芳香健胃作用。

白豆蔻《开宝本草》

为姜科多年生草本植物白豆蔻 *Amomun kravanh pierre* ex Gagnep. 的成熟果实。以个大、饱满、果皮薄而完整、气味浓者为佳。主产于柬埔寨、老挝、越南、泰国等地。我国云南、广东、广西等地亦有栽培。秋季采收，晒干。用时捣碎。

【性味归经】 辛，温。归肺、脾、胃经。

【功效】 化湿行气，温中止呕。

【应用】

1. 用于湿阻中焦证。①胸脘痞满，不思饮食等，常与砂仁、厚朴、陈皮等同用，增强行气健脾作用。②湿温初起，胸闷不饥，舌苔浊腻，若湿盛者，可配薏苡仁、杏仁等，如三仁汤；热盛者，可配黄芩、黄连、滑石等，如黄芩滑石汤。

2. 用于呕吐。胃寒湿阻气滞者尤宜。可研末单用，或配藿香、半夏等同用。小儿胃寒吐乳，与砂仁、甘草共研细末，冲服。

【用法用量】 煎服，3~6g。入汤剂宜后下。

〔近 述〕

本品含挥发油。有芳香健胃、止呕作用。

草豆蔻《别录》

为姜科多年生草本植物草豆蔻 *Alpinia katsumadai* Hayata 的近成熟种子。以种子饱满、类球形、气味浓者为佳。主产于广西、广东等地。夏、秋季采收。晒干，或用沸水略烫，晒至半干，除去果皮，取其种子团晒干，用时捣碎。

【性味归经】 辛、温。归脾、胃经。

【功效】 燥湿行气，温中止呕。

【应用】 用于寒湿阻滞、腹胀、呕吐、泄泻等。湿盛者，可配厚朴、苍术、半夏等；寒甚者，可配干姜、高良姜等同用。

【用法用量】 煎服，5~10g。

〔近 述〕

本品含挥发油，油中有反一桂皮醛、芳香醇、乙酰龙脑脂、柠檬稀；还含黄酮类物质，为豆蔻素、山姜素等。①可增强胃蛋白酶活力，有利于消化。②对金黄色葡萄球菌、痢疾杆菌及大肠杆菌有抑制作用。

草　果《饮膳正要》

为姜科多年生草本植物草果 *Amomum tsao-ko* Crevost et Lemaire 的干燥成熟果实。以个大、坚实、饱满、种仁红棕色、香气浓、搓之果皮不易脱落者为佳。主产于云南、广西、贵州等地。秋季果实成熟时采收，除去杂质，晒干。去壳或连壳捣碎用；

【性味归经】辛，温。归脾、胃经。

【功效】燥湿，温中，截疟。

【应用】

1. 用于寒湿阻滞，脘腹胀痛，呕吐泄泻，舌苔浊腻。多与厚朴、苍术、半夏等配伍。

2. 用于疟疾。以寒湿偏盛者为宜。对山岚瘴气、秽浊湿邪所致的瘴疟，也可选用，常与常山、柴胡、知母等配伍。

【用法用量】煎服，3~6g。

〔近 述〕

草果仁含挥发油、油脂及微量元素。①有抗炎、抗真菌作用。②对豚鼠离体肠腔有兴奋作用。③有镇痛、解热、平喘作用。

第六章　利水渗湿药

凡以渗利水湿，通利水道为主要功效的药物，称为利水渗湿药。

本类药物味多甘淡，具有利水消肿，利尿通淋、利湿退黄等功效。适用于小便不利、水肿、淋证、黄疸、湿疮、泄泻、带下、湿温、湿痹等水湿证。

根据利水渗湿药的不同特点，本类药物分为利水消肿药、利尿通淋药和利湿退黄药。在临床应用时，须视不同的病证，选用有关药物，并作适当配伍。如水肿、痰饮、腹泻，因脾失健运者，常与健脾燥湿药配伍；热淋、湿温、黄疸、泄泻、疮疹等，可与清热药配伍；热伤血络而尿血者，可配凉血止血药；对于湿痹证，则应与祛风湿药配伍。

利水渗湿药，易耗伤津液，对阴亏津少、肾虚遗精遗尿，宜慎用或忌用。

第一节　利水消肿药

利水消肿药一般具有明显的利尿消肿作用。用于水肿、小便不利，以及泄泻、痰饮等证。临证时则宜根据不同病证之病因病机，选择适当的药物配伍。

茯　苓《本经》

为多孔菌科真菌茯苓 *Poria cocos*（Schw.）Wolf 的菌核。多寄生于松科植物赤松或马尾松等树根上。以体重坚实、外皮色棕褐、皮纹细、无裂隙、断面白色细腻、粘牙力强者为佳。主产于云南、湖北、四川等地。7~9 月采挖。晒干，生用。

【处方用名】

1. 茯苓　又名白茯苓、天字片。茯苓内部的白色部分。长于健脾。

2　赤茯苓　茯苓的淡红色部分，长于清利湿热。

3. 朱茯苓　朱砂拌衣的茯苓，增强安神作用。

4. 茯　神　又叫茯神木。茯苓中有松根者。长于宁心安神。

5. 茯苓皮　茯苓的外皮，长于利水消肿。

【性味归经】 甘、淡，平。归心、脾、肾经。

【功效】 利水渗湿，健脾，安神。

【应用】

1. 用于多种水肿。①水湿停滞，配伍猪苓、泽泻等，如五苓散。②水热互结，与滑石、阿胶、泽泻同用，如猪苓汤。③阳虚水肿，可与附子、生姜同用，如真武汤。

2. 用于脾虚。①脾虚食少，倦怠乏力等，常与人参、白术、甘草同用，如四君子汤。②脾虚停饮，常与桂枝、白术同用，如苓桂术甘汤。③脾虚湿泻，可与山药、白术、薏苡仁同用，如参苓白术散。

3. 用于心悸，失眠。常与朱砂、酸枣仁、远志等配伍。

【用法用量】煎服，10~15g。

〔近述〕

本品含茯苓聚糖、茯苓酸、蛋白质、脂肪、卵磷脂、胆碱、组胺酸、麦角甾醇等。具有利尿、镇静和降低血糖的作用。

薏苡仁《本经》

为禾本科多年生草本植物薏苡 *Coix lacryma-jobi* L. var. *ca-yuen*（Roman.）Stap 的成熟种仁。以粒大、饱满、色白者为佳。我国大部分地区均产，主产于福建、河北、辽宁等地。秋季果实成熟时采收，晒干，除去外壳及种皮。

【处方用名】

1. 薏苡仁　又名苡仁、玉米、念珠。长于利水渗湿。

2. 炒薏苡仁　麸炒的薏苡仁，增强健脾止泻作用。

【性味归经】甘、淡、微寒。归脾、胃、肺经。

【功效】利水渗湿，健脾，除痹，清热排脓。

【应用】

1. 用于水肿，小便不利，善治脾虚水肿，腹胀，食少，泄泻，多与茯苓、白术、黄芪等配伍，增强健脾利水作用。

2. 用于热淋，单用煎服。

3. 用于湿痹。①风湿身痛发热者，常与麻黄、杏仁、甘草同用，如麻杏薏甘汤。②风湿久痹，筋脉挛急、水肿，用薏苡仁煮粥服。③湿热郁蒸，蕴于经络，可与滑石、连翘同用，如宣痹汤。

4. 用于肺痈，肠痈。①肺痈，咳吐脓痰，可与苇茎、冬瓜仁、桃仁配伍，即苇茎汤。②肠痈，可与附子、败酱草、丹皮配伍，如附子薏苡败酱散。

【用法用量】煎服，10~30g。

〔近述〕

本品主含薏苡仁油、薏苡仁酯、脂肪油、氨基酸等。①能阻止或降低横纹肌痉挛作用。②对子宫呈兴奋作用。③能降低血钙和血糖。④有解热、镇静、镇痛作用。⑤对癌细胞有抑制作用。

猪　苓《本经》

为多孔菌科真菌猪苓 *Polyporus umbellatus*（pers.）Fries 的菌核。寄生于桦树、枫树、柞树等的腐枯根上。以个大、皮黑、肉白、体较重者为佳。主产于陕西、河北、云南等地。春秋季采挖，晒干。切片生用。

【性味归经】甘、淡，平。归肾、膀胱经。

【功效】利水渗湿。

【应用】用于水湿证。利水作用较茯苓强。①脾虚水肿，常与茯苓、泽泻、白术同用，如四苓散。②水湿泄泻，配苍术、厚朴、茯苓等，如胃苓汤。③水热互结小便不利，又可与泽泻、滑石、阿胶等配伍，如猪苓汤。

【用法用量】煎服，5~10g。

〔近述〕

本品主含麦角甾醇、粗蛋白、可溶性糖分、猪苓多糖等。①有较强的利尿作用。②有抗肿瘤、防治肝炎的作用。

泽　泻《本经》

为泽泻科多年生沼泽植物泽泻 *Alisma orientalis*（Sam.）Juzep. 的块茎。以个大、色黄白、光滑、粉性足者为佳。主产于福建、四川、江西等地。冬季采挖。

【处方用名】

1. 泽泻　去杂质，切片生用的泽泻。长于利水。

2. 炒泽泻　麸炒的泽泻，增强渗湿作用。

3. 盐泽泻　盐炙的泽泻，引药入肾增强泄热作用。

【性味归经】甘、淡，寒。归肾、膀胱经。

【功效】利水渗湿，泄热。

【应用】

1. 用于水湿证。小便不利、水肿，常与茯苓、猪苓等同用。用于泄泻及痰饮所致的眩晕，常与白术等同用，以增强健脾止泻祛痰之功，如泽泻汤。

2. 用于肾阴不足，虚火亢盛之遗精、滑精、眩晕等证，常与熟地、山茱萸等同用，如六味地黄丸。用于下焦湿热白带、小便短赤，常与车前子、土茯苓等同用。

【用法用量】煎服，5~10g。

〔近述〕

本品主含泽泻醇 A、B、C；另含三萜类化合物、挥发油、生物碱、天门冬素等。①有显著的利尿作用。②有降低血压、血糖作用。③有抗脂肪肝作用。④对金黄色葡萄球菌、肺炎双球菌、结核杆菌有抑制作用。

冬瓜皮《开宝本草》

为葫芦科一年生草本植物冬瓜 *Benincasc hispida*（Thunb.）Cogn. 的果皮。全国各地均有栽培。夏末秋初果实成熟时采收，食冬瓜时收集削下的果皮，晒干。生用。

【处方用名】

1. 冬瓜皮　长于利水消肿。

2. 冬瓜子　又名冬瓜仁，冬瓜的种子，偏于利湿排脓。

【性味归经】甘，微寒。归肺、小肠经。

【功效】利水消肿。

【应用】用于水肿，小便不利。常与茯苓、车前子等同用，如葵子茯苓散。亦用于暑热烦渴，小便短赤，常与西瓜翠衣煎水代茶饮。

【用法用量】煎服，15~30g。

玉米须《滇南本草》

为禾本科一年生草本植物玉蜀黍 *Zea mays* L. 的花柱及柱头。全国各地均有栽培。玉米上浆时即可采收，但常在秋后剥取玉米时收集。鲜用或晒干生用。

【性味归经】甘，平。归膀胱、肝、胆经。

【功效】利水消肿，利湿退黄。

【应用】

1. 用于水肿，小便短赤。可单用大剂量煎汤服。或配伍冬瓜皮、赤小豆、车前草等。

2. 用于湿热黄疸。可单用大剂量煎服，或与茵陈、栀子等同用。

【用法用量】煎服，30~60g。

〔近 述〕

本品含有机酸脂肪油、挥发油、树胶样物质、维生素K、甾醇、生物碱等。①有较强的利尿作用，还能抑制蛋白尿。②能促进胆汁分泌，降低其黏稠性及胆红质含量。③有增加血中凝血酶原活性，加速血液凝固作用。

葫　芦《日华子本草》

为葫芦科一年攀援草本植物瓢瓜 *Lagenaria siceraria*（Molina）Standl. Var. *depressa* Ser. 的干燥果皮。全国大部分地区有栽培。秋季采收。除去果瓤及种子，晒干，生用。

【性味归经】甘，平。归肺、小肠经。

【功效】利水消肿。

【应用】用于水肿，小便不利。配伍猪苓、茯苓、泽泻等。

【用法用量】煎服，15~30g。

〔近 述〕

本品含葡萄糖、戊聚糖、木质素等。有显著利尿作用。

蝼　蛄《本经》

为蝼蛄科昆虫华北蝼蛄（北方蝼蛄）*Gryllotalpa unispina* Saussure 和非洲蝼蛄（南方蝼蛄）*Gryllotalpa africana* Palisot et Besurois 的虫体。以个大、气香、肢体完整、色棕黄者为佳。全国各地均产。前者主产于华北；后者主产于江苏、广东、福建。夏秋间捕捉。用开水烫死，焙干或油炸用。

【性味归经】咸，寒。归膀胱、大肠、小肠经。

【功效】利水消肿。

【应用】

1. 用于水肿喘满，小便不利。可单用研末服；或配其他逐水药同用。

2. 用于石淋。配伍海金沙、石韦等，以增强利尿通淋之效。

【用法用量】煎服，5~9g，嚼食或研末服，每次3~5g。

【使用注意】气虚体弱者及孕妇忌服。

〔近 述〕

蝼蛄血淋巴中游离氨基酸有13种，其中丙氨酸、组氨酸、缬氨酸含量较高。

荠　菜《千金方·食治》

为十字花科植物荠菜 *Capsella bursa-pastoris*（L.）Medic 的带根全草。我国各地均有分布。江苏、安徽及上海郊区有栽培。3~5月采集，洗净，晒干，生用。

【性味归经】甘，凉。归肝、胃经。

【功效】清热利水，凉血止血。

【应用】

1. 用于水肿，泄泻，痢疾。配伍翻白草、车前草、白术等药同用，以利水健脾止泻痢。

2. 用于血热出血证。治吐血，便血，崩漏，月经过多，则多与仙鹤草、地榆、茜草等止血药同用。

此外，可用于高血压病及目赤涩痛。

【用法用量】煎服，15~30g。鲜品加倍。

〔近 述〕

本品含胆碱、乙酰胆碱、马钱子碱、山梨醇、甘露醇等。①能使出血、凝血时间缩短。②使血压下降。③对胃溃疡有抑制作用。

大腹皮《开宝本草》

为棕榈科常绿乔木植物槟榔 *Areca catechu* L. 的果皮。又名槟榔衣。产于海南、广西、云南等地。冬、春季采收成熟果实，剥下果皮，打松，置水中浸泡，晒干，再打松，除去外果皮。生用。

【性味归经】辛，微温。归脾、胃、大肠、小肠经。

【功效】利水消肿，行气导滞。

【应用】

1. 用于水肿，小便不利，配伍茯苓皮、五加皮等。

2. 用于胃肠气滞。①食积气滞之脘腹痞胀、嗳气吞酸、大便秘结或泻而不爽，可与山楂、麦芽、枳实等同用。②湿阻气滞之脘腹胀满，配伍藿香、陈皮、厚朴等同用，以化湿行气。

【用法用量】煎服，5~10g。

〔近 述〕

本品含槟榔碱及槟榔次碱等。有兴奋胃肠道，促进纤维蛋白溶解等作用。

赤小豆《本经》

为豆科一年生半缠绕植物赤小豆 *Phaseolus calaratus* Roxb. 或赤豆 *Phaseolus angularis* wight 的成熟种子。以色棕褐、饱满为佳。前者主产于广东、广西、江西等地。后者我国大部分地区均产。秋季荚果成熟而未开裂时采收。打下种子、晒干。

【性味归经】甘、酸，平。归心、小肠经。

【功效】利水消肿，解毒排脓。

【应用】

1. 用于水肿、小便不利、脚气等。可与茯苓皮、桑白皮、泽泻等同用。对脾虚水肿，则宜与薏苡仁、大枣、白术等同用。

2. 痈肿疮毒。可与其他清热解毒药配伍。

此外，本品还可用于湿热黄疸。

【用法用量】煎服，9~30g。

第二节　利尿通淋药

利尿通淋药性质寒凉，主入膀胱、肾经。走下焦，尤能清利下焦湿热，长于利尿通淋，多用于小便短赤，热淋、血淋、石淋及膏淋等证。

车前子《本经》

为车前科多年生草本植物车前 *Plantago asiatica* L. 或平车前 *Plantago depressa* Willd. 的成熟种子。以粒大、色黑、籽粒饱满者为佳。前者分布全国各地，后者分布北方各省。主产于黑龙江、辽宁、河北等地。夏秋季种子成熟时采收。

【处方用名】

1. 车前子　去杂质的车前子，长于利水通淋，清肝明目，清肺化痰。
2. 炒车前子　炒黄的车前子。长于渗湿止泻。
3. 盐车前子　盐炙的车前子。长于益肝明目。

【性味归经】 甘，寒。归肾、肝、肺经。

【功效】 利尿通淋，渗湿止泻，清肝明目，清肺化痰。

【应用】

1. 用于热淋。常与木通、滑石、篇蓄等清热利湿药同用，如八正散。
2. 用于暑湿泄泻。取本品利小便实大便之功，单用散剂，米汤送服。或与茯苓、白术、泽泻配伍。
3. 用于目疾。①肝热目赤肿痛。常与菊花、龙胆草、黄芩等配伍。②肝肾阴虚所致的眼目昏花，可与熟地、菟丝子、枸杞子等配伍。
4. 用于肺热咳嗽。常与瓜蒌、贝母、枇杷叶等清肺化痰药同用。

此外，治疗高血压，用本品煎汤代茶饮。

【用法用量】 煎服，(包煎) 10~15g。

〔近 述〕

本品多含黏液质，琥珀酸、车前烯醇、腺嘌呤、胆碱、车前子碱、脂肪油、维生素 A 和维生素 B 等。①有显著利尿作用。②有祛痰作用。③对多种杆菌和葡萄球菌均有抑制作用。

〔附 药〕　车前草

为车前的全草。性味功用同车前子，且能清热解毒，利尿。用治热毒痈肿，淋证。用量 10~20g。鲜品加倍。外用适量。

滑　石《本经》

为硅酸盐类矿物滑石族滑石 *Talc*，主含含水硅酸镁。以色白、滑润者为佳。主产于山东、江西、山西、辽宁等地。全年可采。研粉或水飞用。

【性味归经】 甘、淡，寒。归胃、膀胱经。

【功效】 利尿通淋，清解暑热，祛湿敛疮。

【应用】

1. 用于淋证。①热淋、石淋以及尿闭等，常与木通、车前子、瞿麦等同用，如八正散。

②石淋，可与海金沙、金钱草、木通等配用，如二金排石汤。

2. 用于暑湿，湿温。为治暑湿之常用药。①暑热烦渴，小便短赤，可与甘草同用，即六一散。②若湿温，胸闷、气机不畅，可与薏苡仁、白蔻仁、杏仁等配用，如三仁汤。

3. 用于湿疮，湿疹。本品外用有清热收湿敛疮作用。可单用或与枯矾、黄柏等为末，撒布患处；或与薄荷冰、冰片等配合制成痱子粉，以治痱子。

【用法用量】 煎服，10~15g。外用适量。

〔近 述〕

本品含硅酸镁、氧化铝、氧化铁等。①有吸附和收敛作用。②有保护创面，吸收分泌物，促进结痂的作用。

木　通《本经》

为马兜铃科藤本植物木通 *Aristolochia manshuriensis* Kom. 或毛茛科植物小木通 *Clematis armandii* Franch. 或绣球藤 *Clematis* Montana Buch. -Ham. 的藤茎。前者称关木通。以断面鲜黄色者为佳。主产于吉林、黑龙江、辽宁等。后两种称川木通，以断面色黄白，无黑心者为佳。主产于四川、云南、贵州。均于春、秋季采收。切片用。

【性味归经】 苦，寒。归心、小肠、膀胱经。

【功效】 利尿通淋，通经下乳。

【应用】

1. 用于热淋，①小便淋沥涩痛，配瞿麦、滑石等，如八正散。②心火上炎、口舌生疮、心烦尿赤等。配生地、甘草、竹叶，即导赤散，用以泻心火，清利湿热。

2. 用于产后乳汁缺少。可与王不留行、穿山甲等同用；或与猪蹄一同煮食。

3. 用于湿热痹痛。本品能利血脉通关节。配伍秦艽、防己、薏苡仁等。

【用法用量】 煎服，3~9g。

【使用注意】 据报道，木通 60g 水煎服，有致急性肾功衰竭者。故用量不宜大。

〔近 述〕

本品含马兜铃酸、鞣质和钙质、皂碱素、脂肪油等。①有利尿和强心作用。②对痢疾杆菌、伤寒杆菌及皮肤真菌有抑制作用。③有抑制肿瘤细胞生长作用。

通　草《本草拾遗》

为五加科灌木植物通脱木 *Tetrapanax papyriferus*（Hook.）K. Koch 的茎髓。以条粗、色白洁、有弹性者为佳。主产于贵州、四川、云南等地。秋季采收，晒干，生用。

【性味归经】 甘、淡，微寒。归肺、胃经。

【功效】 利尿通淋，下乳。

【应用】

1. 用于热淋，小便淋沥涩痛等。常与滑石、竹叶、白茅根等同用。

2. 用于产后乳汁缺少。常与猪蹄、穿山甲、川芎、甘草配伍，如通乳汤。

【用法用量】 煎服，5~10g。

〔近 述〕

本品含通草肌醇、多种氨基酸、糖醛酸、脂肪、蛋白质及多糖等。①有利尿及促进乳汁分泌作用。②能维持适当的肠道菌群，促进钙的吸收，并有一定的导泻作用。

瞿　麦《本经》

为石竹科多年生草本植物瞿麦 *Dianthus superbus* L. 和石竹 *Dianthus chinensis* L. 的带花全草。全国大部分地区有分布，主产于河北、河南、辽宁、江苏等地。夏、秋季花果期采割，干燥，生用。

【性味归经】 苦，寒。归心、小肠、膀胱经。

【功效】 利尿通淋，活血通经。

【应用】

1. 用于淋证。①热淋，常与扁蓄、木通、车前子等同用，如八正散。②石淋，与金钱草、海金沙配伍。③血淋，与琥珀、牛膝、小蓟等同用。

2. 用于瘀滞经闭。常与桃仁、红花、丹参等同用。

【用法用量】 煎服，10~15g。

【使用注意】 孕妇忌服。

〔近 述〕

本品含维生素A类物质、皂苷、糖类。①有显著利尿作用。②有兴奋肠管、抑制心脏、降低血压作用。③对杆菌和葡萄球菌有抑制作用。

萹　蓄《本经》

为蓼科一年生草本植物萹蓄 *Polygonum aviculare* L. 的全草。全国各地均产。夏季茎叶生长茂盛时采收。割取地上部分，晒干。生用。

【性味归经】 苦，微寒。归膀胱经。

【功效】 利尿通淋，杀虫止痒。

【应用】

1. 用于淋证。①热淋，与车前子、木通、瞿麦等同用，如八正散。②血淋，配伍白茅根、石苇等。

2. 用于皮肤湿疹，阴痒等证。本品煎汤外洗。

【用法用量】 煎服，10~30g，鲜品加倍。外用适量。

〔近 述〕

本品含扁蓄苷、蒽醌类、鞣质、钾盐、蜡。①有利尿作用。②有驱虫及缓下作用。③对皮肤霉菌有抑制作用。

地肤子《本经》

为藜科一年生草本植物地肤 *Kochia scoparia*（L.）Schrad 的成熟果实。以饱满、色灰绿者为佳。全国大部分地区均产。秋季果实成熟时采收，生用。

【性味归经】 苦，寒。归膀胱经。

【功效】 清热利湿，止痒。

【应用】

1. 用于热淋。常与木通、瞿麦、冬葵子等同用，如地肤子汤。

2. 用于皮肤风疹，湿疮，周身瘙痒等证。可与黄柏、白鲜皮等同用；也可与苦参、蛇床子、明矾等煎汤外洗。

【用法用量】 煎服，10~15g。外用适量。

〔近 述〕

本品含三萜皂苷、脂肪油、维生素 A 类物质。对皮肤真菌有抑制作用。

海金沙《嘉祐本草》

为海金沙科多年生攀援蕨类植物海金沙 *Lygodium japonicum*（Thunb.）Sw. 的成熟孢子。主产于广东、浙江等地。秋季采收。晒干，生用。

【性味归经】 甘，寒。归膀胱、小肠经。

【功效】 利尿通淋。

【应用】

1. 用于淋证。为治诸淋涩痛之要药。①热淋，与滑石、石韦、车前子等同用，如海金沙散。②血淋，配伍牛膝、琥珀、小蓟等。③石淋，配伍鸡内金、金钱草等。④膏淋，与萆薢、滑石等同用。

2. 用于水肿，小便不利。多与泽泻、猪苓、防己等配伍，以加强利水消肿作用。

【用法用量】 煎服，6~12g。

〔近 述〕

本品含脂肪油、海金沙素、棕榈酸等。①对金黄色葡萄球菌、绿脓杆菌、福氏痢疾杆菌、伤寒杆菌等，均有抑制作用。②有利胆、排石作用。

石 韦《本经》

为水龙骨科多年生常绿草本植物庐山石韦 *Pyrrosia sheareri*（Bak）Ching、石韦 *Pyrrosia lingua*（Thunb.）Farwell 或有柄石韦 *Pyrrosia petiolosa*（Christ）Ching 的叶片。各地普遍野生。主产于浙江、湖北、河北等地。四季均可采收。晒干，生用。

【性味归经】 苦、甘，微寒。归肺、膀胱经。

【功效】 利尿通淋，清肺止咳。

【应用】

1. 用于热淋、石淋、血淋及水肿。常与车前子、滑石、瞿麦等同用，如石韦散；血淋多与白茅根、蒲黄、小蓟等同用。

2. 用于肺热咳嗽气喘。以石韦、槟榔等分为末，姜汤送服。

此外，又能凉血止血，故可用于血热出血证。

【用法用量】 煎服，5~10g。大剂量可用至 30~60g。

〔近 述〕

本品含皂苷、蒽酚类、黄酮类、鞣质等。对金黄色葡萄球菌、变形杆菌、大肠杆菌等均有抑制作用。

灯心草《开宝本草》

为灯心草科多年生草本植物灯心草 *Juncus effusus* L. 的茎髓。全国各地均产。主产于江苏、四川、云南等地。夏、秋采收。晒干。生用。

【性味归经】甘、淡，微寒。归心、肺、小肠经。

【功效】利尿通淋，清心除烦。

【应用】

1. 用于热淋。常与木通、栀子、滑石配用。

2. 用于心烦不眠，小儿夜啼，惊痫。与蝉蜕、竹叶、钩藤等配用。

此外，本品煅炭研末，吹喉，可治喉痹。

【用法用量】煎服，1.5~2.5g。

〔近 述〕

本品含菲及菲的多种衍生物、纤维、脂肪油、蛋白质、多糖。①有利尿、止血作用。②有抗氧化和抗微生物作用。

萆　薢《本经》

为薯蓣科多年生蔓生草本植物绵萆薢 *Dioscorea septemloba* Thunb. 和粉背薯蓣 *Dioscorea hypoglauca palibin* 的根茎。主产于浙江、湖北、广西等地。春、秋季采收。切片，晒干。生用。

【性味归经】苦，微寒。归肝、胃经。

【功效】利湿浊，祛风湿。

【应用】

1. 用于膏淋。小便混浊，色白如米泔。为治膏淋的要药。常与益智仁、乌药、石菖蒲同用，如萆薢分清饮。

2. 用于风湿痹证。若偏于寒湿者，可与附子、牛膝、桂枝配伍；属湿热者，则与黄柏、忍冬藤、防己等配伍。

【用法用量】煎服，10~15g。

〔近 述〕

本品含薯蓣皂苷等多甾体皂苷。有抗真菌作用。

第三节　利湿退黄药

本节药物以清利湿热，利胆退黄为主要功效，适用于湿热黄疸证。常与清热、利湿药物配伍。若阴黄寒湿偏重者，常与健运脾胃、温化寒湿的药物配伍。

茵陈蒿《本经》

为菊科多年生草本植物茵陈蒿 *Artemisia capillaris* Thunb. 或滨蒿 *Artemisia scoparia* Waldst. et kit. 等的全草。以质嫩、绵软、色灰白、香气浓者为佳。主产于陕西、山西、安徽等地。春季幼苗高约三寸时采收。晒干，生用。

【性味归经】苦，微寒。归脾、胃、肝、胆经。

【功效】清湿热，退黄疸。

【应用】

1. 用于黄疸。为治黄疸的要药。①湿热黄疸，身目发黄，小便短赤等，常与栀子、大黄同用，如茵陈蒿汤。②湿重于热，小便不利者，可与茯苓、猪苓等同用，如茵陈五苓散。③寒湿黄疸，多与附子、干姜等配用，如茵陈四逆汤。

2. 用于湿疹、湿疮。可与黄柏、苦参、蛇床子等同用。也可煎汤外洗。

【用法用量】煎服，10~30g。外用适量。

〔近 述〕

本品含挥发油，油中主要成分为β-蒎烯、茵陈炔酮、茵陈烯酮及茵陈素。①有显著的利胆保肝作用。②能解热、降压。③对结核菌有抑制作用。④对流感病毒有抑制作用。

金钱草《钢目拾遗》

为报春花科多年生草本植物过路黄 *Lysmachia chritinae* Hance 的全草，习称大金钱草。江南各省均有分布。夏、秋季采收。晒干生用。

【性味归经】甘、淡，微寒。归肝、胆、肾、膀胱经。

【功效】除湿退黄，利尿通淋，解毒消肿。

【应用】

1. 用于湿热黄疸。常与茵陈蒿、栀子、虎杖等同用。
2. 用于热淋、石淋。与海金沙、鸡内金等同用，以增强利尿通淋，排石之效。
3. 用于恶疮肿毒，毒蛇咬伤。可用鲜品捣汁饮，以渣外敷。

【用法用量】煎服，30~60g。鲜品加倍。外用适量。

〔近 述〕

本品含酚性成分和甾醇、黄酮类、氨基酸、鞣质、挥发油、胆碱、钾盐等。①有利尿、排石作用。②对金黄色葡萄球菌有抑制作用。

虎　杖《别录》

为蓼科多年生草本植物虎杖 *Polygonum cuspidatum* Sieb. et Zucc. 的根茎和根。以粗壮、坚实、断面色黄者为佳。我国大部分地区均产。主产于江苏、江西、山东、四川等地。春、秋季采挖，切片，晒干生用。

【性味归经】苦，寒。归肝、胆、肺经。

【功效】利胆退黄，清热解毒，活血祛瘀，祛痰止咳。

【应用】

1. 用于湿热黄疸，淋浊带下。前者多与茵陈、栀子配伍；后者单用既可。
2. 用于烧烫伤，痈肿疮毒，毒蛇咬伤等，单用或配伍使用。
3. 用于血瘀经闭，跌打损伤。与活血化瘀药配伍使用。
4. 用于肺热咳嗽。可与贝母、枇杷叶、杏仁等配伍。

【用法用量】煎服，10~30g。外用适量。

【使用注意】孕妇忌服。

〔近 述〕

本品含虎杖苷、黄酮类、大黄素、大黄素甲醚。①有泻下、祛痰止咳、止血、镇痛作用。②对金黄色葡萄球菌、绿脓杆菌、溶血性链球菌、伤寒杆菌、痢疾杆菌、大肠杆菌、变形杆菌及病毒有抑制作用。

第七章　温 里 药

凡以温里祛寒、治疗里寒证为主要作用的药物，称为温里药，又叫祛寒药。

温里药性味辛热，具有温中散寒，温肾回阳的功效。适用于里寒证。里寒证包括脏寒证和阳虚证。脏寒证因外寒内侵，脾阳虚弱所致的食欲不振，脘腹冷痛、呕吐泄泻。阳虚证又分肾阳虚和亡阳证。肾阳虚阴寒内盛所致的畏寒肢冷、面色苍白、小溲清长、或下利清谷，或肢体浮肿、舌淡苔白等；亡阳证，四肢厥逆、脉微欲绝等。均可选用本类药物。即《内经》所谓“寒者热之”之意。

使用本类药物应根据不同证候作适当配伍。若外寒内侵兼有表证者，配解表药；寒凝气滞者，配行气药；寒湿内蕴者，配健脾化湿药；脾肾阳虚者，配温补脾肾药；亡阳气脱者，配大补元气药。

本类药物辛热而燥，易耗伤津液，凡属热证、阴虚、血亏及孕妇忌用或慎用。

附　子《本经》

为毛茛科多年生草本植物乌头 *Aconitum carmichaeli* Debx. 子根的加工品。以身干肥大、坚实无空心者为佳。主产于四川、湖北、湖南等地。6月下旬至8月上旬采收。加工成制附子用。

【性味归经】辛、甘，热。有毒。归心、肾、脾经。

【功效】回阳救逆，补火助阳，散寒止痛。

【应用】

1. 用于亡阳证。四肢厥冷，脉微欲绝，多与干姜、甘草同用，以回阳救逆，如四逆汤。治气脱亡阳证，配伍人参，如参附汤。

2. 用于阳虚证。①肾阳虚所致腰膝酸痛，畏寒肢冷，阳痿，尿频等，常与肉桂、山茱萸、熟地等同用，如右归丸。②脾阳不振，脘腹冷痛，大便溏泻，常与党参、白术、干姜同用，如附子理中汤。③脾肾阳虚，小便不利，肢体浮肿，常与白术、茯苓等同用，如真武汤。④心阳衰弱，心悸气短、胸痹心痛，可与人参、桂枝等同用。⑤阳虚外感，恶寒发热，无汗，脉沉，配伍麻黄、细辛，如麻黄附子细辛汤。

3. 用于寒痹证。可与桂枝、白术等配伍，如甘草附子汤。

【用法用量】煎服，3~15g，宜先煎30~60分钟，至口尝无麻味为度。

【使用注意】①本品性燥烈，凡阴虚内热及孕妇忌用。②反半夏、瓜蒌、贝母、白蔹、白及。③因有毒，内服须经炮制。若内服过量，或炮制、煎煮方法不当，可引起中毒。

〔近 述〕

本品含乌头碱、次乌头碱、塔拉胺、川乌碱甲、川乌碱乙及消旋去甲基乌药碱、棍掌碱等。①有明显的强心作用。②对蛋清性关节肿有消炎作用。③有镇痛和镇静作用。④有抗心肌缺血缺氧作用。⑤对垂体-肾上腺皮质系统有兴奋作用。⑥有促进血凝的作用。⑦中毒时可见心率变慢、传导阻滞、室性期外收缩或室性心动过速、室性纤维颤动，严重时出现抽搐、昏迷以致死亡。

干 姜《本经》

为姜科多年生草本植物姜 *Zingiber officinale* Rosc. 的干燥根茎。以质坚实、断面色黄白、粉性足、气味浓者为佳。主产四川、湖北、广东、广西等地。均系栽培。冬季采挖。

【处方用名】

1. 干姜　晒干切厚片的姜。长于温中，回阳。

2. 炮姜　沙烫的干姜，长于温中止泻。

3. 姜炭　炒炭的干姜，长于温经止血。

【性味归经】 辛，热。归脾、胃、心、肺经。

【功效】 温中，回阳，温肺化饮。

【应用】

1. 用于脾胃虚寒，脘腹冷痛、呕吐泄泻等。多与党参、白术等同用，如理中丸。若胃寒呕吐，脘腹冷痛，配伍高良姜，如二姜丸。

2. 用于亡阳证。与附子相须为用，以增强回阳救逆之效，如四逆汤。

3. 用于寒饮咳喘，痰多清稀。常与细辛、五味子、麻黄等同用，如小青龙汤。

【用法用量】 煎服，3~10g。

〔近 述〕

本品含挥发油。①能直接兴奋心脏，对血管运动中枢有兴奋作用。②有镇呕、镇静、镇痛、驱风健胃、止咳等作用。

肉 桂《本经》

为樟科常绿乔木植物肉桂 *Cinnamomum cassia* Presl 的树皮。以不破碎、体重、外皮细、肉厚、断面色紫、油性大、香气浓厚、味甜辣、嚼之渣少者为佳。主产于广东、广西、海南、云南等地。多于秋季剥取，刮去栓皮者称肉桂心，阴干。生用。

【性味归经】 辛、甘，热。归脾、肾、心、肝经。

【功效】 补火助阳，散寒止痛，温经通脉。

【应用】

1. 用于肾阳不足。①命门火衰，畏寒肢冷等，常与温肾助阳的附子同用。如桂附理中丸。②肾精不足，男子阳痿、精冷，女子宫寒不孕，常与熟地、枸杞、山茱萸等补肝肾同用，如右归丸。③水肿，小便不利，常与车前子、茯苓、泽泻等同用，增强利水消肿的作用，如济生肾气丸。④下元虚冷，虚阳上浮，症见面赤、虚喘、汗出、尺脉微弱者，常与山萸肉、五味子、人参等同用，能引火归原。

2. 用于中焦虚寒所致的脘腹冷痛、呕吐、泄泻等，单用研末吞服有效，或与丁香同用，共奏温中止呕之效。阳虚寒盛，食少便溏，完谷不化者，常与附子、干姜等温中散寒药同用，如桂附理中汤。

3. 用于经脉受寒气血凝滞。①寒痹，常与羌活、秦艽，当归等同用，以温经散寒、活血止痛，如蠲痹汤。②寒疝少腹作痛、牵引睾丸，常与小茴香、乌药、沉香等同用，以增强散寒、行气止痛之效，如暖肝煎。③宫寒，行经腹痛或经闭，常与当归、延胡索、蒲黄等同用，共奏活血通经、散寒止痛之功，如少腹逐瘀汤。④阴疽，常与熟地、鹿角胶、白芥子等同用，以温阳补血、散寒通滞，如阳和汤；气血虚者，配黄芪、当归等，如托里黄芪汤。

此外，气血不足者，在补气益血方中，适加肉桂，能鼓舞气血生长，如十全大补汤。

【用法用量】 煎服，2~5g，宜后下，研末冲服，每次1~2g。

【使用注意】 血热妄行及孕妇忌用。畏赤石脂。

〔近 述〕

本品含挥发油。油中主要成分为桂皮醛、乙酸桂皮酯、乙酸苯丙酯等。①有扩张血管、促进血液循环、增加冠脉及脑血流量、使血管阻力下降等作用。②有抗血小板凝集、抗凝血酶作用。③有镇静、镇痛、解热、抗惊厥等作用。④增强消化机能、排除消化道积气、缓解胃肠痉挛性疼痛。⑤可引起子宫充血。⑥对革兰氏菌有抑制作用。⑦对多种致病性真菌有抑制作用。

吴茱萸《本经》

为芸香科落叶灌木或小乔木植物吴茱萸 *Evodia rutaecarpa*（Juss.）Benth. 石虎 *Evodia rutaecarpa*（Juss.）Benth. var. *officinalis*（Dode）Huang 或疏毛吴茱萸 *Evodia rutaecarpa*（Juss.）Benth. var. *bodinieri*（Dode）Huang 的接近成熟的果实。以粒小、饱满坚实、色绿、香气浓烈者为佳。主产于贵州、广西、湖南、浙江、四川等地。8~11月果实尚未开裂时采收。晒干生用或制用。

【性味归经】 辛、苦，热。有小毒。归肝、脾、胃、肾经。

【功效】 散寒止痛，温中止呕，助阳止泻。

【应用】

1. 用于寒凝诸痛证。①寒疝腹痛，常与小茴香、川楝子、木香等配伍，如导气汤。②厥阴头痛，常与人参、生姜等同用，如吴茱萸汤。③寒湿脚气肿痛，或上冲入腹，常与木瓜、槟榔等同用，如鸡鸣散。

2. 用于肝火犯胃，呕吐泛酸。配伍黄连，即左金丸。若胃寒者，可配生姜、半夏。

3. 用于虚寒泄泻。多与补骨脂、肉豆蔻、五味子同用，如四神丸。

【用法用量】 煎服，1.5~6g。外用适量。

【使用注意】 本品辛热燥烈，易耗气动火，故不宜多用、久服。

〔近 述〕

本品含挥发油及多种生物碱。①有镇痛、降压作用。②能兴奋中枢，引起视力障碍、错觉。③能抑制血小板聚集，抑制血小板血栓及纤维蛋白血栓形成。④对子宫有兴奋作用。

小茴香《新修本草》

为伞形科多年生草本植物茴香 *Foeniculum vulgare* Mill. 的成熟果实。以颗粒均匀、色黄绿、气味浓者为佳。全国各地均有栽培。秋季果实成熟时采收。

【处方用名】

1. 小茴香　又名茴香、小茴。偏于理气调中，开胃进食。

2. 盐茴香　盐炙的小茴香，增强温肾暖肝作用。

【性味归经】 辛，温。归肝、肾、脾、胃经。

【功效】 散寒止痛，理气和中。

【应用】

1. 用于寒凝诸痛等。①寒疝腹痛，常与乌药、青皮、高良姜等同用，如天台乌药散。②肝气郁滞，睾丸偏坠胀痛，可与橘核、山楂等同用。

2. 用于胃寒呕吐食少、脘腹胀痛等，可与干姜、白术、木香等配用。

【用法用量】煎服，3~6g。外用适量。

〔近 述〕

本品含挥发油。油中主要成分为茴香醚、小茴香酮等。能增强胃肠运动，在腹气胀时，促进气体排出，减轻疼痛，可作驱风剂。

〔附 药〕 八角茴香

为木兰科常绿小乔木八角茴香 *Illicium verum* Hook. f. 的成熟果实。又名大茴香、八角。性味功效与小茴香相似，但功效较弱，主要用作食物调味品。用法用量与小茴香同。

高良姜《别录》

为姜科多年生草本植物高良姜 *Alpinia officinarum* Hance 的根茎。又名良姜。以色红棕、气香味辣、分枝少者为佳。主产于广东、广西、台湾等地。夏末秋初采挖生长 4~6 年的根茎，除去地上茎、须根及残留鳞片，洗净，晒干，切厚片生用。

【性味归经】辛，热。归脾、胃经。

【功效】温中止痛。

【应用】用于胃寒冷痛、呕吐、泄泻等。可单用，亦可配温中的炮姜，如二姜丸。寒凝肝郁，配香附，即良附丸；胃寒呕吐者，配半夏、生姜；虚寒呕吐，可与党参、白术等同用。

【用法用量】煎服，3~10g；研末服，每次 3g。

〔近 述〕

本品含挥发油。油中主要成分为萜烯、高良姜酚、桉油精、桂皮酸甲酯等。此外，尚含多种黄酮类化合物，如槲皮素、高良姜素等。①对离体肠管有兴奋作用。②对炭疽杆菌、白喉杆菌、溶血性链球菌、枯草杆菌、肺炎双球菌、金黄色葡萄球菌、人型结核杆菌等有抑制作用。

花 椒《本经》

为芸香科灌木或小乔木植物花椒 *Zanthoxylum bungeanum* Maxim. 或青椒 *Zanthoxylum schinifolium* Sieb. et Zucc. 的成熟果皮。以鲜红、光艳、皮细、均匀，具有特殊的强烈香气，味麻辣而持久者为佳。我国大部分地区有分布，但以四川产者为佳，故又名川椒、蜀椒。秋季采收成熟果实，晒干。

【性味归经】辛，热。归脾、胃、肾经。

【功效】温中止痛，杀虫，止痒。

【应用】

1. 用于脾胃虚寒、脘腹冷痛、呕吐、泄泻等。可与人参、干姜等配伍，如大建中汤，亦可用本品炒热布包熨痛处以止痛；若治寒湿泄泻，可与苍术、厚朴、陈皮等配伍。

2. 用于虫积腹痛。常与乌梅、干姜、黄柏等配伍，如乌梅丸。

3. 用于湿疹瘙痒，妇人阴痒。本品有杀虫燥湿止痒之功。可单用煎水外洗。

【用法用量】煎服，3~10g。外用适量。

〔近述〕

本品含挥发油。油中主要成分为柠檬烯、月桂烯、异茴香醚等。①有麻醉止痛作用。②对白喉杆菌、炭疽杆菌、肺炎双球菌、金黄色葡萄球菌、伤寒杆菌、绿脓杆菌和某些皮肤真菌有抑制作用。③有驱蛔虫的作用。

〔附药〕椒目

为花椒的种子。性味苦寒。归肺、肾、膀胱经。功能利水消肿、降气平喘。用于水肿胀满、痰饮咳喘等。煎服，3~10g。

丁　香《雷公炮炙论》

为桃金娘科常绿乔木植物丁香 *Eugenia caryophyllata* Thunb. 的花蕾。习称公丁香。以完整、个大、油性足、颜色深红、香气浓郁、入水下沉者为佳。主产于坦桑尼亚、马来西亚、印度尼西亚；我国海南省也有栽培。通常于9月至次年3月，花蕾由绿转红时采收，晒干，生用。

【性味归经】辛，温。归脾、胃、肾经。

【功效】温中降逆，温肾助阳。

【应用】

1. 用于胃寒呕吐，呃逆。①虚寒呃逆，常与柿蒂、党参、生姜等同用，如丁香柿蒂汤。②胃寒呕吐，可与半夏、生姜同用。③脾胃虚寒、吐泻、食少，可与砂仁、白术同用。

2. 用于肾虚阳痿，宫冷等。可与附子、肉桂、淫羊藿等同用。

【用法用量】煎服，1.5~6g。

【使用注意】畏郁金。

〔近述〕

本品含挥发油。油中主要成分为丁香油酚、乙酰丁香油酚、β-石竹烯等。①能促进胃液分泌，增强消化力，减轻恶心呕吐，缓解腹部气胀。②有局部麻醉止痛作用。③对猪蛔虫有麻醉、杀灭作用。④对葡萄球菌、链球菌及白喉、变形、绿脓、大肠、痢疾、伤寒等杆菌有抑制作用。⑤对致病性真菌有抑制作用。⑥对流感病毒有抑制作用。

荜　茇《新修本草》

为胡椒科藤本植物荜茇 *L. per longam* L. 的未成熟果穗。以条肥大、色黑褐、质坚断面稍红、气味浓者为佳。产于广东、云南、海南等地。9~10月间果穗由绿变黑时采收，晒干，生用。

【性味归经】辛，热。归胃、大肠经。

【功效】温中止痛。

【应用】用于胃寒呕吐、呃逆、腹痛、泄泻等。可单用或配伍干姜、附子等同用。

此外，以本品配伍胡椒研末，填塞龋齿孔中，可治龋齿疼痛。

【用法用量】煎服，3~6g。外用适量。

〔近述〕

本品含胡椒碱、挥发油。油中主要成分为丁香烯及芝麻素等。①有抗惊厥作用。②对白色及金黄色葡萄球菌和枯草杆菌、痢疾杆菌有抑制作用。

荜澄茄《开宝本草》

为樟科落叶乔木或灌木植物山鸡椒（山苍树）*Litsea cubeba*（Lour.）pers. 的成熟果实。以个大、气味浓厚、有油质者为佳。主产于广西、广东、四川、湖南、湖北等地。秋季果实成熟时采收，晒干，生用。

【性味归经】辛，温。归脾、胃、肾、膀胱经。

【功效】温中止痛。

【应用】

1. 用于胃寒腹痛、呕吐、呃逆。可单用或与高良姜、丁香、厚朴等同用。

2. 用于寒疝腹痛，常与吴茱萸、香附、木香等同用。

此外，用于下焦虚寒之小便不利或寒湿郁滞之小便混浊。

【用法用量】煎服，2~5g。

〔近述〕

本品含挥发油。油中主要成分为柠檬醛、甲基庚烯酮、柠檬烯、芳樟醇等。①有镇静、镇痛、抗过敏作用。②对金黄色葡萄球菌及大肠、痢疾、伤寒等杆菌有抑制作用。

胡　椒《新修本草》

为胡椒科常绿藤本植物胡椒 *Piper nigrum* L. 的接近成熟或成熟果实，又名古月。主产于海南、广东、广西、云南等地。秋末至次春果实呈暗绿色时采收，晒干，为黑胡椒；果实变红时采收，水浸，擦去果肉，晒干，为白胡椒。生用，用时打碎。

【性味归经】辛，热。归胃、大肠经。

【功效】温中止痛。

【应用】用于胃寒腹痛，呕吐，泄泻。可与高良姜、荜茇等温中药同用，也可单用胡椒粉置膏药中贴脐部，治脾胃虚寒之泄泻。

胡椒是常用的调味品，少量使用，能增进食欲。

【用法用量】煎服，2~4g；研末服，每次 0.5~1g。外用适量。

〔近述〕

本品含胡椒碱、胡椒林碱、胡椒新碱及挥发油。①有驱风健胃作用。②有抗惊厥和镇静作用。③可使皮肤血管扩张，产生温热感。

第八章　行气药

凡以疏畅气机，消除气滞为主要作用的药物，称行气药，又叫理气药。其中作用特强的药物又称破气药。

行气药大多辛香苦温，辛能行散，苦能疏泄，芳香能走窜，性温能通行，故有疏畅气机，消除气滞的功效。主要用于气滞诸证。如脾胃气滞所致脘腹胀满或疼痛、嗳气吞酸、恶心呕吐、便秘或腹泻；肝气郁滞所致胁肋胀痛、抑郁不乐、疝气疼痛、乳房胀痛、月经不调或痛经；肺气壅滞所致胸闷胸痛、咳嗽气喘等。

使用本类药物，要针对不同的病情，并根据药物的特点，作适当的选择和配伍。脾胃气滞除选用行气健脾药外，若兼饮食停滞，当配消食导滞药；若湿阻中焦，气机不畅，常与苦温燥湿药或芳香化湿药配伍；脾胃气虚者又当配伍补中益气药；肝气郁滞除选用疏肝解郁药外，应酌情配伍柔肝、止痛、健脾或活血调经药；肺气壅滞因外邪客肺者，宜配宣肺化痰药；因痰饮阻肺者，可配祛痰化饮药。

本类药物性多辛温香燥，易耗气伤阴，故气虚及阴亏者慎用。破气药对孕妇应忌用。因其气味芳香，不宜久煎。

陈　皮《本经》

为芸香科常绿小乔木植物橘 *Citrus reticulata* Blanco 及其栽培变种的成熟果实的果皮。又名橘皮。以瓣大、完整、色鲜、油润、质柔软、气浓、辛香、味稍甜后感苦辛者为佳。主产于广东、福建、浙江、江西、四川、湖南等地。秋末冬初果实成熟时采收果皮，晒干或低温干燥。以陈久者为佳，故称陈皮。主产广东新会者称新会皮、广陈皮。润透，切丝片用。

【性味归经】 辛、苦，温。归脾、肺经。

【功效】 理气健脾，燥湿化痰。

【应用】

1. 用于脾胃气滞。①寒湿阻中，气滞不畅者，用之尤为适宜，常与苍术、厚朴同用，以增强燥湿行气之功，如平胃散。②脾虚气滞者，可与党参、白术等配伍，以达补气健脾之功，如异功散。③脾胃气滞较甚，脘腹胀痛较剧者，每与木香、枳实等同用，以增强行气止痛之功。

2. 用于湿痰，寒痰。本品为治痰要药。①湿痰咳嗽，常与半夏、茯苓配伍，以增强燥湿化痰之功，如二陈汤。②寒痰咳嗽，多与干姜、细辛、五味子同用，以达温肺化痰之功。

【用法用量】 煎服，3~10g.

〔近 述〕

本品含挥发油，橙皮苷、川皮酮及维生素 B_1、C 等。①挥发油对胃肠平滑肌有抑制作用，缓解胃肠痉挛，促使胃液分泌，有助于消化。②挥发油能刺激呼吸道黏膜，使分泌物增多，痰液稀释，有利于祛痰，并能舒张支气管而有平喘作用。③有利胆、抗凝、升压等作用。

〔附 药〕 橘核 橘叶 橘络

1. 橘核：为橘的种子。功能行气散结止痛。用于疝气痛、睾丸肿痛、及乳房结块等证。用量3~10g。

2. 橘叶：为橘树的叶。功能疏肝行气，散结消肿。用于胁肋作痛、乳痈、乳房结块等。用量6~10g。

3. 橘络：为橘的中果皮和内果皮之间的纤维束群。功能行气通络，化痰止咳。用于痰滞经络之胸痛、咳嗽。用量3~5g。

化橘红《识药辩微》

为芸香科植物化州柚 *Citrus grandis*（L.） Osbeck var. tomentosa Hort. （*C. grandis*'Tomentosa'）或柚 *Citrus grandis*（L.） Osbeck 的未成熟或接近成熟的外层果皮。以皮厚、多毛、气味浓厚者为佳。主产于广东、广西等地。7~8 月采取未成熟果实，除去果囊及中果皮，晒干或焙干用。

【性味归经】 辛、苦、温。归肺、脾、胃经。

【功效】 燥湿化痰，行气宽中。

【应用】

1. 用于湿痰或寒痰咳嗽。

2. 用于食积不化，呕恶胸闷等。

【用法用量】 煎服，3~10g。

〔近 述〕

本品含挥发油，橙皮苷等。作用同陈皮。

青 皮《本草图经》

为芸香科常绿小乔木植物橘 *Citrus reticulata* Blanco 及其栽培变种的幼果或未成熟果实的果皮。以瓣大、完整、外皮色绿、香气浓者为佳。产地同陈皮。5~6 月间收集自落的幼果，习称"个青皮"；7~8 月间采收未成熟的果实，在果皮上纵剖成四瓣至基部，习称"四花青皮"。除尽瓤肉，晒干。

【处方用名】

1. 青皮 又名小青皮、花青皮。去杂质，闷润，切厚片或丝片的青皮。

2. 醋青皮 醋炙的青皮。增强疏肝止痛之功。

3. 炒青皮 麦麸炒的青皮。缓和辛燥之性。

【性味归经】 苦、辛，温。归肝、胆、胃经。

【功效】 疏肝破气，消积化滞。

【应用】

1. 用于肝气郁滞。①胸胁胀痛，常与柴胡、香附等配伍，以增强疏肝理气之功。②乳房胀痛或结块，可与瓜蒌、橘叶、浙贝母等同用，以增强行气散结消肿之效。③寒疝腹痛，多与乌药、小茴香等同用，以增强行气止痛之功，如天台乌药散。④气滞血瘀之胁下痞块，常与三棱、莪术、丹参等配伍，以达行气散结，活血化瘀之功。

2. 用于食积气滞。食积不化，嗳气吞酸，脘腹胀痛，常与神曲、山楂等配伍，以增强消积化滞之功，如青皮丸。

【用法用量】 煎服，3~10g。

【使用注意】本品性燥烈耗气，气虚及孕妇当慎用。

〔近 述〕

本品含挥发油，橙皮苷等。①挥发油对胃肠道有温和的刺激作用，促进消化液分泌，排除肠内积气，抑制肠管平滑肌，呈解痉作用。②挥发油的柠檬烯有祛痰、平喘作用。③有升压、兴奋心肌、抗血栓、利胆作用。

枳　实《本经》

为芸香科常绿小乔木植物酸橙 *Citrus aurantium* L. 及其栽培变种或甜橙 *Citrus sinensis* Osbeck 的幼果。以外皮色绿褐、果肉厚、质坚硬、香气浓者佳。主产于四川、江西、江苏、福建等地。5~6 月间采集自落的果实，横切两半（小者不切开亦可）。晒干或低温干燥。

【处方用名】

1. 枳实　去杂质，洗净，闷软，切片的枳实。破气化痰作用强。
2. 炒枳实　麦麸炒的枳实。缓和其峻烈之性。

【性味归经】苦、辛，微寒。归脾、胃、大肠经。

【功效】破气消积，化痰除痞。

【应用】

1. 用于食积停滞、胃肠热结。①食积不化、脘腹胀满、嗳腐气臭者，多与山楂、麦芽、神曲等同用，以达行气消积之功。②热结便秘、腹痞胀痛者，常与大黄、芒硝、厚朴等同用，共奏泻下热结之效，如大承气汤。③湿热泻痢、里急后重，多与黄芩、黄连同用，以达泻热导滞之功，如枳实导滞丸。

2. 用于胸痹结胸。①胸阳不振、痰阻胸痹，多与薤白、桂枝、瓜蒌等配伍，以增强温阳散寒，行气化痰之功，如枳实薤白桂枝汤。②痰热结胸，常与黄连、半夏、瓜蒌同用，以达清热化痰，行气除痞之效，如小陷胸加枳实汤。③心下痞满，食欲不振，可与半夏曲、厚朴等同用，以达化痰消积除痞之功，如枳实丸。

此外，本品还用于气虚下陷所致的子宫脱垂、胃下垂、脱肛等，常与黄芪、党参等补气升阳药配伍。

【用法用量】煎服，3~10g，大剂量可用至 30g。

【使用注意】孕妇慎用。

〔近 述〕

酸橙果皮含挥发油，黄酮苷、甲基酪胺、对羟福林等。①对胃肠道平滑肌有兴奋作用，使胃肠运动收缩节律增强且有力。②对子宫有兴奋作用，使子宫收缩有力，增强肌张力。③有明显而持久的升压作用，同时能增加冠脉血流量，强心，用于各种休克的救治。④有抗过敏、抗炎、增强免疫等作用。

〔附 药〕 枳壳

为芸香科常绿小乔木酸橙及其栽培变种的接近成熟的果实（去瓤）。生用或炒用。性味、归经、功用及用量与枳实同，但作用较缓和，以行气宽中除胀为主。

木　香《本经》

为菊科多年生草本植物木香 *Aucklandia lappa* Decne. 的根。以色黄白、质坚实、香气浓、油性大者为佳。主产于云南、广西、印度、缅甸等。产于印度、缅甸者，称广木香。在云南等地引种者，称云木香。秋冬二季采挖，晒干。

【处方用名】

1. 木香 又名广木香、云木香。去杂质，洗净，闷润切片的木香。行气力强。

2. 煨木香 用吸油纸、面裹煨或麦麸拌炒的木香。行气力缓而偏于止泻。

【性味归经】辛、苦，温。归脾、胃、大肠、胆、三焦经。

【功效】行气止痛。

【应用】

1. 用于脾胃气滞。本品为行气止痛要药。①脾胃气滞，脘腹胀痛，可与枳壳、川楝子、延胡索等配伍，以增强行气止痛之功。②食积气滞，可与山楂、青皮等同用，以达行气消积之功，如匀气散。③脾虚气滞，可与党参、白术等配伍，以奏补气健脾之效，如香砂六君子汤。

2. 用于泻痢腹痛，里急后重。本品为湿热泻痢里急后重之要药，常与黄连配伍，以达清热止痢，行气除重之功，如香连丸；若食积内停所致，可与槟榔、大黄等同用，以达行气导滞之功，如木香槟榔丸。

3. 用于腹痛胁痛，黄疸。常与郁金、柴胡、茵陈蒿等配伍，以达疏肝理气，清热利湿退黄之功。

【用法用量】煎服，3~10g。

〔近 述〕

云木香含挥发油，油中主要成分为木香内酯、木香烯、木香酸、木香醇、木香碱等。还含树脂、菊糖等。①木香对胃肠道有兴奋或抑制的双向作用，促进消化液分泌。②对支气管平滑肌有解痉作用。③对伤寒杆菌、痢疾杆菌、大肠杆菌及多种真菌有抑制作用。④有利尿及促进纤维蛋白溶解等作用。

〔附 药〕 川木香

为菊科多年生草本植物川木香 *Vladimiria souliei* (Franch) Ling 的根。以枝条粗大、坚实、香味浓者为佳。主产于四川、西藏等地。生用。性味、归经及用量与木香同，但其性平不燥，以行气血调经为主。

沉 香《别录》

为瑞香科常绿乔木植物沉香 *Aquilaria agallocha* Roxb. 及白木香 *Aquilaria sinensis* (Lour.) Gilg 含有树脂的木材。又名沉水香。以体重结实、色棕黑油润、燃之有油渗出、香气浓烈者为佳。沉香主产于东南亚、印度等地；白木香主产于云南、广东、台湾等地。全年均可采收，割取含树脂的木材，除去不含树脂的部分，阴干，锉末或磨粉用。

【性味归经】辛、苦，温。归脾、胃、肾经。

【功效】行气止痛，温中止呕，纳气平喘。

【应用】

1. 用于胸腹疼痛。①寒凝气滞，胸腹胀痛，常与乌药、木香等同用，以增强行气散寒止痛之功，如沉香四磨散。②脾胃虚寒，脘腹冷痛，常与附子、肉桂、干姜同用，以达温中散寒止痛之效，如沉香桂附丸。

2. 用于胃寒呕吐。常与丁香、柿蒂等同用，以增强和胃降逆止呕之功。

3. 用于虚喘。①肾不纳气之虚喘，常与附子、肉桂、补骨脂等同用，以增强温肾纳气之功。②下虚上盛之痰饮喘咳，多与苏子、半夏等配伍，以达祛痰平喘之效。

【用法用量】煎服，宜后下，1~3g；或磨汁冲服；或入丸散剂，每次0.5~1g。

〔近述〕

本品含挥发油。油中含苄基丙酮、对甲氧基苄基丙酮及氢化桂皮酸、对甲氧基氢化桂皮酸等。挥发油有促进消化液分泌及胆汁分泌等作用。

檀　香《别录》

为檀香科常绿小乔木檀香 *Santalum album* L. 的木质心材。又名白檀香、檀香木。以色黄、质坚而致密、油性大、香味浓厚者为佳。产于广东、海南、云南、台湾及印度、印度尼西亚等地。夏季采收为佳。镑片或劈碎后入药。

【性味归经】辛，温。归脾、胃、肺经。

【功效】行气止痛。

【应用】用于胸腹冷痛，胃寒作痛，呕吐食少。常与砂仁、白豆蔻、乌药等同用，以达行气散寒止痛之功。

此外，本品治疗冠心病心绞痛属气滞血瘀者，常与延胡索、细辛等同用，如宽胸丸。

【用法用量】煎服，1~3g，宜后下。

〔近述〕

本品含挥发油。油中含α－檀香萜醇、β－檀香萜醇，并含檀萜烯、檀萜烯酮等。①挥发油对胃肠平滑肌有明显的解痉作用。②能加强血流量，有一定的降压作用。

香　附《别录》

为莎草科多年生草本植物莎草 *Cyperus rotundus* L. 的根茎。以个大、色棕褐、质坚实、香气浓者为佳。全国大部分地区均产，主产于河南、广东、山东、浙江等地。秋季采挖，燎去毛须，晒干。

【处方用名】

1. 香附 又名梭草根、莎草根。去杂质、碾碎的香附。
2. 醋香附　醋炙的香附。偏于疏肝止痛。
3. 香附炭　炒炭的香附。偏于止血，用于崩漏下血。

【性味归经】辛、微苦、微甘，平。归肝、脾、三焦经。

【功效】疏肝理气，调经止痛。

【应用】

1. 用于肝气郁滞。本品为疏肝解郁，行气止痛之良药。①肝气郁滞，胁肋胀痛，多与柴胡、枳壳等配伍，以增强疏肝理气之功，如柴胡疏肝散。②肝气犯胃，脘腹胀痛，常与木香、佛手等同用，以达疏肝和胃止痛之效。③寒凝气滞，胃脘疼痛，可与高良姜同用，以达温中止痛之功，如良附丸。④寒疝腹痛，多与小茴香、乌药等配伍，以达散寒止痛之功。

2. 用于肝郁月经不调，痛经，乳房胀痛。本品为妇科调经要药。①月经不调，痛经，可单用或与柴胡、当归、白芍等配伍，以达行气调经之功。②乳房胀痛或结块，多与柴胡、青皮、瓜蒌皮等同用，以增强行气散结之功。

【用法用量】煎服，6~12g。

〔近 述〕

本品含挥发油，主要为香附酮、香附烯、香附醇等。此外含生物碱、黄酮类及三萜类。①对子宫有抑制作用，能降低其收缩力和张力。②挥发油有雌激素样作用。③抗菌作用，挥发油对金黄色葡萄球菌及真菌有抑制作用。④有镇痛、解热、强心、降压等作用。

川楝子《本经》

为楝科落叶乔木植物川楝 *Melia toosendan* Sieb. et Zucc. 的成熟果实。以个大、外皮金黄色、肉黄白色、饱满、有弹性者佳。南方各地均产，以四川产者为佳。冬季果实成熟时采收，干燥。用时打碎。

【处方用名】

1. 川楝子　又名金铃子。去杂质，捣成碎块的川楝子。
2. 炒川楝子　炒黄的川楝子。降低毒性及苦寒之性。
3. 盐川楝子　盐炙的川楝子。引药下行，增强止下腹痛及疝痛的作用。

【性味归经】苦，寒。有小毒。归肝、胃、小肠、膀胱经。

【功效】行气止痛，杀虫疗癣。

【应用】

1. 用于肝气郁滞诸痛。①属热者，常与延胡索配伍，以增强行气止痛之功，如金铃子散。②肝胃不和之胁肋作痛，多与柴胡、白芍等同用。③寒疝腹痛，可配小茴香、吴茱萸，以达散寒行气止痛之功，如导气汤。

2. 用于虫积腹痛。常与槟榔、使君子等同用。此外，取本品焙黄研末，油调外敷，可用治头癣。

【用法用量】煎服，3~10g。外用适量。

【使用注意】本品有毒，不宜持续及过量服用。

〔近 述〕

本品含川楝素、楝树碱、山柰醇及脂肪油等。①川楝素有驱蛔虫作用。②对金黄色葡萄球菌及皮肤真菌有抑制作用。③能兴奋肠管平滑肌，使其张力和收缩力增加。④内服过量可致中毒，主要损伤肝脏，抑制中枢，出现恶心呕吐、腹泻、呼吸循环衰竭，甚至死亡。

乌 药《本草拾遗》

为樟科灌木或小乔木植物乌药 *Lindera aggregata*（Sims）Kosterm. 的根。以断面色白质嫩，折断后香气浓郁者佳。主产于浙江、湖南、安徽、广东、江西等地。产于浙江天台者，又名天台乌药。全年均可采挖，除去细根，刮去外皮，切薄片，晒干。生用或麸炒用。

【性味归经】辛，温。归肺、脾、肾、膀胱经。

【功效】行气止痛，温肾散寒。

【应用】

1. 用于寒凝气滞，胸腹诸痛。①胸胁闷痛，可与薤白、瓜蒌皮、郁金等同用，以达行气散结止痛之功。②寒疝腹痛，常与青皮、小茴香、高良姜等配伍，以达散寒行气止痛之功，如天台乌药散。③经行腹痛，可与香附、当归等同用，共奏行气调经止痛之效，如乌药汤。

2. 用于尿频、遗尿。常与益智仁、山药等同用，以助温肾缩尿之功，如缩泉丸。

【用法用量】煎服，3~10g。

〔近述〕

本品含生物碱（乌药酸、乌药内酯）及挥发油。油中成分为乌药烷、乌药烃、乌药醇等。①对胃肠道平滑肌有兴奋和抑制双向调节作用，能促进消化液的分泌。②挥发油能兴奋大脑皮质，促进呼吸，兴奋心肌，加速血液循环，升压及发汗。③促进血液凝固。

佛　手《滇南本草》

为芸香科常绿小乔木或灌木植物佛手 *Citrus medica* L. Var. *sarcodactylis* Swingle 的果实。以片大、绿皮白肉、香气浓郁者为佳。主产于广东、四川、福建、云南等地。秋季果实尚未变黄或刚变黄时采收，切片晒干。生用。

【性味归经】辛、苦，温。归肝、脾、胃、肺经。

【功效】疏肝，理气，化痰。

【应用】

1. 用于肝气郁滞。常与柴胡、青皮、香附等同用，以达疏肝解郁、行气止痛之功。
2. 用于脾胃气滞。多与木香、砂仁等同用，以达行气和中之功。
3. 用于久咳痰多，胸闷胁痛。常与丝瓜络、瓜蒌皮等同用，以增强化痰止咳之功。

【用法用量】煎服，3~10g。

〔近述〕

本品含柠檬油素及微量香叶木苷和橙皮苷。①能扩张冠状动脉，增加冠脉血流量。②对肠道平滑肌有明显的抑制作用，缓解肠痉挛。③有一定的祛痰作用。

香　橼《本草图经》

为芸香科常绿小乔木植物枸橼 *Citrus medica* L. 或香园 *Citrus wilsonii* Tanaka 的成熟果实。又名香园。以个大、皮粗、色黑绿、质坚、香气浓者为佳。主产于广东、广西、浙江、江苏等地。秋季果实成熟时采收。切片晒干用。

【性味归经】辛、微苦、酸，温。归肝、脾、胃、肺经。

【功效】疏肝，理气，化痰。

【应用】

1. 用于肝气郁滞。功同佛手，但效力较弱。
2. 用于脾胃气滞。常与木香、砂仁等同用，以达理气宽中之功。
3. 用于湿痰咳嗽痰多。可与橘皮、半夏等配伍，以增强燥湿化痰之效。

【用法用量】煎服，3~10g。

〔近述〕

本品含橙皮苷、柠檬酸、苹果酸、维生素C及挥发油等。①对胃肠道有温和的刺激作用，能促进胃肠蠕动和消化液分泌，排除肠内积气。②有祛痰作用。

荔枝核《本草衍义》

为无患子科常绿乔木植物荔枝 *Litchi chinensis* Sonn. 的成熟种子。以干燥、粒大、饱满者为佳。主产于福建、广东、广西等地。6~7月果实成熟时采摘，除净皮肉，取种子，洗净，晒干。用时打碎。生用或盐水炙用。

【性味归经】辛、微苦，温。归肝、胃经。

【功效】行气散结，散寒止痛。

【应用】

1. 用于寒凝诸痛。①寒疝疼痛，可与小茴香、橘核、吴茱萸等同用，以达行气散寒止痛之功，如疝气内消丸。②睾丸肿痛，多与川楝子、橘核等同用。

2. 用于气滞诸痛。①肝气郁滞，肝胃不和之胃脘疼痛，可配木香研末服，以达疏肝和胃，行气止痛之功，如荔香散。②气滞血瘀之痛经、产后腹痛，可与香附研末服，以增强疏肝行气止痛之功，如蠲痛散。

【用法用量】煎服，10~15g；或入丸散剂。

〔近 述〕

本品含皂苷、鞣质、甘氨酸等。甘氨酸可使血糖下降，肝糖元降低。

薤 白《本经》

为百合科多年生草本植物小根蒜 *Allium macrostemon* Bge. 和薤 *Allium chinensis* G. Don 的地下鳞茎。以个大、质坚、饱满、黄白色、半透明、不带花茎者为佳。我国各地均有分布，主产于江苏、浙江等地。夏秋二季采挖，除去须根，洗净，用沸水烫透，晒干。生用。

【性味归经】辛、苦，温。归肺、胃、大肠经。

【功效】通阳散结，行气导滞。

【应用】

1. 用于胸痹胸痛。本品为治胸痹之要药。①寒痰阻滞、胸阳不振之胸痹证，常与瓜蒌、半夏、枳实等同用，以增强通阳散结，行气化痰之功，如瓜蒌薤白半夏汤、瓜蒌薤白白酒汤及枳实薤白桂枝汤。②胸痹兼有血瘀者，可与丹参、红花、川芎等配伍，以达活血化瘀，行气散结之功。

2. 用于胃肠气滞，泻痢后重。常与木香、枳实同用，以增强行气导滞之功；若湿热泻痢，可与黄芩、黄连等配伍，以达清热燥湿，行气止痢之功。

【用法用量】煎服，5~10g。

【使用注意】气虚无滞及胃弱纳呆、不耐蒜味者不宜用。

〔近 述〕

本品含大蒜氨酸、甲基大蒜氨酸、大蒜糖。①有降低血脂作用。②能抑制血小板聚集。③能促进纤维蛋白溶解。④有抗菌、抗肿瘤作用。

玫瑰花《食物本草》

为蔷薇科灌木植物玫瑰 *Rosa rugosa* Thunb. 的花蕾。以朵大、瓣厚、色紫、鲜艳、香气浓者为佳。主产于江苏、福建、浙江、四川、山东等地。4~6 月，花将开放时，分批采收，除去花柄及蒂，及时低温干燥。生用。

【性味归经】甘、微苦，温。归肝、脾经。

【功效】行气解郁，活血止痛。

【应用】

1. 用于肝胃不和，胸胁脘腹胀痛，呕恶食少。可与佛手、香附、砂仁等同用，以达疏肝和胃，行气止痛之功。

2. 用于月经不调，经前乳房胀痛及跌打伤痛。①月经不调，经前乳房胀痛，多与当归、白芍、川芎等同用，以达行气解郁，活血调经之功。②跌打伤痛，可与桃仁、红花、当归等配伍，以增强活血散瘀止痛之功。

【用法用量】煎服，3~6g。

〔近述〕

本品含挥发油（玫瑰油），油中主要成分为右旋香茅、玫瑰醚、丁香酚、香叶醇等。另含脂肪油、鞣质、有机酸等。玫瑰油有促进胆汁分泌的作用，排除积气，助消化。

柿　蒂《本草拾遗》

为柿树科落叶乔木植物柿 *Diospyros kaki* Thunb. 的宿存花萼。以红棕色、质厚、味涩、表面带柿霜者为佳。主产于河南、山东、四川、广东、福建等地。秋冬二季收集成熟柿子的果蒂，晒干。生用。

【性味归经】苦、涩，平。归胃经。

【功效】降气止呃。

【应用】用于呃逆证。本品为治呃逆要药。①胃寒呃逆，常与丁香、生姜等同用，以达温胃止呕之功，如丁香柿蒂散。②胃热呃逆，多与黄连、竹茹同用，以达清胃止呕之功。

【用法用量】煎服，6~10g。

〔近述〕

本品含鞣质、羟基三萜酸、果糖、葡萄糖及中性脂肪油。

刀　豆《救荒本草》

为豆科一年生缠绕草质藤本植物刀豆 *Canavalia gladiata*（Jacq.）DC. 的成熟种子。以个大、饱满、色鲜艳、干燥者为佳。主产于江苏、安徽、湖北、四川等地。秋季种子成熟时采收果实，剥取种子，晒干。生用。

【性味归经】甘，温。归胃、肾经。

【功效】降气止呃。

【应用】用于虚寒呃逆、呕吐。可与丁香、柿蒂等同用，以增强降逆止呕之功。

此外，本品又可温肾助阳，治肾虚腰痛。

【用法用量】煎服，10~15g。

〔近述〕

本品含尿素酶、血球凝集素、刀豆氨酸及淀粉、蛋白质、脂肪等。血球凝集素有抗肿瘤作用。

甘　松《本草纲目》

为败酱科多年生草本植物甘松 *Nardostachys chinensis* Batal. 或匙叶甘松 *Nardostachys jatamansi* DC. 的根及根茎。以主根肥壮、条长、芳香味浓、无泥沙者为佳。主产于四川、甘肃、青海等地。春秋二季采挖，以秋季为佳。除去泥沙杂质，晒干或阴干，切段用。

【性味归经】 辛、甘，温。归脾、胃经。

【功效】 行气止痛，开郁醒脾。

【应用】 用于胸脘疼痛。①思虑伤脾之胸闷腹胀，可与柴胡、香附等同用，以达开郁醒脾之功。②寒凝气滞之胃脘疼痛，可与木香、砂仁等同用，以增强行气散寒止痛之功。

此外，本品配荷叶、藁本煎汤洗足，可治湿脚气，能收湿拔毒。

【用法用量】 煎服，3~6g。外用适量。

〔近 述〕

本品含马兜铃烯、甘松酮、广藿香醇、缬草酮等；匙叶甘松的根含呋喃香豆精类化合物甘松素、甘松醇、喔绕瑟洛醇、白芷素等。①有镇静、安定作用。②有抗心律不齐作用。③能使支气管扩张。④有解痉、抗菌作用。

第九章　消 食 药

凡以消化饮食积滞为主要作用的药物，称为消食药，又叫消导药。

消食药大多味甘性平，归脾胃二经。具有消食化积、开胃和中功效。主要用于饮食积滞，脘腹胀满、嗳腐吞酸、恶心呕吐、不思饮食、大便失常及脾胃虚弱、消化不良等证。

使用本类药物，应根据不同的病情予以适当配伍。如食积气滞者，当配伍行气药以行气导滞；若脾胃气虚、运化无力者，须配伍健脾益胃药，以标本兼顾，消补并用；若食积化热者，宜配苦寒泻下药以泻热导滞；如脾胃虚寒者，当配伍温里药以温中散寒；若兼湿浊内阻者，宜配芳香化湿药以化湿醒脾，消食开胃。

山　楂《本草经集注》

为蔷薇科落叶灌木或小乔木植物山里红 *Crataegus pinnatifida* Bge. Var. *major* N. E. Br. 或山楂 *Crataegus pinnatifida* Bge. 的成熟果实。习称“北山楂”。以片大、皮红、肉厚、核少或个匀、色棕褐、质坚者为佳。我国大部分地区均产。秋季果实成熟时采收。晒干。

【处方用名】

1. 山楂　去杂质及脱落的果核，切片生用的山楂。偏于消食、活血化瘀。
2. 炒山楂　炒黄的山楂片。可减弱酸味，缓和药性，增强消食化积作用。
3. 焦山楂　炒焦的山楂片。偏于消积止泻痢，用于肉食积滞，泻痢不爽。
4. 山楂炭又名黑山楂。炒炭的山楂片。偏于收涩，用于泄泻、痢疾出血。
5. 山楂核　山楂的果核。用治疝气痛。

【性味归经】 酸、甘，微温。归脾、胃、肝经。

【功效】 消食化积，活血散瘀。

【应用】

1. 用于肉食积滞。本品为消化油腻肉食积滞之要药。单用煎服或常与麦芽、神曲、莱菔子等同用，以增强消食化积之功，如保和丸；若食积气滞，脘腹胀满、疼痛较甚者，可与青皮、木香等同用，以达行气消积之功，如匀气散。

2. 用于泻痢及瘀滞腹痛。①泻痢腹痛，可用焦山楂水煎服，或与木香、枳壳、槟榔等同用，以达消积行气止痢之功。②产后瘀阻腹痛、恶露不尽，或痛经，常与益母草、川芎、当归等同用，以增强活血祛瘀止痛之功。③瘀滞胸胁疼痛，可与桃仁、红花、川芎等同用。④疝气、睾丸肿痛，常与橘核、小茴香、荔枝核等同用，以达行气散结止痛之功。

此外，临床常以生山楂用于冠心病、高血压及高脂血症的防治。

【用法用量】 煎服，10~15g，大剂量 30g。

〔近 述〕

北山楂含酒石酸、柠檬酸、山楂酸、黄酮类、内脂、糖类及苷类。野山楂含柠檬酸、山楂酸、鞣质、果糖、皂苷、维生素 C 等。①所含多种有机酸能提高蛋白酶的活性，促进胃酸的分泌，使肉食易被消化。

②山楂能增加消化酶的分泌，促进消化。③山楂对痢疾杆菌及大肠杆菌有较强的抑制作用。④山楂有扩张血管、增加冠状动脉血流量、降低血压、降血脂等作用。⑤有强心作用。⑥有收缩子宫作用。

神　曲《药性论》

为面粉和其他药物混合后经发酵而成。以陈久、无虫蛀者为佳。我国各地均产，但以福建产者为佳。以大量麦粉、麦麸皮与杏仁、赤小豆粉，用鲜青蒿、鲜苍耳草、鲜辣蓼自然汁，混合拌匀，使干湿适宜，作成小块，放入筐内，复以麻叶或楮叶，保温发酵一周，长出黄菌丝取出，切成小块晒干即成。

【处方用名】

1. 神曲　又名六神曲。神曲的块片（丁片）。
2. 炒神曲　麸炒的神曲。增强醒脾和胃的功效。
3. 焦神曲　炒焦的神曲。增强健脾和胃消食功效。

【性味归经】甘、辛，温。归脾、胃经。

【功效】消食和胃。

【应用】用于饮食积滞。治食滞脘腹胀痛、食少纳呆、肠鸣腹泻者，可与山楂、麦芽配伍，以增强消食和胃之功，如焦三仙。本品又兼解表之功，故外感食滞者用之较宜。

此外凡丸剂中有金石、贝壳类药物者，可用本品糊丸以助消化。

【用量用法】煎服，6~15g。

〔近 述〕

本品含酵母菌、酶类、维生素B复合体、麦角固醇、挥发油、苷类、脂肪油等。①本品借其发酵作用，以促进消化，增进食欲。②具有抑制大肠杆菌、伤寒杆菌、流感杆菌等作用。

麦　芽《药性论》

为禾本科一年生草本植物大麦 *Hordeum vulgare* L. 的成熟果实经发芽干燥而成。以色黄粒大、饱满、芽完整者为佳。全国各地均产。将麦粒用水浸泡一日，保持适宜温度、湿度，待麦芽长至0.5cm时，干燥后即可入药。

【处方用名】

1. 麦芽　又名生麦芽。去杂质生用的麦芽。具有消食、疏肝作用。
2. 炒麦芽　炒黄的麦芽。增强消食和胃作用，并能回乳。
3. 焦麦芽　炒焦的麦芽。消食化积作用更强。

【性味归经】甘，平。归脾、胃、肝经。

【功效】消食健胃，回乳消胀。

【应用】

1. 用于米面薯芋食滞。本品能助淀粉类食物的消化，常与山楂、神曲、鸡内金等配伍。①脾虚食少，食后腹胀者，可配白术、茯苓，以达补脾健胃消食之功。②小儿乳食停滞，单用本品煎服或研末，开水调服。

2. 用于断乳或乳汁郁积乳房胀痛。单用生麦芽或炒麦芽120g（或生、炒各60g）煎服。

此外，本品兼有疏肝解郁作用，用于肝气郁滞或肝胃不和之证，可与青皮、川楝子等同用。

【用法用量】煎服，10~15g，大剂量30~120g。

【使用注意】哺乳期不宜使用。

〔近 述〕

本品含淀粉酶、转化糖酶、蛋白质分解酶、维生素B、葡萄糖、麦芽糖、磷脂等。①本品所含消化酶及维生素B有助消化作用。②麦芽煎剂对胃酸与胃蛋白酶的分泌有促进作用。③微炒时对酶无影响，炒焦后则降低酶的活性。④生麦芽所含麦角类化合物有抑制催乳素的分泌的作用。⑤麦芽浸膏口服有降低血糖的作用。

谷　芽《本草纲目》

为禾本科一年生草本植物稻 *Oryza sativa* L. 的成熟果实，经发芽晒干而成。以粒饱满、均匀、色黄、无杂质者为佳。全国各地均产，随时可制备，制法如麦芽。

【处方用名】

1. 谷芽　又名生谷芽，亦名稻芽；北方称“谷芽”者系指粟芽。长于和中。
2. 炒谷芽　炒黄的谷芽。偏于消食。
3. 焦谷芽　炒焦的谷芽。善化积滞。

【性味归经】甘，平。归脾、胃经。

【功效】消食健胃。

【应用】用于米面薯芋食滞及脾虚食少。功似麦芽而力较缓，能促进消化而不伤胃气，常与麦芽相须为用。①食滞脘腹胀满，可与山楂、神曲等同用。②脾虚食少，多与党参、白术等配伍，以增强补脾益气作用。

【用法用量】煎服，10~15g，大剂量30g。

〔近 述〕

本品含淀粉酶、维生素B、蛋白质等。有促进消化、增进饮食的作用。其含量较麦芽低，消化淀粉之力不及麦芽。煎剂及炒谷芽会降低消食作用。

鸡内金《本经》

为雉科动物家鸡 *Gallus gallus domesticus* Brisson 的砂囊内壁。以色黄、干燥、完整少破碎者为佳。全国各地均产。杀鸡后，取出砂囊，剖开剥离内壁，洗净晒干备用。

【处方用名】

1. 鸡内金　又名鸡肫皮。去杂质及非药用部分的鸡内金，用时捣碎。偏于消食。
2. 炒鸡内金　清炒或砂烫的鸡内金。可矫味矫臭，增强健胃消食作用。
3. 醋鸡内金　醋炙的鸡内金。可矫味矫臭，增强健胃消食作用。

【性味归经】甘，平。归脾、胃、小肠、膀胱经。

【功效】消食健胃，固精止遗。

【应用】

1. 用于食积，疳积。本品有较强的消食化积作用，并能健运脾胃，广泛用于各种食滞证。①轻者，可单用研末服用。②食积不化，脘腹胀痛，可与山楂、神曲、麦芽等同用，以增强消食化积之功。③小儿脾虚疳积，常与白术、山药、使君子等配伍，以达补脾益气消积之功。

2. 用于遗尿、遗精。①遗尿，常与桑螵蛸、益智仁等同用，以达固肾缩尿之效。②遗精，多与菟丝子、芡实等配伍，以增强补肾固精之功。

此外，本品尚能化石通淋，可用于砂石淋及胆结石等，常配金钱草。

【用法用量】 煎服，3~10g，研末服，每次1.5~3g。

〔近 述〕

本品含胃激素、角蛋白、氨基酸及微量胃蛋白酶、淀粉酶等。口服鸡内金粉后，胃液分泌量及酸度增高，胃运动加强，排空加速。

莱菔子《日华子本草》

为十字花科一年生或二年生草本植物萝卜 *Raphanus sativus* L. 的种子。以颗粒饱满者为佳。全国各地均产。初夏采收成熟种子，晒干。

【处方用名】

1. 莱菔子　又名萝卜子。去杂质，洗净，干燥的莱菔子，用时捣碎。具升散之性，有涌吐风痰作用。

2. 炒莱菔子　炒爆的莱菔子。药性缓和，能下气化痰，消食除胀。

【性味归经】 辛、甘，平。归脾、胃、肺经。

【功效】 消食除胀，降气化痰。

【应用】

1. 用于食积气滞。本品善于消食化积，行气消胀，为食积气滞证主药。①食积气滞所致脘腹胀满、嗳气吞酸等，常与山楂、神曲、陈皮等同用，以达消食化积之功，如保和丸。②食积腹痛泻痢后重，常与木香、枳实同用，可奏行气消积止痢之效。

2. 用于咳喘痰多之实证。常与白芥子、苏子等同用，以达化痰止咳、降气平喘之功，如三子养亲汤。

【用法用量】 煎服，6~10g。

【使用注意】 本品辛散耗气，故气虚及无食积、痰滞者慎用。一般不与人参同用。

〔近 述〕

本品含少量挥发油、脂肪油、芥子碱、黄酮苷等。①本品对葡萄球菌及大肠杆菌、伤寒杆菌等有一定的抑制作用。②能兴奋消化道腺体的分泌，有助于消化。③有利胆和利尿作用。④对常见皮肤真菌有抑制作用。

第十章　驱虫药

凡以驱除或杀灭人体寄生虫为主要作用的药物，称为驱虫药。

本类药物多具毒性，归脾、胃、大肠经。功能杀虫消积。主要用于肠道寄生虫病，如蛔虫病、蛲虫病、绦虫病、钩虫病、姜片虫病等。症见绕脐腹痛，食欲不振，或善食多饥、嗜食异物，肛门、耳、鼻瘙痒，久则面色萎黄，形体消瘦，小儿则虫积成疳。也有部分病人症状较轻，无明显症候，仅于粪检时才被发现。上述情况，均应服用驱虫药，以求根治。对机体其他部位的寄生虫，如血吸虫、阴道滴虫等亦可应用。

临床应用时，必须根据寄生虫的种类及患者体质的强弱，证情的缓急，选择不同的驱虫药，并进行适当的配伍。如大便秘结者，当配泻下药，可促使虫体排出；有积滞者，可与消食导滞药同用；脾胃虚弱者，当配健脾和胃药；体质虚弱者，应先补后攻，或攻补兼施。

驱虫药一般宜在空腹时服用，以便使药物与虫体充分接触，更好的发挥驱虫疗效；应用毒性较大的驱虫药，要注意用量、用法，以免中毒或损伤正气；对发热或腹痛剧烈者，暂时不宜使用驱虫药。孕妇、年老体弱者应慎用。

使君子《开宝本草》

为使君子科落叶藤本状灌木植物使君子 *Quisqualis indica* L. 的干燥成熟果实。以个大、表面紫黑、具光泽、仁饱满、色黄白者为佳。主产于四川、广东、广西、云南等地。9~10月果皮变紫黑时采收，晒干。去壳，取种仁，生用或炒香用。

【性味归经】 甘，温。归脾、胃经。

【功效】 杀虫消积。

【应用】

1. 用于蛔虫、蛲虫。本品善驱蛔虫、蛲虫。轻证单用本品炒香嚼服；重证可与苦楝皮、芜荑等同用，如使君子散。

2. 用于小儿疳积。治小儿疳积，面色萎黄、形瘦腹大、腹痛有虫者，常与槟榔、神曲、麦芽等同用，以达消食化积之功，如肥儿丸。

【用法用量】 煎服，10~15g，炒香嚼服6~9g。小儿每岁每天1~1.5粒，总量不超过20粒。空腹服用，每日1次，连用3天。

【使用注意】 大量服用能引起呃逆、眩晕、呕吐、腹泻等反应。若与热茶同服，亦能引起呃逆、腹泻，故服药时忌饮热茶。

〔近 述〕

本品含使君子酸钾、脂肪油、葫芦巴碱等。①对蛔虫、蛲虫有较强的麻痹或杀灭作用。②对某些皮肤真菌有抑制作用。

苦楝皮《别录》

为楝科乔木植物楝树 *Melia azedarach* L. 和川楝树 *Melia toosendan* Sieb. et Zucc. 的根皮或树皮。又名苦楝根皮、川楝皮。以除净粗皮及嫩树皮为佳。全国大部分地区均产。全年可采，但以春、秋两季为宜。剥取根皮或树皮，刮去栓皮，洗净鲜用，或以干品润透切片生用。

【性味归经】 苦，寒。有毒。归脾、胃、肝经。

【功效】 杀虫，疗癣。

【应用】

1. 用于蛔虫、蛲虫、钩虫等。本品杀虫作用较强，疗效较佳，为驱杀蛔虫之良药。①治蛔虫证，可单用本品煎服，或与使君子、槟榔等配伍，如化虫丸。②治蛲虫证，可与百部、乌梅同煎浓液，每晚保留灌肠，连用2~4天。

2. 用于头癣、疥疮。以本品研末，用醋或猪油调涂患处。

【用法用量】 煎服，6~9g，鲜品15~30g。外用适量。

【使用注意】 本品有毒，不宜过量或持续服用。体虚者慎用，肝病患者忌用。有效成分难溶于水，需文火久煎。

〔近述〕

本品含苦楝素、川楝酮、苦楝子三醇、苦内脂等。①苦楝素油有驱蛔虫作用，尤其对蛔虫头部具有麻痹作用。②对蛲虫、钩虫也有麻痹或驱杀作用。③对致病性真菌有明显的抑制作用。④苦楝皮中毒，轻者头痛、头晕、恶心呕吐、腹痛等；严重者可出现呼吸中枢麻痹及内脏出血、中毒性肝炎、精神失常、视力障碍等，甚者可导致死亡。

槟　榔《别录》

为棕榈科常绿乔木植物槟榔 *Areca catechu* L. 的成熟种子。又名大腹子、海南子。以个大、体重、质坚、无破裂者为佳。主产于海南岛、福建、云南等地，春末至秋初采收成熟果实，用水煮后晒干，除去果皮，取出种子，浸透切薄片用。

【性味归经】 辛、苦，温。归胃、大肠经。

【功效】 杀虫消积，行气利水。

【应用】

1. 用于多种肠道寄生虫病。本品能驱杀绦虫、钩虫、蛔虫、蛲虫、姜片虫等多种寄生虫，但以驱杀绦虫为佳。①治绦虫，常单用或与南瓜子同用。②治蛔虫、蛲虫，多与苦楝皮、使君子同用。③治姜片虫，可与乌梅、甘草配伍。

2. 用于食积气滞，泻痢后重。常与木香、青皮、大黄等同用，以达消积导滞行气之功，如木香槟榔丸。

3. 用于水肿、脚气肿痛。①水肿实证，二便不通，常与泽泻、商陆、木通等配伍，以达利水消肿之功，如疏凿饮子。②寒湿脚气肿痛，常与木瓜、吴茱萸、陈皮等同用。以增强散寒祛湿之效，如鸡鸣散。

此外，本品可用治疟疾，常与常山、草果、青皮等同用，如截疟七宝饮。

【用法用量】 煎服，6~15g。单用驱杀绦虫、姜片虫时，可用60~120g。

【使用注意】脾虚便溏或气虚下陷者忌用。

〔近述〕

本品含槟榔碱、槟榔次碱及去甲槟榔碱等生物碱；并含鞣质、脂肪油、槟榔红色素等。①槟榔碱对猪绦虫有较强的驱虫作用，能麻痹全虫体，对牛绦虫仅能麻痹头部和未成熟接片。②对蛲虫、蛔虫、钩虫、姜片虫等亦有驱杀作用，对血吸虫的感染有一定的预防效果。③对皮肤真菌、流感病毒有抑制作用。④槟榔碱有拟胆碱作用，兴奋胆碱受体，促进唾液、汗腺分泌，增加肠蠕动，减慢心律，降低血压，滴眼可使瞳孔缩小。

南瓜子《现代实用中药》

为葫芦科植物南瓜 *Cucurbita moschata*（Duch.）poiret 的种子。以粒大、饱满、新鲜者为佳。全国大部分地区均产。夏、秋果实成熟时采收，取子、晒干。用时打碎，鲜用者良。

【性味归经】甘，平。归胃、大肠经。

【功效】杀虫。

【应用】用于绦虫。可单味生用，或配槟榔同用，则疗效更佳。如验方驱绦方，即用本品研粉，冷水调服 60~120g，两小时后，服 60~120g 槟榔的水煎剂，再过半小时，用开水冲服玄明粉 15g，促使泻下，以利虫体排出。

此外，南瓜子亦可用于血吸虫病，但须较大剂量，长期服用。

【用法用量】研粉，60~120g。冷开水调服。

〔近述〕

本品含南瓜子氨酸、脂肪油、蛋白质及维生素 A、B_1、B_2、C，又含胡萝卜素。南瓜子氨酸对绦虫的中段及后段有麻痹作用，并与槟榔有协同作用。对血吸虫幼虫有抑制和杀灭作用。

鹤草芽《中华医学杂志》

为蔷薇科多年生草本植物龙牙草（仙鹤草）*Agrimonia pilosa* Ledeb. 的冬芽。又名仙鹤草根芽。我国各地均产。以根芽黄白色、无老根者为佳。深冬或早春采收，去老根及棕褐色绒毛，留取幼芽，晒干。研粉用。

【性味归经】苦、涩，凉。归肝、小肠、大肠经。

【功效】杀虫。

【应用】用于绦虫。为治绦虫病之要药。单用本品研粉，早晨空腹服用，一般药后 5~6 小时即可排出虫体。

此外，研末外用，对阴道滴虫有一定疗效。

【用法用量】研粉吞服，每次 30~45g，小儿 0.7~0.8g/Kg。每日一次，晨起空腹服用。

【使用注意】不宜入煎剂。

〔近述〕

本品含鹤草酚。①能驱杀绦虫，能使绦虫虫体痉挛而很快死亡。②对阴道滴虫、血吸虫、疟原虫等，亦有杀伤作用。③鹤草酚几乎不溶水于水，故以入散剂为宜。

雷　丸《本经》

为多孔菌科植物雷丸 *Omphalia lapidescens* Schroet. 的干燥菌核。以个大、断面色白、粉状者为佳。断面色褐、呈角质样者，不可入药。主产于四川、云南、贵州、湖北、广西、陕西等地。秋季采挖，洗净，晒干。备用。

【性味归经】苦，寒。有小毒。归胃、大肠经。

【功效】杀虫。

【应用】用于多种肠道寄生虫。尤以驱杀绦虫为佳，单用研末吞服，或与南瓜子、槟榔等驱虫药配伍，以增强疗效；又可驱杀蛔虫、钩虫等，如追虫丸。

本品亦可用治脑囊虫病，可与半夏、茯苓同用。

【用法用量】研末冲服，每次6~15g；驱绦虫每次12~18g。日服3次，冷开水调服，连服3天。

【使用注意】生用，不入煎剂。

〔近 述〕

本品含雷丸素（一种蛋白酶），为驱绦虫主要成分。雷丸素在弱碱性溶媒中，有分解蛋白质的作用，破坏虫体；此外，对蛔虫、钩虫、阴道滴虫及囊虫也有杀灭作用。但在酸性溶媒中无驱虫作用。所含蛋白酶，加热60℃左右易于破坏，故不宜入煎剂。

鹤 虱《新修本草》

为菊科多年生草本植物天名精 *Carpesium abrotanoides* L. 或伞形科二年生草本植物野胡萝卜 *Daucus carota* L. 的干燥成熟果实。以粒均匀、饱满者为佳。天名精主产于华北各地，称北鹤虱，为正品；野胡萝卜主产于江苏、浙江、安徽、湖北、四川等地，称南鹤虱。秋季果实成熟时采收，晒干。生用或炒用。

【性味归经】苦、辛，平。有小毒。归脾、胃经。

【功效】杀虫消积。

【应用】

1. 用于虫积腹痛。治蛔虫、蛲虫、绦虫及钩虫等引起的虫积腹痛，常与使君子、槟榔等同用，以达杀虫止痛之功，如化虫丸。

2. 用于小儿疳积证。常与党参、麦芽、神曲等同用，以达健脾消积之功。

【用法用量】煎服，5~15g。

〔近 述〕

本品含挥发油。天名精果实中挥发油主要成分为天名精酮、天名精内酯等；野胡萝卜果实中挥发油主要成分为巴豆酸、细辛醛、细辛醚等。天名精有驱绦虫作用。野胡萝卜有罂粟碱样作用。

榧 子《别录》

为红豆杉科常绿乔木植物榧树 *Torreya grandis* Fort. 的成熟种子。以完整、种仁饱满、色黄白者为佳。主产于浙江、福建、安徽、江苏、湖南、湖北等地。秋季种子成熟时采收，除去肉质假种皮，取出种子，洗净，晒干。生用或炒用。

【性味归经】甘，平。归肺、胃、大肠经。

【功效】杀虫消积，润肠通便。

【应用】

1. 用于虫积腹痛。对蛔虫、钩虫、绦虫、姜片虫等多种肠道寄生虫病均有疗效。①驱绦虫，可单用或与槟榔同用。②驱蛔虫，可与使君子、苦楝皮配伍。③驱钩虫，可单用或炒熟食用，亦可与鹤虱同用。

2. 用于肠燥便秘。可与瓜蒌仁、火麻仁、郁李仁等同用，以增强润肠通便之功。

此外，尚能润肺止咳，可用于肺燥咳嗽之轻证。

【用法用量】 煎服，15~30g。炒熟嚼服，一次用15g。

【使用注意】 入煎剂宜生用，大便溏薄者不宜用。

〔近述〕

本品含脂肪油、草酸、葡萄糖、多糖、挥发油、鞣质等。对驱杀钩虫、蛲虫、绦虫均有一定效果。其驱虫有效成分不溶于水，故以丸、散剂为宜。

第十一章　止血药

凡以制止体内外出血为主要作用的药物，称止血药。

止血药均具有止血作用，因其药性有寒、温、散、敛之不同，因而止血功效又有凉血止血、化瘀止血、收敛止血、温经止血的区别，止血药也就分为凉血止血药、化瘀止血药、收敛止血药、温经止血药四类。

止血药主要适用于各种出血病证，如咯血、咳血、衄血、吐血、便血、尿血、崩漏、紫癜以及外伤出血等。及时而有效地制止出血，可减少血液的耗损；同时，对于防止大量失血或气随血脱，亦有重要意义。

应用本类药物时，必须根据出血的不同原因和病情，选择合适的止血药，并进行适当配伍，才能提高疗效。如血热妄行之出血者，应选择凉血止血药，并配伍清热凉血药；阴虚火旺或阴虚阳亢而出血者，宜配伍滋阴降火、滋阴潜阳药；属瘀血阻滞而出血者，当选用化瘀止血药，并配伍行气活血药；若虚寒性出血者，应选择温经止血药，收敛止血药，并配伍温阳益气药；若大出血而致气虚欲脱者，急需补气固脱，不可单用止血药。

使用止血药，应注意既止血又不留瘀。其中凉血止血药、收敛止血药，易恋邪留瘀，故出血兼有瘀血者不宜单独使用。止血药前人经验多炒炭用，以增强止血之效。但也有部分药物以生品止血效果更好。

第一节　凉血止血药

本类药物性属寒凉，主入血分，有凉血止血之功，主要用于血热妄行之出血证。

应用本类药物时，常配伍清热凉血药以加强凉血止血作用；若血热夹瘀之出血，宜配伍化瘀止血药，少佐行气药；虚寒性出血证，原则上不宜用本类药物。

大　蓟《别录》

为菊科多年生草本植物蓟 *Cirsium japonicum* DC. 的根及全草。全国各地均产。全草以色灰绿、无杂质者为佳；块根以粗壮、无须根、芦头者为佳。夏、秋季花开时采集全草，秋末挖取根，晒干入药。

【处方用名】

1. 大蓟　去杂质、切段的大蓟，偏于散瘀消痈。
2. 大蓟炭　炒炭的大蓟，加强止血作用。

【性味归经】苦、甘，凉。归心、肝经。

【功效】凉血止血，散瘀消痈。

【应用】

1. 用于血热出血。尤多用于吐血、咯血、崩漏等。可单用或配小蓟、侧柏叶等同用，以增强凉血止血之效。

2. 用于热毒痈肿。无论内服、外敷，均有一定疗效，尤以鲜品为佳。

此外，现代还用于治疗肝炎、高血压等病。

【用法用量】 煎服，10~15g；鲜品可用30~60g。外用适量，捣敷患处。

〔近述〕

全草含生物碱、挥发油；根含乙酸蒲公英甾醇。①大蓟炒炭能缩短出血时间。②有降压作用。③对结核杆菌有抑制作用。

小　蓟《别录》

为菊科多年生草本植物刺儿菜 *Cirsium setosum*（Willd.）MB. 的全草。以叶片暗黄绿色、无杂质者为佳。全国各地均产。夏、秋季花期采集。洗净晒干。生用或炒炭用。

【性味归经】 苦、甘，凉。归心、肝经。

【功效】 凉血止血，散瘀消痈。

【应用】 与大蓟主治相同，常相须为用。但小蓟兼有利尿作用，善治血尿；其散瘀消痈之功较大蓟为弱。

【用法用量】 同大蓟。

〔近述〕

本品含生物碱、皂苷、咖啡酸、挥发油等。①浸剂可使出血时间明显缩短。②对结核杆菌、溶血性链球菌、肺炎球菌有抑制作用。③能降低血中胆固醇。④有利胆作用。

地　榆《本经》

为蔷薇科多年生草本植物地榆 *Sanguisorba officinalis* L. 或长叶地榆 *Sanguisorba officinalis* L. var. *longifolia*（Bert.）Yu. et Li 的根。以条粗、质坚、断面粉红色者为佳。主产于浙江、安徽、江苏、河北等地。春、秋季采挖，晒干。

【处方用名】

1. 地榆　去杂质、润透后切片的地榆。偏于凉血、解毒、敛疮。

2. 地榆炭　炒炭的地榆。增强收敛止血的功效。

【性味归经】 苦、酸，微寒。归肝、胃、大肠经。

【功效】 凉血止血，解毒敛疮。

【应用】

1. 用于血热出血。本品为凉血收敛止血良药，尤宜于下焦血热所致的便血、痔血、血痢、崩漏等。①便血、痔血，常与槐花同用。②崩漏出血，可与生地、黄芩、蒲黄配伍。③血痢，则与木香、黄连同用。

2. 用于水火烫伤。本品为治烫伤要药。可单味研末，麻油调敷，能使渗出减少，疼痛减轻，愈合加速。

此外，亦用于湿疹、皮肤溃烂。

【用法用量】 煎服，10~15g；外用适量。

【使用注意】 本品所含鞣质大量吸收后可致中毒性肝炎，故大面积烧伤者不宜用。

〔近 述〕

本品含地榆糖苷、地榆皂苷、鞣质等。①能缩短出凝血时间，而有止血作用。②对金黄色葡萄球菌、绿脓杆菌、伤寒杆菌、结核杆菌等有抑制作用。③可使烫伤创面渗出减少。④有轻度降压作用。

槐 花《本草拾遗》

为豆科落叶乔木槐 *Sophora japonica* L. 的花蕾。以花蕾粗壮、花萼色绿而厚者为佳。全国大部分地区均有栽培。夏季花将开放时采收，晒干。生用或炒用。

【处方用名】

1. 槐花　又名槐米，槐的花蕾。偏于清热泻火。
2. 槐花炭　又名槐米炭。炒炭的槐花。增强止血作用。

【性味归经】苦，微寒。归肝、大肠经。

【功效】凉血止血，清泻肝火。

【应用】

1. 用于血热出血。尤以痔血、便血为佳。常与地榆同用，以达凉血止血之功。
2. 用于肝火上炎之头痛目赤。可单用煎汤代茶，或同夏枯草、菊花配伍，以达清肝明目之功。

【用法用量】煎服，10~15g。

〔近 述〕

本品含芸香苷、槐花甲素、乙素、丙素及鞣质。①芸香苷能减少毛细血管的通透性及脆性，缩短出血时间。②降血压、降血脂，防治动脉硬化。③扩张冠脉血管，改善心肌循环；④有抗炎、解痉、抗溃疡等作用。

〔附 药〕 槐角

为槐树的成熟果实。性味、归经、功效与槐花相似，止血作用较槐花弱，而有润肠之功。常用于痔疮肿痛出血、便秘、目赤等。

白茅根《本经》

为禾本科多年生草本植物白茅 *Imperata cylindrica* Beauv. var. *major*（Nees） C. E. Hubb. 的根茎。以粗肥、色白、无须根、味甜者为佳。全国各地均产。春秋采挖，洗净，晒干。

【处方用名】

1. 白茅根　去须根、杂质、切段的白茅根。偏于凉血、利尿。
2. 茅根炭　炒炭的白茅根。增强止血作用。

【性味归经】甘，寒。归肺、胃、膀胱经。

【功效】凉血止血，清热利尿。

【应用】

1. 用于血热出血。如咳血、衄血、吐血、尿血。可大剂量单用，或配伍其他凉血止血药。
2. 用于热淋、水肿。常与车前子、金钱草等同用，以达清热利尿之功。

此外，本品还能清泻肺胃之热，可用于肺热咳嗽、胃热呕吐、热病烦渴及湿热黄疸等。

【用法用量】煎服，15~30g，鲜品30~60g。以鲜品为佳，可捣汁服。

〔近述〕

本品含白茅素、芦竹素、5-羟色胺、钾、钙等。①有利尿作用。②有促凝血作用。③对痢疾杆菌有轻度抑制作用。④有解热作用。

侧柏叶《别录》

为柏科常绿乔木植物侧柏 *Platycladus orientalis*（L.）Franco 的嫩枝叶。以枝嫩、色青绿、无碎末者为佳。全国各地均有栽培。全年均可采收。阴干。

【处方用名】

1. 侧柏叶　去梗及杂质、切段用的侧柏叶。偏于化痰止咳。

2. 侧柏炭　炒炭的侧柏叶。止血作用较强。

【性味归经】 苦、涩，微寒。归肺、肝、大肠经。

【功效】 凉血止血，化痰止咳。

【应用】

1. 用于血热出血。本品既能凉血止血，又能收敛止血，可治各种出血证，尤以血热者为宜。①血热出血，可与大蓟、小蓟、白茅根等配伍，以达凉血止血之功。②虚寒性出血，常与艾叶、炮姜等同用，以达温经止血之效，如柏叶汤。

2. 用于肺热咳嗽痰多。可与黄芩、桑白皮、瓜蒌皮等同用。

此外，本品外用可治烫伤及脱发。现代临床单用本品治胃及十二指肠溃疡出血、慢性支气管炎、百日咳等，均有一定疗效。

【用法用量】 煎服，10~15g；外用适量。

〔近述〕

本品含挥发油（成分为侧柏烯、侧柏酮），黄酮类、鞣质、维生素 C 等。①能明显缩短出凝血时间。②有镇咳、祛痰、平喘作用。③有抗菌和抗结核杆菌作用。④有镇静及轻度降压作用。

苎麻根《别录》

为荨麻科多年生草本植物苎麻 *Boehmeria nivea*（L.）Gaud. 的根。又名苧麻根。以灰棕色、条匀、坚实者为佳。我国中部、南部、西南均有。主产于江苏、山东、陕西等地。冬春采挖，洗净，晒干，切片用。

【性味归经】 甘，寒。归心、肝经。

【功效】 凉血止血，安胎，解毒。

【应用】

1. 用于血热出血及外伤出血诸证。可单用，或配其他止血药同用。

2. 用于胎漏下血，胎动不安。本品为清热止血安胎要药。可单用，或常与阿胶、当归、白芍等同用，以达养血止血安胎之功，如苎根汤。临床报道治习惯性流产有效。

3. 用于热毒痈肿、虫蛇咬伤等。可用鲜品捣烂外敷；或配伍清热解毒药内服。

【用法用量】 煎服，10~30g；外用适量，捣敷。

〔近述〕

本品含酚类、三萜（或甾醇、绿原酸）等。有止血作用，可使出凝血时间缩短。

第二节　化瘀止血药

本类药物既能止血，又能化瘀。主要用于瘀血阻滞、血不循经之出血及跌打损伤等。本类药物有止血不留瘀的特点。取其活血化瘀之功，部分药物亦可用于瘀血阻滞之肢体疼痛、肿块、痛经等。临床多与活血、行气药相配伍。

三　七《本草纲目》

为五加科多年生草本植物三七 *Panax notoginseng*（Burk.）F. H. Chen 的根。又名参三七、田七。以个大、质坚、体重、皮细、断面灰绿色或黄绿色、无裂隙、有菊花心者为佳。主产于云南、广西等地。秋季开花前采挖，晒干，生用。

【性味归经】 甘、微苦，温。归肝、胃经。

【功效】 化瘀止血，活血定痛。

【应用】

1. 用于体内外多种出血，尤以有瘀者为宜。本品有止血而不留瘀，化瘀而不伤正之特点，为止血良药。单味内服外用即可奏效，或与花蕊石、血余炭共为细末，以增强化瘀止血之效，如化血丹；若创伤出血，配伍乳香、血竭、五倍子等为末外敷，则疗效更佳。

2. 用于跌打损伤，瘀滞疼痛。本品为伤科要药。可单味内服或外敷，或配活血行气药。

此外，近年用于冠心病心绞痛，有一定疗效。

【用法用量】 多研末吞服，每次1～1.5g；亦可入煎剂，3～10g；外用适量。

〔近 述〕

本品含三七皂苷、黄酮苷、槲皮素、槲皮苷、氨基酸等。①能缩短凝血时间，而有止血作用。②有显著抗凝作用，能抑制血小板聚集，促进纤溶，并使全血黏度下降。③增加冠脉血流量，降低心肌耗氧量，抗心律失常。④有降血压、降血脂作用。⑤有抗炎、镇痛、镇静作用。⑥有保肝、抗衰老及抗肿瘤等作用。

茜　草《本经》

为茜草科多年生草本植物茜草 *Rubia cordifolia* L. 的根及根茎。以条粗、表面红棕色、断面红黄色、无茎基及泥土者为佳。主产于陕西、河南、山东、安徽等地。春、秋二季采挖，除去茎叶、洗净，晒干。

【处方用名】

1. 茜草　又名茜草根。去茎叶及杂质的茜草。偏于活血化瘀。

2. 茜草炭　炒炭的茜草。寒性降低，增强止血作用。

【性味归经】 苦，寒。归肝经。

【功效】 化瘀止血，通经。

【应用】

1. 用于血热夹瘀的出血。血热出血有瘀者，常以生品配伍生地、丹皮、赤芍等药，以达凉血、化瘀止血之功；无瘀滞者，本品宜炒炭用，并配大蓟、侧柏叶等，以增强凉血止血之功，如十灰散。

2. 用于血滞经闭、跌打损伤及风湿痹痛。①血滞经闭者，常与当归、香附、赤芍等活血行气药同用。②跌打损伤者，可与红花、当归、川芎等配伍。③风湿痹痛者，可与鸡血藤、海风藤等祛风通络药同用。

【用法用量】煎服，10~15g。

〔近述〕

本品含蒽醌类物质（异茜草素、茜草素、黑茜草素）。①能缩短凝血时间，有止血作用。②有镇咳、祛痰作用。③有兴奋子宫作用。④有抗菌、抗肿瘤作用。

蒲　黄《本经》

为香蒲科水生草本植物水烛香蒲 *Typha angustifolia* L. 和东方香蒲 *Typha orientalis* Presl 或同属植物的花粉。以粉细、质轻、色鲜黄、滑腻感强者为佳。主产于江苏、浙江、安徽、山东等地。夏季花刚开放时，采收花序上的雄花，晒干碾压，筛出花粉。

【处方用名】

1. 蒲黄　又名生蒲黄。去花丝及杂质的蒲黄。偏于活血化瘀。

2. 蒲黄炭　又名炒蒲黄。炒炭的蒲黄。偏于止血。

【性味归经】甘，平。归肝、心经。

【功效】化瘀止血，利尿通淋。

【应用】

1. 用于各种出血，以属实夹瘀者为宜。可单用或配伍其他止血药同用。①肺热衄血、咯血，可与生地、青黛等同用。②崩漏出血，常与龙骨、艾叶等配伍。③外伤出血，可单味外敷。

2. 用于瘀滞诸痛。如心腹疼痛，痛经等，常与五灵脂同用，以达活血止痛之功，如失笑散。

3. 用于血淋。可配生地、冬葵子等清热通淋药，如蒲黄散。

此外，现代亦用于冠心病心绞痛。

【用法用量】煎服，3~10g，包煎。外用适量。

【使用注意】孕妇忌用。

〔近述〕

本品含黄酮类、异鼠李素、棕榈酸、甾醇类等。①能缩短凝血时间，有止血作用。②有抗凝、促纤溶和溶血作用。③可增强肠蠕动，有解痉作用。④能增加冠脉血流量，降低血压、改善微循环。⑤降低血脂，防止动脉粥样硬化。⑥对子宫有兴奋作用。

花蕊石《嘉祐本草》

为变质岩类岩石蛇纹大理岩 *Ophicalcite* 之石块。以加有黄绿色斑纹者为佳。主产于江苏、浙江、陕西、山西、山东、河南等地。随时可采，除去杂石及泥沙火煅，研细，水飞用。

【性味归经】酸、涩，平。归肝经。

【功效】化瘀止血。

【应用】用于出血而有瘀滞者。尤以上部出血为宜，常配三七、茜草根、血余炭等，以加强化瘀止血之功。外伤出血，可单味研末外敷。

【用法用量】煎服，10~15g，打碎先煎；研末服，每次1~1.5g。外用适量。

【使用注意】孕妇忌用。

〔近 述〕

本品含大量的碳酸钙、碳酸镁，并有少量铁盐、铝盐等。能增加血中钙离子浓度，使血管致密，有防止血浆渗出和促进血液凝固作用。

降 香《海药本草》

为豆科常绿小乔木植物降香檀 *Dalbergia odorifera* T. Chen 的根部心材。以色紫红、质坚实、富油性、香气浓者为佳。主产于广东、广西、云南等地。全年可采，除去边材，劈成小块，阴干。生用。

【性味归经】辛，温。归心、肝经。

【功效】化瘀止血，理气止痛。

【应用】

1. 用于瘀滞性出血。尤多用于跌打损伤所致的内外出血。①刀伤出血，单以本品外敷。②内伤出血，常与丹皮、郁金等同用。

2. 用于血瘀气滞之胸胁心腹疼痛及损伤瘀肿疼痛。常与五灵脂、川芎等活血药配伍，以达活血行气止痛之功。近年临床常用本品与丹参配伍，用治冠心病心绞痛。

【用法用量】煎服，3~6g，宜后下。研末每次1~2g。外用适量。

〔近 述〕

本品含挥发油、异黄酮、降香素、甘草素等。①有微弱的抗凝作用。②能增加冠脉血流量，减慢心律。③挥发油有抗血栓形成作用。

第三节 收敛止血药

本类药物多具涩味，味涩收敛，故有收敛止血之功。可用于多种出血证而无明显瘀滞者，尤以虚损及外伤出血效果较好。因其性收涩，有留瘀恋邪之弊，故出血初期，实热方盛，或有明显瘀滞者，当慎用。

白 及《本经》

为兰科多年生草本植物白及 *Bletilla striata*（Thunb.）Reichb. f. 的块茎。以个大、肥厚饱满、色白、半透明、质坚实、无须根及外皮者为佳。主产于四川、湖南、湖北、贵州、浙江等地。夏秋二季采挖，除去残茎及须根洗净，置沸水中煮至无白心，除去外皮，晒干。切片用。

【性味归经】甘、苦、涩，微寒。归肺、胃、肝经。

【功效】收敛止血，消肿生肌。

【应用】

1. 用于体内外多种出血。本品止血作用佳，多用于肺胃出血。①咯血、吐血，可单味研末，糯米汤调服，如独圣散。②肺阴不足，干咳咯血，常与生地、阿胶、枇杷叶等同用，如白及枇杷丸。③胃出血之吐血、便血，常与乌贼骨配伍，如乌及散。④外伤出血，可单用或与煅石膏研末外敷。临床报道以本品治上消化道出血及肺结核空洞出血效果良好。

2. 用于疮痈肿痛及手足皲裂。①疮痈初起，常与金银花、天花粉等同用，共奏解毒消痈之功，如内消散。②久溃不敛，可单用研末外敷，以达生肌敛疮之功。③手足皲裂、肛裂者，可研末麻油调涂。

【用法用量】煎服，3~10g；散剂，每次2~5g。外用适量。

【使用注意】反乌头。

〔近述〕

本品含挥发油、淀粉、黏液质及甘露聚糖等。①有缩短凝血时间及抑制纤溶作用。②能形成血栓而止血。③对结核杆菌有明显抑制作用。④对实验性胃、十二指肠穿孔有迅速堵塞的作用。

仙鹤草《本草图经》

为蔷薇科多年生草本植物龙牙草 *Agrimonia pilosa* Ledeb. 的全草。以梗紫红色、枝嫩、叶完整者为佳。全国各地均产。夏秋季采收，除去杂质，晒干，切段生用。

【性味归经】苦、涩，平。归肺、肝、脾。

【功效】收敛止血，止痢，杀虫。

【应用】

1. 用于各种出血。无论寒热均可用之。①血热出血，常与侧柏叶、栀子等同用，以达凉血止血之功。②虚寒性出血，多与党参、黄芪、炮姜等配伍，以达益气、温经止血之效。

2. 用于泻痢。可单用或配伍其他药物。

此外，近年来还用于滴虫性阴道炎，有杀虫止痒之功；用于疮疖痈肿，有解毒消肿之功；用治劳伤体倦，有补虚强壮之功，故又名“脱力草”。

〔近述〕

本品含仙鹤草素、仙鹤草酚、仙鹤草内脂、仙鹤草醇、鞣质及挥发油等。①有抗凝血和抗血栓形成作用。②有抗菌及抗阴道滴虫作用。③有抗疟作用。④对癌细胞有抑制作用。⑤有降低血糖作用。

藕　节《药性论》

为睡莲科多年生草本植物莲 *Nelumbo nucifera* Gaertn. 地下茎的节。以节部黑褐色、两头白色、干燥、无须根泥土者为佳。全国各地均产。秋冬挖藕，切下节部，洗净晒干。

【处方用名】

1. 藕节　去杂质的藕节。偏于止血、化瘀。

2. 藕节炭　炒炭的藕节。偏于收敛止血。

【性味归经】甘、涩，平。归心、肝、胃经。

【功效】收敛止血，化瘀。

【应用】用于各种出血，尤对血热有瘀者适宜。①吐血、咯血，可与白及、侧柏叶等同用。②大便下血，常与地榆、槐花同用。③尿血，用藕节汁调服血余炭。

【用法用量】煎服，10~15g。

〔近述〕

本品含鞣质、天门冬素、淀粉等。①能缩短出凝血时间，有止血作用。炒炭后止血作用更明显。②有升高血小板的作用。

紫 珠《本草拾遗》

为马鞭草科小灌木植物紫珠 *Callicarpa bodinieri* Levl. 或杜虹花 *C. formosana* Rolfe 等的叶。以叶大、上面有细小粗毛、下面有黄褐色星毛者为佳。我国长江以南各省均产。夏、秋季采收。晒干。生用或研末用。

【性味归经】 苦、涩，凉。归肝、肺、胃经。

【功效】 收敛止血，清热解毒。

【应用】

1. 用于各种出血。尤对肺胃出血疗效为佳。单用水煎服或研末服均有效；外伤出血，可研末外敷或鲜品捣敷。

2. 用于烧烫伤及疮痈肿毒。①烧烫伤，可煎液或研末涂布创面。②疮痈肿毒，可单用，或与蒲公英、连翘、紫花地丁等清热解毒消痈药配伍。

【用法用量】 煎服，10～15g；研末服 1.5～3g。外用适量。

〔近 述〕

本品含黄酮苷、缩合鞣质、中性树脂、糖类、羧基化合物及镁、钙、铁等。①有良好的止血作用，能缩短出凝血时间。②对大肠杆菌、金黄色葡萄球菌、痢疾杆菌、链球菌等有抑制作用。

棕榈炭《本草拾遗》

为棕榈科常绿植物棕榈 *Trachycarpus fortunei* H. Wendl. 的叶柄及叶鞘纤维的炮制加工品。以红棕色、片大、质厚、陈久者为佳。全国各地均产。采棕时割取旧柄叶下延部分及鞘片，除去纤维状棕毛，晒干，切成小片，闷煅成炭用。

【性味归经】 苦、涩，平。归肝、肺、大肠经。

【功效】 收敛止血。

【应用】 用于各种出血，以无瘀滞者为宜。①崩漏出血，可单用，或配伍血余炭、侧柏叶等止血药。②血热出血，常与小蓟、栀子等同用，如十灰散。③脾气虚弱，冲脉不固之崩漏出血，可与黄芪、白术、海螵蛸等同用。

【用法用量】 煎服，6～10g；研末服 1～1.5g。

〔近 述〕

本品含鞣质及大量纤维素。能显著缩短凝血、出血时间，有明显的止血作用。

血余炭《本经》

为人发之加工品。以色黑、发亮、质轻者为佳。收集人发，除去杂质，洗净晒干，闷煅成炭用。

【性味归经】 苦、涩，平。归肝、胃、膀胱经。

【功效】 收敛止血，化瘀。

【应用】 用于咯血、吐血、衄血、尿血、便血、崩漏等。本品既有收敛止血作用，又能化瘀，对出血而有瘀滞者较适宜。①吐衄，常用藕汁调服。②尿血，常与小蓟、蒲黄、生地等同用。③崩漏，多与棕榈炭配伍，以加强止血之功。

【用法用量】煎服，6~10g；研末服，1~3g。

〔近 述〕

本品含碳素、胱氨酸、脂类及钙、钠、钾、铜、铁、锰等多种无机元素。①能缩短出凝血时间及血浆复钙时间，收缩黏膜毛细血管，有止血作用。②有利尿作用。

刺 猬 皮《本经》

为刺猬科动物刺猬 *Erinaceus europaeus* L. 或短刺猬 *Hemiechinus dauuricus* SunDe-vall 的皮。以张大、肉脂刮净、刺毛整洁者为佳。主产于河北、河南、江苏、山东、陕西等地。全年可捕捉。将皮剥下，阴干。切片炒用。

【性味归经】苦，平。归胃、大肠、肾经。

【功效】收敛止血，固精缩尿。

【应用】

1. 用于便血、痔血。①便血，可配木贼同用，如猬皮散。②痔血，常与槐角配用，如猬皮丸。

2. 用于遗精、遗尿。可单用研末服，或配益智仁、煅龙骨等收敛固涩药。

此外，本品能化瘀止痛，研末服，治胃脘疼痛。

【用法用量】煎服，3~10g；研末服 1.5~3g。

第四节　温经止血药

本类药物性温热，主入肝脾两经而能温经止血。适用于脾不统血，冲脉不固之虚寒性出血证。如便血、崩漏、紫癜等出血日久，色暗淡者。

应用本类药物，若脾不统血者，可配益气健脾药；肾虚冲脉失固者，配益肾暖宫药。因本类药物药性温热，故血热妄行及阴虚火旺之出血证忌用。

艾　叶《别录》

为菊科多年生草本植物艾 *Artemisia argyi* Levl. et Vant. 的叶。以色青、背面灰白色、绒毛多、叶厚、质柔韧、香气浓郁者为佳。全国大部分地区均产。以湖北蕲州产者为佳，称蕲艾。春夏间花未开时采摘。晒干生用或炒炭用。

【处方用名】

1. 艾叶　又名蕲艾、蕲艾叶。去杂质及梗的艾叶。偏于散寒调经。

2. 艾叶炭　又名艾炭。炒炭的艾叶。偏于温经止血。

3. 艾绒　艾叶捣绒。灸法的主要用料。

【性味归经】苦、辛，温。归肝、脾、肾经。

【功效】温经止血，散寒止痛。

【应用】

1. 用于虚寒性出血。本品为虚寒性崩漏出血之要药，常与阿胶、地黄等同用，以达温经止血之功，如胶艾汤；亦可用于血热出血，常与生地、侧柏叶、荷叶等配伍，以达清热凉血止血之效，如四生丸。

2. 用于下焦虚寒。①腹中冷痛、月经不调、痛经、宫冷不孕等，常与香附、当归、肉桂等同用，以达散寒调经止痛之功，如艾附暖宫丸。②胎漏下血、胎动不安，多与川断、桑寄生等配伍，以达温经散寒安胎之效。

此外，本品煎汤外洗，可治湿疹瘙痒；近年又用艾叶油止咳、祛痰、平喘。

【用法用量】 煎服，3~10g；外用适量。

〔近 述〕

本品含挥发油（主要为桉叶素、萜品烯醇-4）、鞣质、维生素等。①能降低毛细血管通透性，抗纤维蛋白溶解而有止血作用。②艾叶油有镇咳、祛痰、平喘作用。③有抗过敏作用。④对多种细菌及真菌有轻度抑制作用。⑤有兴奋子宫作用。

灶心土《别录》

为烧柴草灶内中心的焦黄土。又名伏龙肝。以块大、色红褐、质细软者为佳。全国农村均有。

【性味归经】 辛，温。归脾、胃经。

【功效】 温中止血，止呕，止泻。

【应用】

1. 用于虚寒性的吐血、便血。常与附子、地黄、阿胶等同用，可达补虚散寒，温中止血之功，如黄土汤。

2. 用于虚寒性呕吐或妊娠恶阻。①恶心呕吐，常配半夏、干姜、白术等温中止呕药。②妊娠恶阻，多配紫苏、砂仁等止呕安胎药。

3. 用于脾虚久泻。常与党参、白术、肉豆蔻等同用，以达散寒健脾止泻之功。

【用法用量】 煎服，15~30g，布包先煎；或用60~120g，煎汤代水。

〔近 述〕

本品含硅酸、氧化铝、氧化铁以及氧化钠、氧化钾、氧化镁等。①外用能使血管收缩，分泌物减少，具有收敛止血作用。②有止呕作用。

第十二章　活血化瘀药

凡以通畅血行，消散瘀血为主要作用的药物，称活血化瘀药，或活血祛瘀药。简称活血药，或化瘀药。其中作用强烈药，又有破血、逐瘀之称。

活血化瘀药，味多辛、苦，主归肝、心经，入血分。善走散通行，有行血、散瘀、通经、利痹、消肿、止痛等功效。适应于内、伤、妇、儿、外伤科多科瘀血阻滞之证。如内科胸、腹、头诸痛，且痛有定处，固定不移者。积聚，中风半身不遂，关节痹痛日久。外伤科跌扑损伤，瘀肿疼痛，痈肿疮疡。及出血色紫，挟有血块。

根据活血化瘀药的作用强弱、主治特点的不同，分为活血止痛，活血调经，活血疗伤，破血消癥四类。

瘀血既是病理产物，又是致病因素。临床应根据病情需要，随证配伍。基于中医“气为血帅”，“气行则血行”，“气滞血亦滞”的理论，为提高活血化瘀效果，活血药常与理气药配伍使用。如寒凝血瘀，配温里散寒药；瘀热互结，配清热凉血，泻火解毒药；风湿痹证，配祛风湿药；癥瘕积聚配软坚散结药；正虚挟瘀者，可酌情配入补益药。

本类药物易耗血动血，月经过多、出血证无瘀血现象者忌用；孕妇慎用或忌用。

第一节　活血止痛药

本类药物多具辛散之性，活血兼行气，有良好的止痛作用。适应于气滞血瘀所致的痛症，及其他瘀血证。临证时，结合疾病疼痛的不同部位和病情，根据活血止痛药的各自特点，选择相应的药物，并做适当的配伍。

川　芎《本经》

为伞形科多年生草本植物川芎 *Ligusticum chuanxiong* Hort. 的根茎。以个大、质坚实、断面色黄白、油性大、香气浓者为佳。主产于四川。五月下旬采挖，除去泥沙，晒后烘干，再去须根。

【处方用名】

1. 川芎　又名芎䓖。原药润透，切片，干燥既成。

2. 酒川芎　酒炙的川芎。能引药上行，增强活血行气，止痛作用。

【性味归经】 辛，温。归肝、胆、心包经。

【功效】 活血行气，祛风止痛。

【应用】

1. 用于血瘀气滞诸痛。本品既能活血，又能行气，为“血中气药”。是妇科活血调经之要药。①血瘀经闭、痛经，配赤芍、红花等，以达活血祛瘀之效，如血府逐瘀汤。②寒凝血瘀经闭、痛经，配肉桂、当归等，以达活血温经止痛之效，如温经汤。③产后恶露不行，寒瘀腹痛，配当归、炮姜等，以达活血散寒之效，如生化汤。④肝郁气滞，胁肋疼痛，配柴胡、白芍等，以达疏肝止痛之效，如柴胡疏肝散。⑤心脉瘀阻，胸痹心痛，配枳壳、当归等，以达活血止痛之效，如血府逐瘀汤。⑥跌扑损伤，配乳香、没药等，以达活血消肿之效，如人参紫金丹。⑦疮疡脓成，体虚不溃，配黄芪、穿山甲等，以达托毒透脓之效，如透脓散。

2. 用于头痛、痹痛。本品"上行头目"，为治疗头痛要药。①治头痛，无论风寒、风热、风湿、血虚、血瘀型均可随证配伍治疗。②风湿痹证。因其能"旁通络脉"，临床常配独活、桂枝等，以达祛风通络止痛之效，如独活寄生汤。

此外，现多用治冠心病心绞痛及缺血性脑血管病。

【用法用量】煎服，3~10g

【使用注意】凡阴虚阳亢，多汗，及月经过多者，应慎用。

〔近 述〕

本品主要成分为挥发油、生物碱（川芎嗪等）、酚性物质（阿魏酸等），以及内脂素、维生素A，叶酸等。①川芎嗪能抑制血管平滑肌收缩，扩张冠状动脉，增加冠脉血流量。②预防血栓形成。③有降压作用。④有抗维生素E缺乏作用。⑤阿魏酸对免疫系统有一定调整作用。对宋内氏痢疾杆菌、大肠杆菌、及变形、绿脓、伤寒、副伤寒杆菌等有抑制作用。⑥近代以川芎注射液静滴，治急性缺血性脑血管病；以川芎嗪静滴治脑外伤综合征；以川芎配荜茇制成颅痛灵治三叉神经痛及血管性头痛、坐骨神经痛、末梢神经炎等。

延胡索《雷公炮炙论》

为罂粟科多年生草本植物延胡索 *Corydalis yanhusuo* W. T. Wang 的块茎。以个大、饱满、质坚实、断面色黄发亮者为佳。主产于浙江。立夏后采挖。置沸水中煮至恰无白心时取出，晒干。

【处方用名】

1. 延胡索　又名玄胡、元胡、延胡。切片或捣碎生用。
2. 醋延胡索　醋炙的延胡索。能增强止痛作用。临床多用。
3. 酒延胡索　酒炙的延胡索。长于活血、祛瘀、止痛。

【性味归经】辛、苦，温。归肝、脾经。

【功效】活血，行气，止痛。

【应用】用于血瘀气滞诸痛。本品"能行血中气滞，气中血瘀，故专治一身上下诸痛。"止痛作用优良。常与川楝子相伍为用，如金铃子散。①胸痹心痛，与当归、蒲黄等配伍，以达通心脉止痛之效，如延胡索散。②肝郁气滞胁痛，可用金铃子散与柴胡、郁金等配伍，以达疏肝止痛之效。③肝胃气痛，与川楝子配伍，以达活血行气止痛之效，如金铃子散。④妇女痛经、产后瘀滞腹痛，与当归、香附等配伍，以达调经止痛之效，如膈下逐瘀汤。⑤寒疝腹痛，与小茴香、乌药等同用，以达温经散寒止痛之效，如橘核丸。⑥跌打损伤，与五灵脂、没药配伍，以达活血止痛之效，如手拈散。⑦风湿痹痛，配独活寄生汤同用，以达活血止痛之效。

此外，近代用治多种内脏痉挛性或非痉挛性疼痛，有较好疗效。

【用法用量】煎服，3~10g；研末服1.5 ~3g。

〔近 述〕

本品含生物碱近20种。有延胡索甲素、乙素、丙素、丁素、癸素、丑素等。①有镇痛作用。延胡索乙素最强，其镇痛的有效成分称颅痛定。丑素次之，甲素及癸素最弱。②有镇静、催眠与安定作用，其中镇静作用以乙素最强，丑素次之，癸素最弱。③有轻度降温和一定的中枢性镇吐作用。并能调节消化系统，有健胃作用。④有降压作用及抗心律失常作用。⑤能扩张冠状血管，增加冠脉血流量，有降血脂作用。⑥延胡索乙素静脉复合麻醉效果好。

郁　金《药性论》

为姜科多年生草本植物温郁金 *Curcuma wenyujin* Y. H. Chen et C. Ling、姜黄 *C. longa* L. 或广西莪术 *C. kwangsiensis* S. G. Lee et C. F. Liang、或蓬莪术 *C. phaeocaulis* Val. 的块根。均以质坚实、外皮皱纹细、断面色黄者为佳。一般经验鉴别认为黄丝郁金质量最佳。主产于四川、浙江、广东、广西等地。冬季采挖，蒸或煮至透心，干燥。

【处方用名】

1. 郁金　去杂质润透，切片或打碎的郁金。
2. 醋郁金　醋炙的郁金。能引药入血，增强疏肝止痛作用。

【性味归经】 辛、苦，寒。归肝、心、肺经。

【功效】 活血行气，清心解郁，利胆退黄，凉血止血。

【应用】

1. 用于血瘀气滞诸痛。①胸胁闷痛，或损伤，配木香、丹参等，以达活血行气止痛之效，如颠倒木金散。②胁下痞块，配鳖甲煎丸同用，以达活血消癥之效。③妇女经行气滞腹痛、乳胀，配柴胡、山栀等，以达疏肝泻热止痛之效，如宣郁通经汤。

2. 用于热病神昏，癫痫痰闭。①湿温病，湿浊蒙闭心窍者，配菖蒲、山栀等，以达清心化浊开窍之效，如菖蒲郁金汤。②痰火蒙心之癫痫、癫狂，配白矾，以达祛痰开窍之效，如白金丸。

3. 用于肝胆湿热。①湿热黄疸，配茵陈蒿汤同用，以达利湿退黄之效。②湿热煎熬成石之结石，配金钱草、海金砂等同用，以达利胆排石之效。

4. 用于血热出血。①吐血、衄血、妇女倒经，配生地、山栀等同用，以达顺气降火，凉血止血之效，如生地黄汤。②尿血，血淋，配小蓟饮子同用，以达利尿止血之效。

【用法用量】 煎服，3~10g；研末服，2~5g。

〔近 述〕

本品主要成分为挥发油、姜黄素、淀粉、脂肪油等。①有降血脂、抗动脉粥样硬化作用。②挥发油能使胆囊收缩，促进胆汁分泌和排泄，有利胆作用。③有镇痛作用。④姜黄素对肝脏有保护作用。

姜　黄《新修本草》

为姜科多年生草本植物姜黄 *Curcuma longa* L. 的根茎。以质坚实、断面金黄、香气浓者为佳。主产于四川、福建。冬季采挖，煮或蒸至透心，晒干，切片入药。

【性味归经】 辛、苦，温。归脾、肝经。

【功效】 活血行气，通经止痛。

【应用】

1. 用于血瘀气滞诸痛。①心腹痛，配当归、木香等同用，以增强活血止痛之效，如姜黄散。②经闭或产后腹痛，配当归、川芎等同用，以达活血祛瘀之效。③跌打损伤，配苏木、乳香等同用，以达活血通经之效，如姜黄汤。

2. 用于风湿痹痛。长于治臂痛，多配羌活、防风等同用，以达祛风活血止痛之效。

此外，治牙痛，多配白芷、细辛；治痈肿疔毒，多配大黄、白芷等外敷。

【用法用量】煎服，3~10g；外用适量。

〔近 述〕

本品主要成分为姜黄素和挥发油。①姜黄素能增加心肌血流量，抗心肌缺血。②有明显降血脂作用及抗动脉粥样硬化作用。③能抑制血小板聚集，有活血化瘀作用。④能促进胆汁分泌，有弱而持久的利胆作用；还能收缩胆囊，有较强的消除阻塞性黄疸的作用。⑤有类似考的松的抗炎作用。

乳 香《别录》

为橄榄科小乔木卡氏乳香树 *Boswellia carterii* Birdw 及其同属植物皮部渗出的油胶树脂。以色淡黄、颗粒状、半透明、无杂质、气芳香者为佳。主产于非洲索马里、埃塞俄比亚等地。春夏季均可采收。将树干的皮部由下向上顺序切伤，使树脂渗出数天后凝成固体，既可采收。入药多炒用。

【性味归经】辛、苦，温，归肝、心、脾经。

【功效】活血行气，消肿生肌。

【应用】

1. 用于外伤科跌打损伤，疮疡痈肿。本品为外伤科要药。常与没药相伍为用。①跌打损伤，与没药、血竭等药同用，以达活血祛瘀之效，如七厘散。②疮疡肿毒初期，与金银花、白芷等药同用，以达清热解毒，活血消肿之效，如仙方活命饮。③痈疽、瘰疬、痰核、肿块坚硬不消，与没药、麝香等同用，以达活血散结，解毒消痈之效，如醒消丸。④疮疡溃后，久不收口，与没药研末外用，以达消肿生肌之效，如海浮散。

2. 用于瘀血阻滞诸痛。①胃脘痛，与延胡索、川楝子等同用，以达活血行气止痛之效。②癥瘕积聚，与当归、丹参等同用，以达活血消癥之效，如活络效灵丹。③风寒湿痹，与独活、秦艽等同用，以加强通络止痛之效，如蠲痹汤。

【用法用量】煎服，3~10g。外用适量。

【使用注意】孕妇及无瘀滞者忌用；本品气浊味苦，易至恶心呕吐，故内服不宜多用；胃弱者亦应慎用。

〔近 述〕

本品主要成分为树脂、树胶、挥发油。有镇痛作用。

没 药《药性论》

为橄榄科灌木或乔木没药树 *Commiphora myrrha* Engl. 及其同属植物皮部渗出的油胶树脂。以块大、色红棕透明、微黏手、香气浓而持久、杂质少者为佳。主产于非洲索马里、埃塞俄比亚以及印度等地。11 月至次年 2 月，采集由树皮裂缝处渗出于空气中变成红棕色坚块的油胶树脂，去杂质，打碎炒用。

【性味归经】苦、辛，平。归心、肝、脾经。

【功效】活血行气，消肿生肌。

【应用】本品功效主治与乳香相似，常与乳香相伍为用。二者的区别在于乳香偏于行气、伸筋；没药偏于散血化瘀。

【用法用量】煎服，3~10g。外用适量。

【使用注意】孕妇及无瘀滞者忌用；本品气浊味苦，易至恶心呕吐，故内服不宜多用；胃弱者亦应慎用。如乳香、没药同用，则两药用量均应相应减少。

〔近述〕

本品主要成分为树脂、树胶、挥发油。①树脂有降血脂作用并能防止斑块形成。②对多种致病真菌有不同程度的抑制作用。

五灵脂《开宝本草》

为鼯鼠科动物复齿鼯鼠 *Trogopterus xanthipes* Milne-Edwards 的粪便。以黑褐色、块状、有光泽、显油润、无杂质者为佳。主产于河北、山西等省及北京市郊。全年均可采收。

【性味归经】苦、咸、甘，温。归肝经。

【功效】活血止痛，化瘀止血。

【应用】

1. 用于瘀血阻滞诸痛。为治疗瘀血疼痛之要药。常与蒲黄相伍为用，如失笑散。①心胸痹痛，与活络效灵丹同用，以达活血止痛之效。②脘腹疼痛，与延胡索、香附等同用，以达行气止痛之效，如手拈散。③痛经、经闭、产后瘀滞等，多与当归、香附等同用，以达调经止痛之效，如膈下逐瘀汤。④骨折肿痛，与乳香、没药等研末外敷，以达消肿止痛之效。

2. 用于出血而兼瘀滞之崩漏，月经过多，可单用，如五灵脂散，或与三七、蒲黄等同用，以达活血调经之效。

此外，可解毒消肿止痛，治蛇、蝎及蜈蚣咬伤，配雄黄等同用。可内服、外用。

【用法用量】煎服，3~10g，包煎，或入丸、散用。外用适量。

【使用注意】孕妇慎用。不可与人参同用。

〔近述〕

本品主要成分为尿素、尿酸、维生素 A 类物质及多量树脂。①能缓解平滑肌痉挛，具有解痉作用。②能抑制结核杆菌。③有抑制血小板聚集作用；并可增强血中的白细胞数。④对胃黏膜有保护作用，又能抑制胃酸分泌，能预防溃疡的发生。

第二节　活血调经药

本类药物既有活血祛瘀之效，又兼调经之功。主治月经不调、痛经、经闭及产后瘀滞腹痛等证；亦可用于瘀血痛证、癥瘕及跌打损伤、疮痈肿毒等证。女子以血为本，以肝为先天，故临证时常与疏肝理气之品同用。

丹　参《本经》

为唇形科多年生草本植物丹参 *Salvia miltiorrhiza* Bge. 的根和根茎。以条粗壮，色紫红者为佳。全国大部分地区均有。主产于江苏、安徽、河北、四川等地。春秋二季采挖，洗净，晒干。

【处方用名】

1. 丹参 去杂质，润透，切厚片，干燥的丹参。长于祛瘀止痛。

2. 酒丹参 酒炙的丹参。能增强祛瘀活血、调经、通络功效。

【性味归经】苦，微寒。归心、肝经。

【功效】活血调经，凉血消痈，清心除烦。

【应用】

1. 用于妇科瘀滞诸证。本品善调经水，为妇科要药。①月经不调，可单用取效，如调经丸。②血瘀经闭，产后恶露不尽，与当归、赤芍等同用，以达活血调经之效，如红花桃仁煎。

2. 用于瘀血阻滞证。为活血祛瘀之要药，可广泛用于各种瘀血病证。①心腹刺痛，与檀香、砂仁等同用，以达化瘀止痛之效，如丹参饮。②癥瘕积聚，与莪术、三棱等同用，以达祛瘀消癥之效。③风湿痹痛，与防风、秦艽等同用，以达活血通络止痛之效。

3. 用于疮疡肿毒，与金银花、连翘等同用，以达清热凉血消痈之效。

4. 用于热入营分或杂病心悸失眠。①热入心营，与黄连、竹叶等同用，以达凉血安神之效，如清营汤。②心悸失眠，与生地、酸枣仁等同用，以养心安神，如天王补心丹。

此外，近代用治缺血性中风、动脉粥样硬化、病毒性心肌炎、慢性肝炎、肝硬化；防治支气管哮喘、慢性肺心病等有一定作用。

【用法用量】煎服，5~15g。

【使用注意】反藜芦。

〔近 述〕

本品主要成分为丹参酮Ⅱ_A，丹参酮Ⅱ_B，隐丹参酮，二氢丹参酮Ⅰ，原儿茶醛、原儿茶酸、丹参素、维生素E等。①能扩张冠状动脉、增加冠脉血流量、改善心缺血、梗塞和心脏功能，调整心律。②能降血脂。③可促进肝细胞再生，并有抗纤维化作用。④能提高机体的耐缺氧能力。⑤能促进组织的修复，加速骨折的愈合，能缩短红细胞及血色素恢复期，使网织红细胞增多。⑥对多种细菌及结核杆菌有抑制作用。⑦能抑制中枢神经系统而具有镇静、止痛、安定的作用。⑧有增强免疫，降低血糖及抗肿瘤的作用。

益母草《新修本草》

为唇形科一年生或二年生草本植物益母草 *Leonurus japnicus* Houtt Sweet 的地上部分。又名坤草。以质嫩、叶多、色灰绿者为佳；质老、枯黄、无叶者不可供药用。全国各地均产。夏季茎叶茂盛、花未开或初开时采割，切段，晒干入药或熬膏用。

【性味归经】苦、辛，微寒。归肝、心经。

【功效】活血调经，利水消肿。

【应用】

1. 用于妇科瘀滞证。为妇科经产要药。①月经不调、经闭、痛经，与当归、川芎等同用，以达活血调经之效，如益母丸。亦可单用熬膏服，如益母膏。②产后腹痛，恶露不尽，或血瘀崩漏，与当归、蒲黄等同用，以达祛瘀止血之效。

2. 用于水肿，小便不利，可单用，亦可与白茅根、车前草等同用，以达化瘀利水之效。

此外，尚有清热解毒消肿作用，还可用于跌打损伤，疮疡肿毒，皮肤痒疹等。近代用治冠心病有效。

【用法用量】煎服，10~30g，或熬膏，入丸剂。外用适量。

〔近 述〕

本品主要成分为益母草碱，水苏碱，益母草定等多种生物碱及苯甲酸，多量氯化钾，月桂酸，维生素及芸香苷等黄酮类。①能使子宫收缩频率、幅度及紧张度增加。②能增加冠脉流量，减慢心率，改善微循环，降低血压。③有利尿作用。④对皮肤真菌有抑制作用。⑤有抗血小板聚集和抗血栓形成的作用。

〔附 药〕 茺蔚子

为益母草的果实。味甘性微寒。活血调经似益母草，且能凉肝明目。用于肝热头痛，目赤肿痛，及目昏暗有翳者。用量5~10g。入煎剂。

泽　兰《本经》

为唇形科多年生草本植物毛叶地瓜儿苗 *Lycopus lucidus* Turcz. var. *hirtus* Regel 的地上部分。以质嫩、叶多、色绿者为佳。全国大部分地区均有。主产于黑龙江、辽宁、浙江、湖北等地。夏、秋间茎叶生长茂盛时割取，晒干。切碎入药。

【性味归经】苦、辛，微温。

【功效】活血调经，利水消肿。

【应用】

1. 用于月经不调，产后腹痛等，多与川芎、牛膝等同用，以达活血调经之效，如桃仁汤。

2. 用于瘀血肿痛及痈肿等。①胸胁损伤，与丹皮、三七等同用，以达活血消肿之效，如泽兰汤。亦可单用捣烂外敷。②痈肿，与黄连、金银花等同用，以达清热解毒，活血止痛之效，如夺命丹。

3. 用于水肿、腹水。①产后水肿，与防己同用，增强活血祛瘀，利水退肿作用。②腹水、浮肿，与白术、茯苓等同用，增强利水退肿作用。

【用法用量】煎服，10~15g；外用适量。

〔近 述〕

本品主要成分为挥发油和鞣质，①有强心作用。②有抗血栓形成的作用。

红　花《新修本草》

为菊科一年生草本植物红花 *Carthamus tinctorius* L. 的花。以花细、色红而鲜艳、无枝刺、质柔润、手握软如茸毛者为佳。主产于河南、四川、浙江、江苏等地。夏季花由黄变红时采摘，阴干或晒干入药。

【性味归经】辛，温。归心、肝经。

【功效】活血通经，祛瘀止痛。

【应用】

1. 用于妇科瘀滞证。本品专入血分，常与桃仁相伍为用。①经闭，与当归、肉桂等同用，以达活血调经之效，如膈下逐瘀汤。②痛经，与香附、延胡索等同用，以达理气活血止痛之效，如桃仁红花煎。③腹中血气刺痛，可单用，如红蓝花酒。

2. 用于血瘀诸证。①癥瘕积聚，与川芎、桃仁等同用，以达祛瘀消癥之效，如膈下逐瘀汤。②胸痹心痛，与桂枝、瓜蒌等同用，以达通阳止痛之效。③跌打损伤，与桃仁、归尾等同用，以达活血消肿之效，如泽兰汤。

【用法用量】 煎服，3~10g；外用适量。

【使用注意】 孕妇忌服；有出血倾向不宜多用。

〔近 述〕

本品主要成分为红花黄素、红花苷、红花素、红花醌苷、新红花苷和红花油。①小剂量红花有轻度兴奋心脏、增加冠脉血流量的作用；大剂量则有抑制作用。②有抑制血小板聚集和增加纤溶作用。③能降低血脂。④近代用治多形性红斑。⑤有兴奋子宫作用。

〔附 药〕 西红花

为鸢尾科多年生草本植物番红花 *Crocus sativus* L. 的花柱头。又名番红花、藏红花。主产于欧洲及中亚地区，现我国亦有栽培，性味甘微寒。归心、肝经。功效同红花而力较强，又兼凉血解毒之功。常用于温热病发斑，热郁血瘀，斑色不红活者。煎服，1~1.5g。孕妇忌用。

桃 仁《本经》

为蔷薇科落叶小乔木桃 *Prunus persica*（L.）Batsch 或山桃 *Prunus davidiana*（Carr.）Franch. 的成熟种子。以颗粒饱满、均匀、完整者为佳。主产于中南部地区。果实成熟后收集果核，取出种子，去皮晒干。用时炒黄捣碎入药。

【性味归经】 苦、甘，平。有小毒。归心、肝、大肠经。

【功效】 活血祛瘀，润肠通便。

【应用】

1. 用于多种瘀血证。本品祛瘀力强，又称破血药，常与红花相伍为用。①经闭，痛经，与当归、红花等同用，以达活血行瘀调经之效，如桃红四物汤。②产后腹痛，与炮姜、川芎等同用，以达温经祛瘀之效，如生化汤。③癥瘕痞块，与三棱、莪术等同用，或与桂枝、赤芍等同用，以达破血消癥之效，如桂枝茯苓丸。重者可与大黄、芒硝等同用，如桃核承气汤。④肠痈初起有瘀热者，与大黄、丹皮等同用，以达活血消痈之效，如大黄牡丹汤。⑤肺痈初起有瘀热者，与苇茎、冬瓜仁等同用，以达消痈排脓之效，如苇茎汤。⑥跌打损伤，与红花、穿山甲等同用，以达活血祛瘀止痛之效，如复元活血汤。

2. 用于肠燥便秘，与当归、火麻仁等同用，以达润肠通便之功，如润肠丸。

此外，有止咳平喘作用，与杏仁等同用，可治咳嗽气喘证。

【用法用量】 煎服，5~10g。

【使用注意】 孕妇忌用；有小毒，不可过量。

〔近 述〕

本品主要成分为苦杏仁苷、苦杏仁酶、尿囊素酶、乳糖酶、维生素 B_1、挥发油、脂肪油等。①可促进产妇子宫收缩。②有抗凝及较弱的溶血作用。③能增加脑血流量。④对呼吸中枢有镇静作用。⑤脂肪油有润肠缓下作用。

牛 膝《本经》

为苋科多年生草本植物牛膝（怀牛膝）*Achyranthes bidentata* Bl. 和川牛膝 *Cyathula offici-*

nalis Kuan 的根。怀牛膝以根长、肉肥、皮细、黄白色为佳。川牛膝以根粗状、分枝少、无芦头、质柔韧、断面黄色、纤维少为佳。前者主产于河南，后者主产于四川、云南、贵州等地。冬季采挖。洗净，晒干，切段入药。

【处方用名】

1. 怀牛膝　长于补肝肾强筋骨。
2. 川牛膝　长于活血祛瘀。
3. 酒牛膝　酒炙的牛膝。可增强活血祛瘀，通经止痛功效。
4. 盐牛膝　盐炙的牛膝。能引药入肾，增强补肾强筋骨功效。

【性味归经】苦、酸，平。归肝、肾经。

【功效】活血通经，利水通淋，引血下行，补肝肾，强筋骨。

【应用】

1. 用于瘀血阻滞证。①经闭、痛经、月经不调、产后腹痛，与桃仁、川芎等同用，以达活血调经之效，如桃仁汤。②跌打损伤，与三七、当归等同用，以达活血祛瘀止痛之效，如泽兰汤。

2. 用于淋证，水肿、小便不利等。①淋证，与瞿麦、滑石等同用，以达利尿通淋之效，如牛膝汤。②水肿，小便不利，与泽泻、车前子等同用，以达利水通淋之效，如济生肾气丸。

3. 用于上部火热上炎，阴虚火旺之证。本品苦泄下行，能降上炎之火。①吐血、衄血证，与白茅根、藕节等同用，以达凉血止血之效，如拳龙汤。②齿龈肿痛，口舌生疮，与地黄、石膏等同用，以达清胃滋阴降火之效，如清胃散。③肝阳上亢，与代赭石、龙骨等同用，以达滋阴潜阳，镇肝熄风之效，如镇肝熄风汤。

4. 用于腰膝疼痛证。①肝肾亏虚，与龟板、锁阳等同用，以增强补肝肾，强筋骨之效，如虎潜丸。②久痹者，与独活、杜仲等同用，以达祛风湿，补肝肾之效，如独活寄生汤。③湿热痿证，与苍术、黄柏等同用，如三妙丸。

此外，尚可用于难产，配当归、川芎等同用。

【用法用量】煎服，5~10g.。

【使用注意】孕妇及月经过多者忌用。

〔近 述〕

本品主要成分为昆虫变态激素。如促脱皮甾酮，牛膝甾酮。另含三萜皂苷及生物碱。①皂苷有促进关节炎性水肿消退的明显作用。②川牛膝提取物有抗生育和着床作用。③有降压及利尿作用。④具有较强的促进蛋白质合成作用。⑤近代用于扩宫引产；用于功能性子宫出血属瘀血型者。

王不留行《本经》

为石竹科一年生或越年生草本植物麦蓝菜 *Vaccaria segetalis* (Neck.) Garcke 的成熟种子。以颗粒均匀、饱满、色黑者为佳。全国各地均产，主产于江苏、河北、山东、东北等地。夏季果实成熟，果皮尚未开裂时采割全株。打下种子，除去杂质，晒干。多炒爆花入药。

【性味归经】苦，平。归肝、胃经。

【功效】活血调经，下乳，消痈，利尿通淋。

【应用】

1. 用于血瘀经闭，痛经等证，多配当归、红花等同用，以达活血通经之效。

2. 用于产后乳汁不下或乳痈等证。①产后乳汁不通，与穿山甲、通草等同用，以达通乳之效，如下乳涌泉散。②乳汁稀少者，与黄芪、当归等同用，以达补益气血通乳之效，如滋乳汤。③乳痈，与蒲公英、瓜蒌等同用，以达活血消痈之效。

3. 用于淋证，多与石苇、瞿麦等同用，以达利尿通淋之效。

【用法用量】 煎服，5~10g。

【使用注意】 孕妇慎用。

〔近 述〕

本品主要成分为王不留行皂苷及生物碱及香豆素类化合物。①有抗着床、抗早孕作用。②有镇痛作用。③对肺癌有抑制作用。④可促进乳汁分泌，有明显的通乳作用。

鸡 血 藤《本草纲目拾遗》

为豆科攀援灌木密花豆 *Spatholobus suberectus* Dunn 的藤茎。以树脂状分泌物多者为佳。主产于广西。秋、冬采收。生用或熬制鸡血藤膏用。

【性味归经】 苦、甘，温。归肝、肾经。

【功效】 活血调经，补血，通络。

【应用】

1. 用于月经不调，痛经，经闭等。①瘀血阻滞型，配川芎、红花等同用，以达活血调经之效。②血虚气弱型，配熟地、当归等同用，以达养血调经之效。或单味熬膏服，如鸡血藤膏。

2. 用于痹证或手足麻木，肢体瘫痪等。①风湿痹证，配独活、川芎等同用，以达活血通络止痛之效。②中风后肢体瘫痪，配黄芪、当归等同用，以达益气养血通络之效。

【用法用量】 煎服，10~15g，大剂量可用至30g。可浸酒服；或熬膏服。

〔近 述〕

本品主要成分为鸡血藤醇，铁质，菜油甾醇，豆甾醇及谷甾醇。①有补血作用。②有抗炎作用。③可增强子宫收缩。④对金黄色葡萄球菌有抑制作用。⑤近代用鸡血藤糖浆治白细胞减少症。

月 季 花《本草纲目》

为蔷薇科灌木植物月季 *Rose chinensis* Jacq. 的花。以色鲜、朵大、未开放、不散瓣、干燥、香气浓者为佳。全国各地大多有栽培。主产于江苏、山东、山西、湖北等地。全年均可采收，花微开时采摘，阴干或低温干燥入药。

【性味归经】 甘，温。归肝经。

【功效】 活血调经，解郁，消肿。

【应用】 用于肝郁之月经不调，痛经，经闭，胸腹胀痛等证，配玫瑰花、当归等同用，以达疏肝解郁调经之效。

此外，本品捣烂外敷，可治疗外伤血瘀肿痛或痈疽肿毒、瘰疬等证。

【用法用量】 煎服，2~5g，可泡服，不宜久煎。外用适量。

〔近 述〕

本品主要成分为挥发油，没食子酸等。有较强的抗真菌作用。

凌霄花《本经》

为紫葳科落叶木质藤本植物凌霄 *Campsis grandiflora*（Thunb.）K. Schum. 或美洲凌霄 *Campsis. radicans*（L.）Seem. 的花。全国各地大多有栽培。主产于江苏、浙江等地。夏、秋季花开时采摘，阴干或低温干燥入药。

【性味归经】 甘、酸，寒。归肝、心包经。

【功效】 破瘀通经，凉血祛风。

【应用】

1. 用于瘀血阻滞证。①经闭，配当归、红花等同用，以达活血通经之效，如紫葳散。②癥瘕，配鳖甲、桃仁等同用，以达活血消癥之效，如鳖甲煎丸。③跌打损伤，配乳香、没药等同用，以达消肿止痛之效。

2. 用于瘙痒、风疹等。①瘙痒，配生地、蝉蜕等同用，以达凉血祛风之效。②癣疹，配黄连、天南星等同为末外搽，如凌霄花散。

【用法用量】 煎服，3~10g。外用适量。

【使用注意】 孕妇忌用。

〔近 述〕

本品主要成分为芹菜素，β-谷甾醇。①有抑制血栓形成的作用。②对已孕子宫呈节律性的兴奋和抑制。

第三节　活血疗伤药

本类药物除活血化瘀外，更长于消肿止痛，续筋接骨，止血生肌敛疮。主要适应于跌打损伤，金疮出血等伤科疾病，亦可用于其他瘀血病证。临床根据肝主筋、肾主骨的理论，可酌情配以补肝肾、强筋骨之品。

骨碎补《药性论》

为水龙骨科多年生附生蕨类植物槲蕨 *Drynaria fortunei*（Kunze）J. Sm. 或中华槲蕨 *Drynaria. baronii*（Christ）Diels 的根茎。又名毛姜、申姜。均以条粗壮、棕色者为佳。槲蕨主产于浙江、四川、湖北、广东、广西等地；中华槲蕨主产于陕西、甘肃、青海、四川等地。全年均可采挖，除去叶及鳞片，洗净，切片，干燥，砂炒去绒毛，切段入药。

【性味归经】 苦，温。归肝、肾经。

【功效】 活血疗伤，补肾健骨。

【应用】

1. 用于跌损创伤。①跌打瘀肿，可单用本品浸酒，并外敷，如打扑损伤方。②伤筋断骨，金疮，配自然铜、没药等同用，以达续筋接骨之效，如骨碎补散。

2. 用于肾虚诸证。①腰痛脚软，配补骨脂、牛膝等同用，以达补肝肾，强筋骨之效。②耳鸣，耳聋，牙痛，配熟地、山茱萸等同用，以达补肾益精之效。③久泻，本品研末，纳入猪肾中煨熟食用。

此外，本品还可治斑秃，白癜风等。

【用法用量】煎服，3~10g；外用适量。

〔近 述〕

本品主要成分为柚皮苷，骨碎补双氢黄酮苷，骨碎补酸等。①能促进骨对钙的吸收，提高血钙和血磷水平，有利于骨折的愈合。②有一定的改善软骨细胞功能，推迟细胞退行性病变的作用。③骨碎补双氢黄酮苷有明显的镇痛和镇静作用。④近代以本品治链霉素毒副反应，有一定疗效。

苏 木《新修本草》

为豆科灌木或小乔木苏木 *Caesalpinia sappan* L. 的心材。主产于云南、台湾、广东、广西等地。四季可采伐，取树干，除去枝皮及边材，留取中心部分，锯段，晒干。用时刨成薄片或砍为小块入药。

【性味归经】甘、咸，平。归心、肝、脾经。

【功效】活血疗伤，祛瘀通经。

【应用】

1. 用于跌损、痈肿等。①跌打损伤，瘀肿疼痛，配乳香、没药等同用，以达活血消肿止痛之效，如八厘散。②痈肿疮毒，配银花、连翘等同用，以达清热解毒，活血消肿之效。

2. 用于瘀血证。①妇科瘀滞经产诸证，可配当归、红花等同用，以达活血调经之效，如通经丸。②心腹瘀痛，配五灵脂、蒲黄等同用，以达活血止痛之效，如苏乳散。

【用法用量】煎服，3~10g；外用适量。

〔近 述〕

本品主要成分为原色素-巴西苏木素，苏木酚，挥发油，鞣质。①有镇静、催眠作用，大剂量有麻痹作用。②有抗菌作用。

血 竭《雷公炮炙论》

为棕榈科常绿藤本植物麒麟竭 *Daemonorops draco* Bl. 的树脂。以外色黑似铁、研粉红似血、火燃呛鼻、有苯甲酸样香气者为佳。主产于印度、马来西亚、伊朗等国。我国广东、台湾等地亦有种植。采集果实，蒸出树脂；或将树干砍破，使树脂自然渗出，凝固而成。打碎研末入药。

【性味归经】甘、咸，平。归肝经。

【功效】活血疗伤，止血生肌。

【应用】

1. 用于跌损及外伤出血、疮疡不敛。本品为伤科要药。①跌打损伤，配乳香、没药等同用，以达散瘀止痛之效，如七厘散。②外伤出血，疮疡不敛，配乳香、没药等研末外用。

2. 用于产后瘀滞，痛经，经闭，及瘀血心腹刺痛，配没药同用，以达祛瘀止痛之效，如夺命散。

此外，近代单用治胃、十二指肠溃疡、食道静脉破裂等各种上消化道出血，有较好疗效。

【用法用量】内服多入丸散剂，研末用，每1~2g；外用适量。

〔近 述〕

本品主要成分为血竭素，去甲基血竭素，去甲基血竭红素，树脂酸等。①能抑制血小板聚集，防止血栓形成。②对多种致病真菌有不同程度的抑制作用。③能改善微循环，有止血作用。

刘寄奴《新修本草》

为菊科多年生草本植物奇蒿 *Artemisia anomala* S. Moore 的全草。以叶绿、花穗黄而多者为佳。主产于浙江、江苏、江西等地。8~9 月开花时割取地上部分，晒干。用时洗润切段入药。

【性味归经】 苦，温。归心、肝经。

【功效】 活血疗伤，止血，通经。

【应用】

1. 用于跌损肿痛出血等。①跌打损伤，可单用研末酒调服，或配延胡索、骨碎补等同用，以达活血消肿止痛之效，如流伤饮。②创伤出血，配茜草、五倍子等同用，以达活血止血之效，如止血黑绒絮。

用于血瘀经闭，产后瘀滞腹痛等，多配当归、红花等同用，以达逐瘀通经之效。

此外，本品有消食化积止痢作用，可治食积腹痛，赤白痢。

【用法用量】 煎服，3~10g；外用适量，研末外撒或调敷。

【使用注意】 孕妇慎用。

〔近 述〕

本品主要成分为香豆精，异泽兰黄素，西米杜鹃醇，脱肠草素，奇蒿黄酮，奇蒿内脂等。①增加冠脉血流量。②抗缺氧作用。③水煎液对宋内氏痢疾杆菌、福氏痢疾杆菌等有抑制作用。

自然铜《雷公炮制论》

为天然黄铁矿，主含二硫化铁（FeS_2）。以块整齐、色黄而光亮、断面有金属光泽者为佳。主产于四川、湖南、云南、广东等地。四季可采挖。去杂质，打碎，煅透醋淬，研末入药。

【性味归经】 辛，平。归肝经。

【功效】 散瘀止痛，接骨疗伤。

【应用】 用于跌打损伤，骨断筋伤，瘀肿疼痛。本品为伤科接骨续筋常用药，内服外敷均可。可配乳香、没药等同用，以达续筋接骨之效，如自然铜散。亦可与土鳖虫研末服。

此外，还可用于瘿瘤、疮疡、烫伤。

【用法用量】 3~10g，多入丸、散剂，研末每次 0.3g。外用适量。

【使用注意】 不宜久服。

〔近 述〕

本品主要成分为 FeS_2，铜、镍、砷、锑等。对骨折愈合有促进作用。

土鳖虫《本经》

为鳖蠊科昆虫地鳖 *Eupolyphaga sinensis* Walker 或冀地鳖 *Stelophaga plancyi*（Boleny）雌虫的全体。又名䗪虫、土圆。均以完整、色紫褐者为佳。全国各地均有，主产于湖南、湖北、江苏、河南等地。野生者夏季捕捉，饲养者全年可捕捉。用沸水烫死，晒干或烘干入药。

【性味归经】咸，寒。有小毒。归肝经。

【功效】破血逐瘀，续筋接骨。

【应用】

1. 用于跌损，筋伤骨折。本品为伤科常用药。①骨折瘀痛，配骨碎补、自然铜等同用，以达祛瘀接骨止痛之效，如接骨紫金丹。亦可单用研末外敷，或研末黄酒冲服。②骨折伤筋后，筋骨软弱者，配续断、杜仲等同用，以达强筋健骨，促进骨折愈合之效，如壮筋续骨丸。③腰部扭伤，研末以酒调服。

2. 用于瘀血阻滞证。①血瘀经闭，产后瘀滞，可配大黄、桃仁等同用，以达活血化瘀通经之效，如下瘀血汤。②干血成劳，经闭腹胀，可配水蛭、大黄等同用，以达活血消癥之功，如大黄䗪虫丸。③癥瘕痞块，可配桃仁、鳖甲等同用，以达化瘀消痞之效，如鳖甲煎丸。

【用法用量】煎服，3~10g，研末服1~1.5g，黄酒送服为佳。外用适量。

【使用注意】孕妇忌用。

〔近 述〕

本品主要成分为丝氨酸蛋白酶，生物碱，有机酸，酚类，糖类等，①丝氨酸蛋白酶，对人体血纤溶酶原的激活作用同尿激酶相似。②近代有用此治宫外孕及子宫肌瘤，常配穿山甲、桃仁等同用。

马 钱 子《本草纲目》

为马钱科木质大藤本植物马钱 *Strychnos nux-vomica* L. 或马钱 *S. nuxvomica* L. 的成熟种子。以个大、肉厚饱满、表面灰棕色、微带绿、有细密茸毛、质坚硬无破碎者为佳。前者主产于云南、广东、海南等地；后者主产于印度、越南、缅甸、泰国等地。冬季果实成熟时采，取出种子，晒干。用时砂炒去绒毛。

【性味归经】苦，温。有大毒。归肝、脾经。

【功效】消肿散结，通络止痛。

【应用】

1. 用于跌打损伤，痈疽肿痛。常配穿山甲等同用，以达活血消肿止痛之效，如马钱散、青龙丸等。①喉痹肿痛，配山豆根等研末吹喉。②痈肿，急、慢性丹毒，本品配麸皮(2∶1)。疗效颇佳。

2. 用于风湿顽痹，麻木瘫痪。①风湿顽痹，配麻黄、地龙等同用，以达通络止痛之效。②手足麻痹，半身不遂，研末，以甘草粉蜜丸服之。

此外，近代用本品治疗重症肌无力，开始每日服0.45g，分三次服，逐渐增至每日1~1.2g。有一定疗效。

【用法用量】多入丸散，日服0.3~0.6g。外用适量。

【使用注意】不宜多服久服，服用过量，可引起肢体颤动、惊厥、呼吸困难，甚至昏迷等中毒症状。孕妇禁用。

〔近 述〕

本品主要成分为多种生物碱，如番木鳖碱（士的宁），马钱子碱；另含绿原酸、番木鳖苷，脂肪油，蛋白质等。①能兴奋脊髓的反射机能，兴奋延髓的呼吸中枢及血管运动中枢，大剂量引起惊厥。②马钱子碱有明显的镇咳作用，并对感觉神经末梢有麻痹作用。③水煎剂对皮肤真菌有抑制作用。

第四节　破血消癥药

本类药以虫类药物为主，药性强烈。能破血消癥，主治瘀血较重的癥瘕积聚。亦可用于血瘀经闭，瘀肿疼痛，偏瘫等症。临床为加强破血消癥之效，常配伍行气破气药，或攻下药同用。因本类药物药性峻猛，且大多有毒，易耗气、耗血、动血、伤阴，故凡出血证、阴血亏虚、气虚体弱及孕妇均应忌用或慎用。

莪　术《药性论》

为姜科多年生宿根草本植物蓬莪术 *Curcuma phaeocaulis* Val. 广西莪术 *Curcuma kwangsiensis* S. G. lee et C. F. Liang 或温郁金 *Curcuma wenyujin* Y. h. Chen et C. Ling 的根茎。均以质坚实、气香者为佳。主产于广东、浙江、四川等地。冬季采挖，蒸至或煮至透心，晒干。切片或醋炙入药。

【性味归经】 辛、苦，温。归肝、脾经。

【功效】 破血行气，消积止痛。

【应用】

1. 用于血瘀气滞重证。常与三棱相伍为用。①经闭腹痛，配三棱、当归等同用，以达破血通经之效，如莪术散。②胁下痞块，配柴胡、鳖甲等同用，以达破血消癥之效，如鳖甲煎丸。③心腹瘀痛，配丹参、川芎等同用，以达逐瘀止痛之效。

2. 用于食积腹痛，配青皮、槟榔等同用，以达消食破积之效，如莪术丸。

此外，本品尚可用于跌打瘀肿疼痛。

【用法用量】 煎服，6~10g，外用适量。

【使用注意】 孕妇及月经过多者忌用。

〔近 述〕

本品主要成分为莪术酮，莪术烯，姜黄素，莪术醇，莪术双酮等。①莪术醇、莪术双酮有抗癌作用。对子宫颈癌、卵巢癌、白血病、淋巴瘤有不同程度效果。②姜黄素能抑制血小板凝集，有抗血栓形成作用；能兴奋肠道平滑肌。③莪术醇有抗早孕作用。④挥发油能抑制金黄色葡萄球菌、乙型溶血性链球菌、大肠杆菌、伤寒杆菌、霍乱弧菌等。

三　棱《本草拾遗》

为三棱科多年生草本植物黑三棱 *Sparganium stoloniferum* Buch. -Ham. 的块茎。以体重、质坚实、去净外皮、表面黄白色者为佳。主产于江苏、山东、河南、江西等地。冬季至春季采挖，洗净削去外皮，晒干。切片或醋炙入药。

【性味归经】 辛、苦，平。归肝、脾经。

【功效】 破血行气，消积止痛。

【应用】 本品功效主治与莪术相似，常相伍为用。二者的区别为三棱偏于破血，莪术偏于破气。

此外，近代以三棱、莪术为主，配五灵脂、肉桂、大黄，名蜕膜散，治中期妊娠引产后蜕膜残留。

【用法用量】煎服，3~10g。

【使用注意】孕妇及月经过多者忌用。

〔近 述〕

本品主要成分为挥发油等，可抑制血栓形成。

水 蛭《本经》

为水蛭科动物蚂蟥 *Whitmania pigra* Whitman、水蛭 *Hirudo nipponica* Whitman 或柳叶蚂蟥 *Whitmania acranulata* Whitman 的虫体。以体小、条整齐、黑褐色、无杂质者为佳，全国大部分地区均有。夏、秋二季捕捉。用沸水烫死，切段晒干或低温干燥后用或滑石粉炒用。

【性味归经】咸、苦，平。有小毒。归肝经。

【功效】破血，逐瘀，通经。

【应用】用于癥瘕积聚，跌打损伤，血瘀经闭等证。本药破血逐瘀，力峻效宏。①癥瘕、经闭，多配桃仁、三棱等同用，以达破血通经消癥之效，如理冲汤。②癥瘕，经闭兼体虚者，配当归、人参等同用，以达攻邪不伤正之效，如化癥回生丹。③跌打损伤，配苏木、自然铜等同用，以达逐瘀通经之效，如接骨火龙丹。④瘀血便秘，配大黄、牵牛子等同用，以达逐瘀通便之效，如夺命丹。

此外，近代用治血小板增多症；治脑出血颅内血肿，有较好疗效，外囊出血者尤佳；治断肢再植手术后瘀肿；对冠心病心绞痛及肺心病急性发作期、高脂血症等，均有一定疗效。

【用法用量】入汤剂，1.5~3g；研末服，0.3~0.5g。以丸散或研末服为宜。或以鲜活者放置于瘀肿局部吸血消瘀。

【使用注意】孕妇忌服。

〔近 述〕

本品主要成分为肝素，抗血栓素，蛋白质等。新鲜水蛭唾液中含水蛭素。①水蛭素能阻止凝血酶对纤维蛋白原的作用，阻碍血液凝固。②肝素也有抗血凝作用。

虻 虫《本经》

为虻科昆虫复带虻 *Tabanus bivittatus* Matsumura 的雌虫体。各地均有，而以畜牧区为多。5~6 月捕捉，沸水烫死或稍蒸，去足、翅，晒干。多炒后入药。

【性味归经】苦，微寒。有小毒。归肝经。

【功效】破血，逐瘀，通经。

【应用】用于癥瘕积聚，跌打损伤，血瘀经闭等证。①干血成劳，血瘀经闭，配水蛭、大黄等同用，以达活血消癥之效，如大黄䗪虫丸。②跌打损伤，配乳香、没药等同用，以达活血通经止痛之效。或以本品配丹皮为末酒服。

此外，近代以本品为主，佐陈皮，治冠心病心绞痛者。

【用法用量】煎服，1~1.5g；研末服 0.3g。

【使用注意】孕妇忌用。

〔近 述〕

本品①提高耐缺氧能力。②对脑垂体后时所致的急性心肌缺血有一定改善作用。

斑　蝥《本经》

为芫青科昆虫南方大斑蝥 *Mylabris phalerata* Pallas 或黄黑小斑蝥 *Mylabris cichorii* Linnaeus 的虫体。均以个大、完整、颜色鲜明、无败油气味者为佳。全国大部分地区均有。主产于辽宁、河南、广西、江苏等地。夏、秋二季捕捉。闷死或烫死，去头、足、翅，晒干。多米炒入药。

【性味归经】辛，热。有大毒。归肝、胃、肾经。

【功效】破血逐瘀，攻毒散结。

【应用】

1. 用于癥瘕积聚，血瘀经闭。①癥瘕积聚，配玄明粉同用，以达消癥散结之效。②经闭，配桃仁、大黄等同用，以达活血通经止痛之效，如斑蝥通经丸。

2. 用于痈疽恶疮，顽癣，瘰疬。①痈疽恶疮顽硬不破，或破而硬肿无脓，本品为末与大蒜捣膏贴之，可攻毒拔脓。②顽癣，本品微炒研末，蜜调敷之。③瘰疬，配白矾、青黛等，研末外掺，以攻毒散结，如生肌干脓散。

此外，可配以甘遂研末，醋调外搽治牛皮癣患者。

【用法用量】内服多入用丸散，0.03~0.06g；外用适量。

【使用注意】本品有大毒，内服宜慎，应严格控制剂量，孕妇忌服。外用可刺激皮肤发红发泡，甚至腐烂，故不宜大面积使用。内服过量可引起恶心、呕吐、腹泻、尿血及肾功能损害。

〔近 述〕

本品主要成分为斑蝥素、脂肪、树脂及蚁酸、色素等。①斑蝥水浸剂对皮肤真菌有不同程度的抑制作用。②近代用治多种癌肿，特别是对肝癌，斑蝥 1~3 只放入鸡蛋内煮食，若以斑蝥素片内服更佳（每次 0.25~0.5mg），能使症状改善，部分病例瘤体缩小。

穿山甲《别录》

为鲮鲤科动物穿山甲 *Manis pentadactyla* Linnaeus 的鳞片。以片匀、表面光洁、黑褐色或黄褐色、半透明、无腥气、不带皮肉者为佳。主产于广东、广西、云南、贵州等地。全年可捕捉。杀死后置沸水中略烫，取下鳞片，洗净，晒干。多砂炒、醋淬后入药。

【性味归经】咸，微寒。归肝、胃经。

【功效】活血消癥，通经下乳，消肿排脓。

【应用】

1. 用于癥瘕，经闭。①癥瘕积聚，配莪术、三棱等同用，以达活血消癥之效，如穿山甲散。②经闭，配当归、桃仁等同用，以达活血调经之效，如代抵当汤。

2. 用于产后乳汁不下。①气血壅滞而乳汁不下，可配王不留行，或单用，以达通经下乳之效，如下乳涌泉散。②气血虚而无乳者，配黄芪、当归等同用，以达益气补血催乳之效，如滋乳汤。

3. 用于疮疡，瘰疬，风湿痹证等。①痈肿初起，配金银花、天花粉等同用，以达解毒活血消痈之效，如仙方活命饮。②痈肿脓面未溃者，配黄芪、当归等同用，以达托毒排脓之效，如透脓散。③瘰疬，配夏枯草、玄参等同用，以达消瘰散结之效。④风湿痹证，配白花蛇、蜈蚣等同用，以达通经止痛之效。

此外，近代以本品治疗外伤出血、手术切口渗血及白细胞减少症，有止血和升白细胞的作用。

【用法用量】 煎服，3~10g；研末服，1~1.5g。

【使用注意】 孕妇慎用。

〔近 述〕

本品含硬脂酸、胆甾醇、多种无机元素、16种氨基酸、水溶性生物碱及挥发油等。①能降低外周阻力，对血管有直接扩张作用。②有明显延长凝血时间、降低血液黏度的作用。

第十三章　化痰止咳平喘药

凡具有祛痰或消痰，以治疗“痰证”为主要作用的药物，称为化痰药；以减轻或制止咳嗽和喘息为主要作用的药物，称止咳平喘药。

化痰药主治痰证。痰既是病理产物，又是致病因素，且“随气升降，无处不到”，故其病证甚多，除常见的咳喘痰多外，昏厥、癫痫、眩晕、中风惊厥及肢体麻木、半身不遂、口眼歪斜，瘿瘤瘰疬、阴疽流注等证，在病机上与痰都有密切关系，均可用化痰药治疗。

止咳平喘药主要用于咳嗽和喘息。

化痰药多兼止咳平喘作用，而止咳平喘药亦多兼化痰作用。临证中，痰、咳、喘三证常相互兼杂，故治疗上化痰药多与止咳平喘药配伍使用。根据化痰药、止咳平喘药的不同性能，本章将其分为温化寒痰药，清化热痰药，止咳平喘药三类。临证时，除根据各药的特点加以选择外，还须辨证论治，作适当配伍。如兼表证者，配解表药。兼有里热者，配清热药。里寒者，配温里药。虚劳者，配补虚药。此外，如癫痫、眩晕、昏迷、惊厥者，当配平肝息风药、开窍药、安神药；痰核、瘰疬、瘿瘤者，配软坚散结药；阴疽流注者，配温阳散寒通滞药。

咳嗽兼咯血者，不宜使用某些温燥之性强烈的刺激性化痰药；麻疹初起，虽有咳嗽，但不宜单用止咳药，应以清宣肺气为主，收敛性的止咳药应忌用，以免遏伏疹毒而使疹出不畅。

第一节　温化寒痰药

本类药物药性温燥，有温化寒痰和燥湿化痰作用。适应于寒痰、湿痰证，以及由寒痰、湿痰引起的眩晕、肢体麻木、阴疽流注等。临床多配温肺散寒，燥湿健脾药同用，以标本兼顾，或配理气药同用，以加强化痰之功。

本类药温燥之性较强，热痰、燥痰及有咯血病史者，均应慎用。

半　夏《本经》

为天南星科多年生草本植物半夏 *Pinellia ternata* (Thunb.) Breit. 的块茎。以色白、质坚实、粉性足者为佳。我国大部分地区均有。主产于四川、湖北、江苏、安徽等地。夏、秋二季茎叶茂盛时采挖。除去外皮及须根，晒干。

【处方用名】

1. 生半夏　多为外用。长于化痰散结。
2. 清半夏　又名净半夏。用8%白矾水溶液炮制的半夏。长于燥湿化痰。
3. 姜半夏　姜与白矾共制的半夏。长于降逆止呕。
4. 法半夏　甘草与石灰水共制的半夏。长于燥湿且温性较弱。多用制中成药。

5. 半夏曲 法半夏配其他相关药物发酵而成。兼有化痰消食功效。

【性味归经】辛，温。有毒。归脾、胃、肺经。

【功效】燥湿化痰，降逆止呕，消痞散结。

【应用】

1. 用于湿痰、寒痰证。本品为化痰之要药。长于治湿痰。①湿痰咳嗽，多配橘皮、茯苓等同用，以达燥湿化痰之效，如二陈汤。②寒痰咳嗽，多配细辛、干姜等同用，以达温肺化饮之效，如苓甘五味姜辛汤。③湿痰眩晕，多配天麻、白术等同用，以达化痰息风之效，如半夏白术天麻汤。④湿痰内盛，胃失和降，夜寐不安者，多配秫米以达化痰和胃安神之效，如半夏秫米汤。

2. 用于多种呕吐。为止呕要药。①痰饮或胃寒呕吐尤宜，多配生姜同用，以达降逆止呕之效，如小半夏汤。②胃热呕吐，多配黄连、竹茹等同用，以达清胃止呕之效，如黄连橘皮竹茹半夏汤。③胃阴虚呕吐，多配麦冬、粳米等同用，以达滋阴止呕之效，如麦门冬汤。④胃虚呕吐，多配人参、白蜜等同用，以达补虚和胃之效，如大半夏汤。⑤妊娠呕吐，虽有妊娠禁忌之说，但亦有配扶正之品用者。

3. 用于心下痞，梅核气，结胸证。①心下痞满，多配干姜、黄连等同用，以达消痞散结之效，如半夏泻心汤。②痰热结胸，多配黄连、瓜蒌等同用，以达化痰散结之效，如小陷胸汤。③梅核气，多配紫苏、厚朴等同用，以达行气解郁，化痰散结之效，如半夏厚朴汤。

4. 用于痰核瘿瘤，痈疽肿毒，毒蛇咬伤等。①痰核瘿瘤，多配昆布、浙贝母等同用，以达软坚散结之效，如海藻玉壶汤。②痈疽肿毒，毒蛇咬伤等，以生品研末调敷或鲜品捣敷。

此外，近代用治耳源性眩晕；生品研末局部外用治子宫糜烂；配天南星等量生用研末为丸，治冠心病；配菖蒲研末吹鼻取嚏治室上性心动过速。生半夏配伍其他药物治肿瘤。

【用法用量】煎服，3~10g。外用适量。

【使用注意】反乌头。

〔近 述〕

本品主要成分为β-谷甾醇及葡萄糖苷，多种氨基酸和挥发油，皂苷，辛辣性醇类，胆碱，左旋麻黄碱等生物碱及少量脂肪，淀粉。①对咳嗽中枢有镇静作用，可解除支气管痉挛，有镇咳祛痰作用。②可抑制呕吐中枢而止呕。③葡萄糖醛酸的衍化物有显著解毒作用。④有抗早孕作用。⑤可降低兔眼内压。

天南星《本经》

为天南星科多年生草本植物天南星 *Arisaema erubescens* (Wall.) Schott 异叶天南星 *Arisaema heterophyllum* Bl. 或东北天南星 *Arisaema amurense* Maxim. 的块茎。均以个大、色白、粉性足者为佳。天南星主产于河南、河北、四川等地；异叶天南星主产于江苏、浙江等地；东北天南星主产于辽宁、吉林等地。秋、冬二季采挖。除去须根及外皮，晒干，即生南星。

【处方用名】

生天南星 长于祛风止痉。

制天南星 用生姜、白矾炮制的天南星。可降低毒性。长于燥湿化痰。

胆南星 用牛（或猪、羊）胆汁炮制的天南星。长于清化热痰，息风定惊。

【性味归经】苦、辛，温。有毒。归肺、肝、脾经。

【功效】燥湿化痰，祛风止痉，消肿散结。

【应用】

1. 用于痰证。本品燥湿化痰似半夏而温燥更甚。①顽痰咳喘，配半夏、枳实等同用，以达燥湿化痰之效，如导痰汤。②痰热咳嗽，配黄芩、半夏等同用，以达清热化痰之效，如小黄丸。

2. 用于风痰证。本品专走经络，善祛风痰而止痉。①风痰眩晕，配半夏、天麻等同用，以达祛风止痉之效，如玉壶丸。②风痰留滞经络，配半夏、川乌等同用，以达祛痰通络之效，如青州白丸子。③破伤风，配天麻、防风等同用，以达祛风止痉之效，如玉真散。④癫痫，配胡椒、水牛角、冰片同用，以达祛风止痉化痰之效，如癫宁丸。

3. 用于痈疽肿毒，毒蛇咬伤等，以生品研末调敷。

此外，近代用治抽动综合征，配半夏、僵蚕。生南星内服或外用治肿瘤有一定疗效，子宫颈癌尤为多用。

【用法用量】煎服，3~10g。外用适量。

【使用注意】孕妇慎用。

〔近 述〕

本品主要成分为三萜皂苷，安息香酸，氨基酸，D-甘露醇，二酮哌嗪生物碱。①二酮哌嗪生物碱有抗心律失常的作用。②有祛痰、抗惊厥、镇静、镇痛作用。③水提取物对肿瘤有抑制作用。

白附子《中药志》

为天南星科多年生草本植物独角莲 *Typhonium giganteum* Engl. 的块茎。以个大、质坚实、色白、粉性足者为佳。产于河南、甘肃、湖北等地。秋季采挖。除去残茎、须根及外皮，用硫黄熏1~2次，晒干。多制后入药。

【性味归经】辛，温。有毒。归胃、肝经。

【功效】燥湿化痰，祛风止痉，止痛，解毒散结。

【应用】

1. 用于上焦风痰诸疾。本品善祛风痰而解痉止痛。①中风口眼㖞斜，配全蝎、僵蚕等同用，以达祛风止痉化痰之效，如牵正散。②破伤风，配防风、天南星等同用，以达祛风止痉之效，如玉真散。③风痰眩晕，头痛，配天南星、半夏等同用，以达祛风化痰之效。④偏头痛，配川芎、白芷等同用，以达祛风止痛之效。

2. 用于毒蛇咬伤及瘰疬痰核，可单用鲜品捣敷；亦可配清热解毒药同用，内服或外敷。

【用法用量】煎服，3~6g；研末服0.5~1g。外用适量。

【使用注意】孕妇慎用。

〔近 述〕

本品主要成分为β-谷甾醇及葡萄糖苷，肌醇，黏液质，皂苷等。①能降血清胆固醇，止咳祛痰。②有抗结核及抗癌等作用。

白芥子《别录》

为十字花科一年或越年生草本植物白芥子 *Sinapis alba* L. 的种子。以颗粒均匀、饱满者为佳。主产于河南、安徽等地。夏末秋初，果实成熟时割取全株，晒干后打下种子。

【处方用名】

1. 白芥子　又名芥子。用时捣碎。长于通络止痛。

2. 炒白芥子　炒黄的白芥子。长于顺气豁痰。

【性味归经】辛，温。归肺经。

【功效】温肺化痰，利气散结。

【应用】

1. 用于寒痰咳喘，悬饮。本品善治“皮里膜外之痰”。①寒痰壅肺，配苏子、莱菔子同用，以达温肺化痰利气之效，如三子养亲汤。②冷哮，配细辛、甘遂、麝香等研末，于夏令外敷肺俞、膏肓等穴。③悬饮，配甘遂、大戟等同用，以达逐饮利气之效，如控涎丹。

2. 用于痰阻经络关节之肢体麻木，关节肿痛及阴疽流注等。①痰阻经络关节之肢体麻木，关节肿痛，配马钱子、没药等同用，以达散寒通络之效，如白芥子散。②阴疽流注，配鹿角胶、肉桂等同用，以达温阳通滞，消痰散结之效，如阳和汤。

【用法用量】煎服，3~6g。外用适量，研末调敷，或作发泡用。

【使用注意】本品辛温走散，久咳肺虚及阴虚火旺者忌用。外敷有发泡作用，皮肤过敏者慎用。剂量过大易出现腹痛、腹泻。

〔近 述〕

本品主要成分为芥子苷，芥子碱、芥子酶等。①芥子酶水解后可引起充血、发泡。②白芥子内服可催吐，祛痰。③水浸剂对皮肤真菌有抑制作用。

皂　荚《本经》

为豆科落叶乔木植物皂荚 *Gleditsia sinensis* Lam. 的果实，又名皂角。以个小、饱满、色紫黑、有光泽、无果柄者为佳。主产于四川、陕西、河北、河南等地。秋季采摘成熟果实，晒干。切片入药。

【性味归经】辛、咸，温。有小毒。归肺、大肠经。

【功效】祛顽痰，开窍闭，杀虫。

【应用】

1. 用于顽痰阻肺，以本品为末，蜜为丸，枣汤送服，以祛除胶结之痰，如皂荚丸。

2. 用于痰盛窍闭证，①癫痫痰壅，卒然昏迷，配细辛共研末为散，吹鼻取嚏，以达通关开窍之效，如通关散。②痰壅中风，配明矾为散，温水调灌取吐，以达豁痰开窍醒神之效，如稀涎散。

3. 用于疮疡，皮癣。①疮肿未溃，单用研末外敷，或熬膏涂敷。②皮癣，以陈醋浸泡后研末调涂，有祛风杀虫止痒之效。

此外，近代用治便秘和轻症动力性肠梗阻，用皂角 12 克，细辛 12 克，研末，加蜂蜜 120 克调匀，制成栓剂，每次 1 条，塞入肛门。

【用法用量】多研末服，1~1.5g；亦可入汤剂，1.5~5g。外用适量。

【使用注意】本品辛散走窜之性特强，内服过量可致呕吐、腹泻。孕妇、有咯血倾向者忌用。

〔近 述〕

本品主要成分为三萜类皂苷等。①有祛痰作用。②对堇色毛癣菌、星形奴卡氏菌有抑制作用。③大量可引起溶血，使呼吸中枢麻痹而死亡。

〔附药〕 皂角刺

为皂荚树的棘刺，又名皂角针。性温，味辛。功能消肿排脓，祛风杀虫。用于痈疽初起或脓成未溃，及皮癣、麻风等。用量3~10g。入煎剂。外用适量，醋煎涂患处。孕妇及痈疽已溃者不用。

旋覆花《本经》

为菊科多年生草本植物旋覆花 *Inula japonica* Thunb. 或欧亚旋覆花 *Inula. britannica* L. 的头状花序。以花头完整、色黄绿者为佳。主产于河南、江苏、浙江、安徽等地。夏、秋二季花开时采摘，除去梗、叶及杂质。阴干或晒干入药。

【处方用名】

1. 旋覆花　晒干用。长于降气化痰止呕。
2. 蜜旋覆花　蜜炙的旋覆花。长于润肺止咳。

【性味归经】苦、辛、咸，微温。归肺、脾、胃、大肠经。

【功效】降气化痰，降逆止呕。

【应用】

1. 用于痰壅气逆及痰饮蓄结致胸膈痞满等。①寒痰咳喘，配前胡、半夏等同用，以达降气化痰之效，如金沸草散。②痰热咳喘，配桔梗、桑白皮等同用，以达清热化痰，降气平喘之效，如旋覆花汤。③顽痰胶结者，配海浮石、海蛤壳等同用，以达化痰软坚之效。
2. 用于噫气，呕吐等。①痰浊中阻，胃气上逆噫气呕吐，配代赭石、半夏等同用，以达降逆止呕之效，如旋覆代赭汤。②痰饮呕吐，心下痞硬，配半夏、陈皮等同用，以达化痰降气止呕之效，如旋覆半夏汤。

此外，有活血通络之功，可用于胸胁疼痛，多配香附等同用，如香附旋覆花汤。

【用法用量】煎服，3~10g。宜包煎。

〔近述〕

本品主要成分为黄酮苷，旋覆花甾醇A、B、C及葡萄糖，槲皮素等。①黄酮苷对支气管痉挛有缓解作用，有较弱的利尿作用。

〔附药〕 金沸草

为旋覆花的地上部分。性味功效似旋覆花，但长于疏散。适应于外感咳嗽痰多证。煎服，5~10g。

白　前《别录》

为萝藦科多年生草本植物柳叶白前 *Cynanchum stauntonii*（Decne.）Schltr. ex levl. 或芫花叶白前 *Cyncnanchum glaucescens*（Cecne.）Hand. -Mazz. 的根茎及根。均以根茎粗者为佳。主产于浙江、江苏、安徽等地，湖北、湖南、福建、江西等地亦产。秋季采挖，洗净晒干入药。

【处方用名】

1. 白前　取原药材，润透，切段，晒干的白前。长于解表理肺，降气化痰。
2. 蜜白前　蜜炙的白前。长于润肺降气，止咳。

【性味归经】辛、苦，微温。归肺经。

【功效】降气化痰。

【应用】用于肺气壅实之咳喘。本品长于祛痰，降肺气。无论寒、热，外感或内伤咳喘均可使用。①寒痰阻肺，配紫菀、百部等同用，以达降气化痰止咳之效，如止嗽散。②外感风寒咳嗽，配荆芥、桔梗等同用，以达疏风解表，止咳化痰之效，如止嗽散。③肺热咳喘，配桑白皮、葶苈子等同用，以达清热化痰止咳之效，如白前散。④咳喘浮肿，不得平卧，配紫菀、半夏等同用，以达逐饮平喘之效，如白前汤。

【用法用量】煎服，3~10g。

〔近述〕

本品主要成分为皂苷，有祛痰作用。

第二节 清化热痰药

本类药物性多寒凉，有清化热痰作用；部分药物质润，兼能润燥；部分药物味咸，兼能软坚散结。适应于热痰和燥痰，以及由此引起的癫痫、中风、惊厥、瘿瘤、瘰疬等。临床根据病情，可酌配清热药、滋阴润肺药、软坚散结药同用。

本类药物药性多寒凉，质润，故寒痰、湿痰不用。

桔 梗《本经》

为桔梗科多年生草本植物桔梗 *Platycodon grandiflorum* (Jaoq.) A. DC. 的根。以根肥大、色白、质坚实、味苦者为佳。全国大部分地区均有。以东北、华北产量较大，华东地区质量较好。春、秋二季采挖。切片，晒干入药。

【性味归经】苦、辛，平。归肺经。

【功效】宣肺利咽，祛痰排脓。

【应用】

1. 用于肺气不宣的咳嗽痰多。无论寒热均可使用。①属风寒者，配紫苏、杏仁等同用，以达解表散寒，宣肺止咳之效，如杏苏散。②属风热者，配桑叶、菊花等同用，以达疏风清热，宣肺止咳之效，如桑菊饮。③胸膈痞闷，配香附、青皮等同用，以达宽胸理气之效，如大七气汤。

2. 用于咽痛失音。①外邪犯肺者，配甘草、牛蒡子等同用，以达宣肺利咽之效，如桔梗汤。②热毒炽盛，咽喉肿痛，配黄芩、板蓝根等同用，以达清热解毒利咽之效，如普济消毒饮。

3. 用于肺痈咳吐脓痰，配甘草同用，以达清肺排脓之效，如桔梗汤，加入鱼腥草、冬瓜仁等同用，效果更佳。

此外，因其可以宣开肺气而通二便，故可用治癃闭、便秘。

【用法用量】煎服，3~10g。

【使用注意】阴虚久咳，气逆及咯血者不宜用。用量过大易致恶心呕吐。

〔近述〕

本品主要成分为桔梗皂苷，菊糖，植物甾醇等。①桔梗皂苷有很强的溶血作用，但口服在消化道被破坏。②有抗炎、抗溃疡作用。③有解痉、镇痛、镇静、降血脂作用。④有较强的祛痰作用和镇咳作用。

川贝母《本经》

为百合科多年生草本植物川贝母 *Fritillaria cirrhosa* D. Don 暗紫贝母 *Fritillaria unibracteata* Hsiao et K. C. Hsia 甘肃贝母 *Fritillaria przewalskii* Maxim. 或棱砂贝母 *Fritillaria delavayi* Franch. 的鳞茎。均以质坚实、粉性足、色白者为佳。主产于四川、云南、甘肃等地。夏、秋二季采挖。晒干入药。

【性味归经】苦、甘，微寒。归肺、心经。

【功效】清热化痰，润肺止咳，散结消肿。

【应用】

1. 用于多种咳嗽证。尤宜于内伤久咳、燥痰、热痰证。①肺虚劳嗽，配百合、麦门冬等同用，以达养阴润肺，化痰止咳之效，如百合固金汤。②燥痰咳嗽，配麦门冬、杏仁等同用，以达润燥化痰之效，如贝母散。③热痰咳嗽，配知母同用，以达清热化痰之效，如二母散。

2. 用于乳痈、肺痈、疮肿瘰疬等。①乳痈、肺痈、疮肿等，配蒲公英、鱼腥草等同用，以达清热解毒，消肿散结之效。②瘰疬，配玄参、牡蛎等同用，以达化痰软坚消瘰疬之功，如消瘰丸。

【用法用量】煎服，3~10g；研末服 1~2g。

【使用注意】反乌头。

〔近 述〕

本品主要成分为多种生物碱。如川贝母碱，西贝母碱，青贝碱，炉贝碱，松贝碱等。①总生物碱及非生物碱部分均有镇咳作用。②贝母流浸膏和川贝母碱均有祛痰作用。③西贝母碱有解痉作用，降压作用。④贝母总碱有抗溃疡作用。

〔附 药〕 浙贝母

为百合科多年生草本植物浙贝母 *Fritillaria thunbergii* Miq. 的鳞茎。主产于浙江鄞县。性味苦寒归肺、心经。功效与川贝母相似，但清热散结之力较强，常用于外感风热或痰热咳嗽。痰核瘰疬，疮肿痈毒较川贝母多用。煎服，3~10g。使用注意同川贝母。

瓜　蒌《本经》

为葫芦科多年生草质藤本植物栝楼 *Trichosanthes kirilowii* Maxim. 和双边栝楼 *Trichosanthes rosthornii* Harms 的成熟果实。以完整不破、皱缩、皮厚糖性足者为佳。全国均有。主产于山东、河北、山西、陕西等地。秋季采收。

【处方用名】

1. 瓜蒌　又名全瓜蒌。取原药材，去杂质及果柄，洗净，压扁，切丝或块，干燥的瓜蒌。
2. 蜜瓜蒌　蜜炙的瓜蒌。长于润燥。
3. 瓜蒌皮　瓜蒌的果皮。长于清热化痰。
4. 炒瓜蒌皮　炒黄的瓜蒌。长于利气宽胸。
5. 蜜瓜蒌皮　蜜炙的瓜蒌皮。作用同蜜瓜蒌。
6. 瓜蒌子　瓜蒌的种子。宜打碎用。长于润肺化痰，滑肠通便。

7. 炒瓜蒌子　炒黄的瓜蒌子。长于润肺化痰。

8. 蜜瓜蒌子　蜜炙的瓜蒌子。长于润肺止咳。

9. 瓜蒌子霜　去油成霜的瓜蒌子。长于润肺祛痰，但滑肠作用减弱。

【性味归经】甘、微苦，寒。归肺、胃、大肠经。

【功效】清热化痰，宽胸散结，润肠通便。

【应用】

1. 用于痰热咳喘。①小儿膈热，单用本品，名润肺散。②痰热咳嗽，配黄芩、胆南星等同用，以达清热祛痰之效，如清气化痰丸。

2. 用于结胸、胸痹等。①痰热结胸，配黄连、半夏等同用，以达清热化痰，宽胸散结之效，如小陷胸汤。②痰浊胸痹，配薤白同用，以达通阳散结之效，如瓜蒌薤白白酒汤。

3. 用于内外痈。①肺痈，配鱼腥草、芦根等，以达清热解毒，化痰排脓之效。②肠痈，配桃仁、丹皮等同用，以达清热解毒之效，如薏苡仁汤，加入红藤、败酱草则效果更好。③乳痈初起，配当归、乳香等同用，以达清热解毒，消肿止痛之效，如神效瓜蒌散。

4. 用于肠燥便秘，配火麻仁、郁李仁等同用，以达润肠通便之效。

【用法用量】煎服，全瓜蒌 10~15g，瓜蒌皮 6~10g，瓜蒌仁 10~15g。

【使用注意】反乌头。

〔近述〕

本品主要成分为三萜皂苷，有机酸，盐类，树脂，糖类，色素。种子含脂肪油，皂苷。瓜蒌皮含多种氨基酸，生物碱等。①皂苷及氨基酸有祛痰作用。②有降血脂作用。③有扩冠作用。④对金色葡萄球菌、肺炎双球菌、绿脓杆菌、溶血性链球菌及流感病毒等有抑制作用。⑤瓜蒌仁有致泻作用。⑥近代用瓜蒌注射液治疗喘息型气管炎及肺心病哮喘有效。⑦治冠心病，单用或复方均有效。

竹　茹《别录》

为禾本科多年生植物青杆竹 *Bambusa tuldoides* Munro 大头典竹 *Sinocalamus beecheyanus* (Munro) Mc-Clure var. *pubescens* P. F. Li 或淡竹 *Phyllostachys nigra* (lodd.) Munro var. *henonis* (Mitf.) Stapf et Rendle 的茎的中间层。主产于长江流域和南方各省。全年均可采制。除去外皮，将稍带绿色的中间层刮成丝条，或削成薄片，或揉成小团，阴干入药。

【处方用名】

1. 竹茹　长于清热化痰、除烦。

2. 姜竹茹　姜汁炙的竹茹。长于降逆止呕。

【性味归经】甘，微寒。归肺、胃经。

【功效】清热化痰，除烦止呕。

【应用】

1. 用于痰热所致咳嗽及心烦不眠。①肺热咳嗽，配黄芩、瓜蒌等同用，以达清热化痰之效。②胆火挟痰，心烦不眠者，配半夏、茯苓等同用，以达清热化痰除烦之效，如温胆汤。

2. 用于胃热呕吐。①胃热呕吐，配半夏、黄连等同用，以达清热除烦止呕之效，如黄连橘皮竹茹半夏汤。②胃虚挟热呕吐者，配人参、陈皮等同用，以达补中止呕之效，如橘皮竹茹汤。

此外，有凉血止血作用，可用于吐血、衄血、崩漏等证。

【用法用量】 煎服，6~10g。

〔近 述〕

竹茹粉对白色葡萄球菌、枯草杆菌、大肠杆菌、伤寒杆菌均有较强的抑制作用。

〔附 药〕 竹沥

为鲜淡竹、青杆竹、大头典竹经火烤后沥出的液汁，又名竹油、竹沥水、竹沥膏。性寒味甘。归心、肺、肝经。功效与竹茹相似，但清化热痰作用优于竹茹，善透达经络之痰。适应于热痰、中风不语、昏迷、癫痫、惊厥等证。30~50g，冲服。近年来治乙脑、流脑之高热昏迷，痰壅呕吐，以本品频饮。

前　胡《别录》

为伞形科多年生草本植物白花前胡 *Peucedanum praeruptorum* Dunn 或紫花前胡 *Peucedanum decursivum* Maxim. 的根。均以根粗壮、皮部肉质厚、质柔软、断面油点多，香气浓者为佳。前者主产于浙江、江西、四川等地。后者主产于浙江、江西、湖南、山东等地。冬季至次春茎叶枯萎或未抽花茎时采挖。除去须根，晒干。切片入药。

【性味归经】 苦、辛，微寒。归肺经。

【功效】 降气化痰，宣散风热。

【应用】

1. 用于咳喘痰多。本药寒性不著，寒痰、热痰均可使用。①痰热阻肺，配杏仁、桑白皮等同用，以达清热化痰，降气平喘之效，如前胡散。②寒痰湿痰，配白前相须为用。

2. 用于外感咳嗽痰多者。①风热证，配桑叶、牛蒡子等同用，以达散风热，止咳化痰之效。②风寒证，配荆芥、细辛等同用，以达宣肺化痰止咳之效，如金沸草散。

【用法用量】 煎服，6~10g。

〔近 述〕

白花前胡含挥发油及白花前胡内酯甲、乙、丙、丁；紫花前胡含挥发油，前胡苷，前胡素，伞花内酯，甘露醇等。①紫花前胡煎剂有较好的祛痰作用，且作用时间长。②对病毒有抑制作用。③白花前胡丙素能增加冠脉流量。

天竺黄《蜀本草》

为禾本科植物青皮竹 *Bambusa textilis* Mc-Clure 或华思劳竹 *Schizostachyum chinense* Rendle 等竹竿内分泌液干燥后的块状物。以片大、色灰白、质细、体轻、吸湿性强者为佳。主产于云南、广东、广西等地。秋冬二季采收。砍破竹竿，取出晾干入药。

【性味归经】 甘，寒。归心、肝经。

【功效】 清热化痰，清心定惊。

【应用】 用于心肝经痰热证。本品清化热痰无寒滑之弊。①小儿痰热惊风，配麝香、辰砂等同用，以达清热化痰，清心定惊之效，如抱龙丸。②中风痰壅，癫痫等证，配郁金、菖蒲等同用，以达化痰开窍之效。③热病神昏，配牛黄、钩藤等同用，以达清心开窍之效，如小儿回春丹。

【用法用量】 煎服，3~6g；研粉冲服，每次 0.5~1g。

〔近 述〕

本品主要成分为甘露醇，硬脂酸，竹红菌甲素，竹红菌乙素及氢氧化钾，硅质等。①竹红菌甲素有明显的镇痛抗炎作用。②近代有治白内障者，以本药作粘吸头，按白内障摘除术进行操作，进行粘吸，有效而简便。

海蛤壳《本经》

为帘蛤科动物文蛤 *Meretrix meretrix* Linnaeus 和青蛤 *Cyclina sinensis* Gmelin 等多种海蛤的贝壳。产于沿海地区。夏秋二季自海滩泥沙中淘取，去肉，洗净，干燥。

【处方用名】

1. 海蛤壳　去杂质碾碎或研粉的海蛤壳。长于软坚散结。

2. 煅蛤壳　煅后碾碎或研粉的海蛤壳。长于化痰制酸。

【性味归经】苦、咸，寒。归肺、肾、胃经。

【功效】清热化痰，软坚散结。

【应用】

1. 用于痰热咳嗽气喘。①热痰咳喘，配白前、海浮石等同用，以达清热化痰之效。②痰火郁结，咯吐痰血，配青黛同用，以达清肺化痰之效，如青黛散。

2. 用于瘿瘤，瘰疬，痰核等，多配海藻、昆布等同用，以达软坚散结之效，如含化丸。

此外，微有利尿和制酸之效，可用于水气浮肿，小便不利及胃痛泛酸等。

【用法用量】煎服，10~15g；蛤粉宜包煎。

〔近 述〕

本品主要成分为碳酸钙，甲壳质等。有利尿、消炎、止血等作用。

海浮石《本草拾遗》

为胞孔科动物脊突苔虫 *Costazia aculeata* Canu et Bassler、瘤苔虫 *Costazia costazii* Audouin 的骨骼；或火山喷出的岩浆形成的多孔状石块。以体轻、色灰白者为佳。主产于广东、福建、山东、辽宁等地。多在夏、秋季采收，洗净，晒干。捣碎或水飞用。

【处方用名】

1. 海浮石　去杂质捣碎的海浮石。长于清肺化痰。

2. 煅海浮石　煅后捣碎的海浮石。长于软坚散结。

【性味归经】咸，寒。归肺经。

【功效】清热化痰，软坚散结。

【应用】

1. 用于痰热咳嗽。①肝火灼肺，配瓜蒌仁、贝母等同用，以达清热化痰止咳之效，如咳血方。②肺热久咳，配青黛、黄芩等同用，以达清肺化痰止血之效，如节斋化痰丸。

2. 用于瘰疬，瘿瘤，配贝母、海藻等同用，以达软坚散结之效。

此外，有利尿之效，可用于血淋，石淋等。

【用法用量】煎服，10~15g。打碎先煎。

〔近 述〕

脊突苔虫的骨骼，含碳酸钙，及少量镁，铁等；多孔状石块含 SiO_2，氯，镁等。有利尿、消炎作用。

瓦楞子《别录》

为蚶科动物毛蚶 *Arca subcrenata* Lischke、泥蚶 *Arca granosa* Linnaeus 或魁蚶 *Arca inflata* Reeve 的贝壳。产于沿海地区。秋冬至春捕捞，洗净，去肉，干燥。

【处方用名】

1. 瓦楞子　去杂质碾碎或研粉的瓦楞子。长于消痰散结。

2. 煅瓦楞子　煅后的瓦楞子。长于制酸止痛。

【性味归经】 咸，平。归肺、胃、肝经。

【功效】 消痰软坚，化瘀散结。

【应用】

1. 用于瘰疬，瘿瘤，多配海藻、昆布等同用，以达软坚散结之效，如含化丸。

2. 用于癥瘕痞块，可单用，醋淬为丸服，如瓦楞子散。亦可配三棱、莪术等同用，以达化瘀散结之效。

此外，煅用有制酸之效，可用于胃痛泛酸者。配甘草治疗胃及十二指肠溃疡，有一定疗效。

【用法用量】 煎服，10~15g，先煎。研末服，每次 1~3g。

〔近 述〕

本品主要成分为碳酸钙，有机质及少量镁，铁，硅酸盐，磷酸盐等。①碳酸钙能中和胃酸，减轻胃溃疡的疼痛。②近代配三棱等药治疗肝脾肿大及消化道肿瘤。

海　藻《本经》

为马尾藻科植物海蒿子 *Sargassum pallidum*（Turn.）C. Ag. 或羊栖菜 *Sargassum fusiforme*（Harv.）Setch. 的藻体。前者习称“大叶海藻”，后者习称“小叶海藻”。均以身干、色黑褐、盐霜少、枝嫩无砂石者为佳。主产于山东、辽宁、浙江、福建、广东、广西、海南等沿海地区。夏、秋二季采捞，去杂质，洗净，切段晒干入药。

【性味归经】 咸，寒。归肝、肾经。

【功效】 消痰软坚，利水消肿。

【应用】

1. 用于瘰疬、瘿瘤、睾丸肿痛等。①瘰疬，配夏枯草、玄参等同用，以达消痰软坚散结之效，如内消瘰疬丸。②瘿瘤，配昆布、浙贝母等同用，以达消痰软坚之效，如海藻玉壶汤。③睾丸肿痛，配橘核、川楝子等同用，以达消痰散结止痛之效，如橘核丸。

2. 用于脚气浮肿及水肿，配泽泻、车前子等同用，以达利水消肿之效。

【用法用量】 煎服，10~15g。

【使用注意】 反甘草。

〔近 述〕

主要成分为褐藻酸，甘露醇、钾、碘等。①对地方性甲状腺肿大有治疗作用。对甲状腺机能亢进，基础代谢率增高有暂时抑制作用。②有抗高血脂作用。③有抗凝血作用。④对人体结核杆菌有抗菌作用。⑤对流感病毒及皮肤真菌有抑制作用。

昆　布《别录》

为海带科植物海带 *Laminaria japonica* Aresch. 或翅藻科植物昆布 *Ecklonia kurome* Okam. 的叶状体。主产于山东、辽宁、浙江等地。夏、秋二季采捞，去杂质，漂净，切宽丝，晒干，入药。

【性味归经】同海藻。

【功效】同海藻。

【应用】同海藻，常与之相须为用。

【用法用量】煎服，6~12g。

〔近 述〕

本品主要成分为褐藻酸，昆布素，半乳聚糖等多糖类，海带氨酸，谷氨酸，天门冬氨酸，脯氨酸等氨基酸，维生素 B_1、B_2、C、P 及胡萝卜素，碘、钾、钙等无机盐。①防治缺碘性甲状腺肿。②海带氨基酸和钾盐有降压作用。③褐藻酸和海带氨基酸有降血清胆固醇的作用。④有轻度通便作用。

黄药子《开宝本草》

为薯蓣科多年生草质缠绕藤本植物黄独 *Diosccrea bulbifera* L. 的块茎。主产于湖南、湖北、江苏等地。秋、冬二季采挖。除去根叶及须根，洗净，切片晒干入药。

【性味归经】苦，平。有毒。归肺、肝经。

【功效】消痰软坚，清热解毒。

【应用】

1. 用于瘿瘤，单用浸酒饮；亦可配海藻、牡蛎等同用，以加强软坚散结之效，如消瘿汤。

2. 用于疮疡肿毒，咽喉肿痛，毒蛇咬伤等，可单用或配清热解毒药同用。

此外，有凉血止血之效，可用于血热出血，尤长于治咯血。有止咳平喘作用，可用于咳嗽，气喘，百日咳等证。

【用法用量】煎服，5~15g；研末服，1~2g。

【使用注意】有毒，不宜过量。脾胃虚弱及肝功能损害者慎用。

〔近 述〕

本品主要成分为呋喃去甲基二萜类化合物，黄药子萜 A、B、C，皂苷及微量碘等。①对缺碘性甲状腺肿有一定治疗作用。②对子宫有兴奋作用。③有止血作用。④有抗菌作用。⑤近代用治甲状腺、食道、鼻咽、肺、胃、直肠等多种肿瘤，多配海藻、白花蛇舌草、山慈菇等抗肿瘤药同用。

青礞石《嘉祐本草》

为绿泥石片岩或云母岩的石块或碎粒。前者称青礞石，主产于湖南、湖北、四川等地。后者称金礞石，主产于河南、河北等地。全年可采，除去杂质，煅用。

【处方用名】

1. 礞石　去杂质、砸碎的礞石。临床少用。

2. 煅礞石　煅后的礞石。长于下气坠痰。

【性味归经】咸，平。归肺、肝经。

【功效】坠痰下气，平肝镇惊。

【应用】

1. 用于顽痰、老痰、气逆咳喘实证。本品善治顽痰胶固之证。多配沉香、大黄等同用，以达泻火逐痰之效，如礞石滚痰丸。

2. 用于痰热壅盛的癫狂、惊痫等证。本品为治惊痫之良药。①惊风抽搐，以煅礞石为末，用薄荷汁和白蜜调服，以达坠痰镇惊之效，如夺命散。②惊痫，亦可用礞石滚痰丸，以达逐痰降火定惊之效；治癫痫及精神分裂症，对控制发作及减缓狂躁症状有效。

此外，近代用治小儿肺炎重症、肺闭咳喘、痰多黄稠有效。

【用法用量】煎服，6~10g。打碎布包先煎。入丸散 1.5~3g。

【使用注意】脾胃虚弱、小儿慢惊及孕妇忌用。

〔近 述〕

本品主要含硅酸盐，镁，铝，铁等。有祛痰、泻下作用。

胖大海《本草纲目拾遗》

为梧桐科落叶乔木植物胖大海 *Sterculia lychnophora* Hance 的成熟种子。以个大、坚硬、外皮细、黄棕色、有细皱纹与光泽、不破皮者为佳。产于越南、泰国、印度尼西亚和马来西亚等国。4~6 月果实开裂时，采下成熟的种子晒干。

【性味归经】甘，寒。归肺、大肠经。

【功效】清肺化痰，利咽开音，清肠通便。

【应用】

1. 用于肺热声哑，痰热咳嗽，咽喉肿痛，可单用泡服，亦可配桔梗、甘草等同用。

2. 用于热结便秘，头痛目赤，可单味泡服，亦可配清热泻下药同用，以达清肠通便之效。

【用法用量】2~3 枚，沸水泡服或煎服。

〔近 述〕

本品主要成分为胖大海素，西黄芪胶粘素，戊聚糖及收敛性物质。①胖大海素对血管平滑肌有收缩作用，能改善黏膜炎症，减轻痉挛性疼痛。②有缓泻作用。③有降压作用。

第三节　止咳平喘药

本类药有止咳或平喘作用，适应于咳嗽或喘息之证。咳喘之证有寒、热、虚、实的不同，在临床使用时，须根据不同的证型，选用适宜的药物，并加以相应的配伍。

苦杏仁《本经》

为蔷薇科乔木植物山杏 *Prunus armeniaca* L. var. *ansu* Maxim. 西伯利亚杏 *P. sibirica* L. 东北杏 *Prunus mandshurica* (Maxim.) Koehne 或杏 *Prunus armeniaca* L. 的成熟种子。以颗粒饱满、完整、味苦者为佳。主产于东北、华北、西北、内蒙古、新疆及长江流域。夏季采收成熟果实，除去果肉及核壳，晒干入药。

【性味归经】苦，微温。有小毒。归肺、大肠经。

【功效】止咳平喘，润肠通便。

【应用】

1. 用于咳嗽气喘。本品为治咳喘要药。配伍后可治多种咳喘病证。①风寒咳喘，配麻黄、甘草同用，以达散风寒，宣肺平喘之效，如三拗汤。②风热咳嗽，配桑叶、菊花等同用，以达散风热，宣肺平喘之效，如桑菊饮。③肺热咳喘，配石膏、麻黄等同用，以达清肺泄热，宣肺平喘之效，如麻杏石甘汤。④燥热咳嗽，配桑叶、贝母等同用，以达清肺润燥止咳之效，如桑杏汤。

2. 用于肠燥便秘，配柏子仁、郁李仁等同用，以达润肠通便之效，如五仁丸。

【用法用量】煎服，3~10g。宜打碎煎。

【使用注意】内服不宜过量，以防中毒。婴儿慎用。

〔近述〕

本品主要成分为苦杏仁苷及脂肪油，蛋白质，各种游离氨基酸。①苦杏仁苷分解后产生少量氢氰酸，能抑制咳嗽中枢起到镇咳平喘作用。②苦杏仁油对蛔虫、钩虫及伤寒杆菌、副伤寒杆菌有抑制作用；有润肠通便作用。③过量中毒，成人服50枚（约60g）可能致死。因苦杏仁苷口服后易在胃肠道分解出氢氰酸，故毒性比静脉注射大。

〔附药〕 甜杏仁

为蔷薇科植物杏或山杏的部分栽培种而其味甘甜的成熟种子。味甘性平。功能润肺止咳。主要用于虚劳咳嗽。煎服，5~10g。

紫苏子《别录》

为唇形科草本植物紫苏 *Perilla frutescens*（L.）Britt. 的成熟果实，又名苏子。主产于安徽、河南、江苏等地。秋季果实成熟时采收，晒干。

【处方用名】

1. 紫苏子　原药材，洗净，晒干。长于润肠。
2. 炒紫苏子　炒香的紫苏子。长于温肺降气。
3. 蜜紫苏子　蜜炙的紫苏子。长于降气平喘，润肺化痰。
4. 紫苏子霜　制霜的紫苏子。长于降气平喘。无滑肠作用。

【性味归经】辛，温。归肺经。

【功效】降气化痰，止咳平喘，润肠通便。

【应用】

1. 用于咳嗽气喘。本品长于降气化痰。①痰壅气逆之咳喘，配白芥子、莱菔子同用，以达降气化痰平喘之效，如三子养亲汤。②上盛下虚之咳喘，配肉桂、当归等同用，以达温肾下气平喘之效，如苏子降气汤。

2. 用于肠燥便秘，配杏仁、火麻仁等同用，以达润肠通便之效，如紫苏麻仁粥。

【用法用量】煎服，5~10g。

【使用注意】脾虚便溏者不用。

〔近述〕

本品主要成分为脂肪油，维生素 B_1，氨基酸类等。①有抗癌作用。②有促进胃肠蠕动和抑菌作用。

百　部《别录》

为百部科多年生草本植物直立百部 *Stemona sessilifolia*（Miq.）Mip. 蔓生百部 *Stemona japonica*（BL.）Mip. 或对叶百部 *Stemona tuberosa* Lour. 的块根。均以根粗壮、质坚实、色黄白者为佳。主产于安徽、浙江、江苏、山东、湖北等地。春、秋二季采挖。去须根，洗净，在沸水中略烫或蒸至无白心。晒干，切厚片用。

【处方用名】

1. 百部　长于止咳化痰，灭虱杀虫。

2. 蜜百部　蜜炙的百部。长于润肺止咳。

【性味归经】 甘、苦，微温。归肺经。

【功效】 润肺止咳，杀虫。

【应用】

1. 用于咳嗽。无论外感、内伤、暴咳、久嗽，均可使用。①风寒咳嗽，配荆芥、桔梗等同用，以达解表散寒止咳之效，如止嗽散。②肺热咳嗽，配知母、贝母等同用，以达清热化痰止咳之效。③久咳气阴两虚者，配黄芪、沙参等同用，以达益气养阴止咳之效，如百部汤。④肺痨咳嗽，配沙参、麦冬等同用，以达润肺止咳杀虫之效，如月华丸。⑤百日咳，配贝母、白前等同用，以达润肺养阴止咳之效。

2. 用于蛲虫病、头虱、疥癣等。①蛲虫病，本品煎浓汤，睡前保留灌肠。②头虱、体虱、疥癣等，可制成20%乙醇液，或50%水煎剂外搽。

此外，以本品为主，配黄芩、丹参，治肺结核，对痰菌转阴及病灶的吸收均有一定疗效。治阴道滴虫，可单用，或配蛇床子、苦参煎汤坐浴外洗。

【用法用量】 煎服，5～10g；外用适量。

〔近 述〕

本品主要成分为多种生物碱，糖，脂类，蛋白质，琥珀酸等。①百部碱有中枢性镇咳作用。水煎剂及醇浸剂对头虱、衣虱、蛲虫有明显的杀灭作用。对人型结核杆菌有抑制作用。②对多种球菌、杆菌、皮肤真菌有抑制作用。

紫　菀《本经》

为菊科多年生草本植物紫菀 *Aster tataricus* L. f. 的根及根茎。以根长、色紫红、质柔韧者为佳。主产于河北、河南、安徽、黑龙江、江西等地。春、秋二季采挖，去净泥土，除掉茎苗，编成辫状晒干，或直接晒干。

【处方用名】

1. 紫菀　稍润后，切厚片、干燥的紫菀。长于散寒、降气化痰。外感暴咳多用。

2. 炙紫菀　蜜炙的紫菀。长于润肺止咳，肺虚久咳多用。

【性味归经】 辛、苦，温。归肺经。

【功效】 润肺，化痰，止咳。

【应用】 用于咳嗽有痰。长于化痰。咳嗽无论新久，寒热虚实均可使用。①外感咳嗽，配荆芥、桔梗等同用，以达解表化痰止咳之效，如止嗽散。②阴虚痨嗽，配阿胶、贝母等同用，以达润肺化痰止咳之效，如紫菀汤。③久咳不愈，配款冬花、百部等同用，以达润肺止咳之效，如紫菀百花散。

此外，取其开宣肺气之功，还可用于肺痈、小便不通等证。

【用法用量】煎服，5~10g。

〔近 述〕

本品主要成分为紫菀皂苷，紫菀酮，槲皮素、无羁萜、表无羁萜醇、挥发油等。①煎剂及提取物有显著的祛痰镇咳作用；对大肠杆菌、痢疾杆菌、伤寒杆菌、副伤寒杆菌、绿脓杆菌有一定的抑制作用。②槲皮素有利尿作用。

款冬花《本经》

为菊科多年生草本植物款冬花 *Tussilago farfara* L. 的花蕾。以蕾大、肥壮、色紫红鲜艳、花梗短者为佳。木质老梗及已开花者不可供药用。主产于河南、甘肃、山西、陕西等地。12月或地冻前当花尚未出土时采收。

【处方用名】

1. 款冬花　去花梗、杂质的款冬花。长于散寒止咳。

2. 炙冬花　蜜炙的冬花。长于润肺止咳。

【性味归经】辛、微苦，温。归肺经。

【功效】润肺，化痰，止咳。

【应用】用于多种咳嗽。本品与紫菀功效相似，长于止咳。二者常相须而用。①肺寒咳嗽，配紫菀、乌梅等同用，以达止咳化痰之效，如紫菀百花散。②肺热咳嗽，配知母、桑白皮等同用，以达清肺化痰止咳之效，如款冬花汤。③肺痈，配桔梗、苡仁，以达化痰排脓之效，如款花汤。④阴虚燥咳，配百合同用，以达润肺养阴止咳之效，如百花膏。⑤肺气虚而咳者，配人参、黄芪等同用，以达益气止咳之效。

【用法用量】煎服，5~10g。

〔近 述〕

本品主要成分为款冬花碱、款冬花酮、款冬二醇，阿里二醇，云香苷，金丝桃苷，挥发油及鞣质等。①有镇咳、祛痰、平喘作用。②有升血压作用。③有解痉作用。

枇杷叶《别录》

为蔷薇科常绿小乔木植物枇杷 *Eriobotrya japonica*（Thunb.）Lindl. 的叶。以叶完整、色绿、叶厚者为佳。全国大部分地区均有栽培。主产于广东、江苏、浙江、福建、湖北等地。全年均可采收。

【处方用名】

1. 枇杷叶　去绒毛，水喷润，切丝，干燥的枇杷叶。长于清肺止咳，降逆止呕。

2. 炙枇杷叶　蜜炙的枇杷叶。长于润肺止咳。

【性味归经】苦，微寒。归肺、胃经。

【功效】清肺止咳，降逆止呕。

【应用】

1. 用于肺热、肺燥咳喘。①肺热咳嗽，配黄连，桑白皮等同用，以达清肺化痰之效，如枇杷清肺饮。②燥热咳嗽，配知母、沙参等同用，以达养阴化燥、润肺止咳之效。③阴虚久咳，配阿胶、百合等同用，以达养阴润肺止咳之效。

2. 用于胃热呕吐、哕逆，配橘皮、竹茹等同用，以达清热降逆止呕之效。

此外，有清胃止呕作用，可用于热病口渴或消渴。

【用法用量】煎服，5~10g。

〔近述〕

本品主要成分为挥发油及皂苷，熊果酸，齐墩果酸，苦杏仁苷，鞣质，维生素B、C，山梨醇等。①有止咳、平喘作用及轻度祛痰作用。②对金黄色葡萄球菌有抑制作用。③熊果酸有抗炎作用。

马兜铃《药性论》

为马兜铃科多年生藤本植物北马兜铃 *Aristolochia contorta* Bge. 或马兜铃 *Aristolochia debilis* Sieb. et Zucc. 的成熟果实。以个大、结实、饱满、色黄绿、不破者为佳。北马兜铃主产于黑龙江、吉林、河北等地；马兜铃产于江苏、安徽、浙江等地。秋季果实由绿变黄时采收。晒干后多蜜炙入药。

【性味归经】苦，微寒。归肺、大肠经。

【功效】清肺化痰，止咳平喘。

【应用】用于肺热咳喘。①肺热咳喘，配桑白皮、黄芩等同用，以达清热止咳平喘之效。②阴虚久咳，痰中带血，配阿胶、牛蒡子等同用，以达养阴清肺，止咳平喘之效，如补肺阿胶汤。

此外，能清肠消痔，用于痔疮肿痛；能清热平肝降压治高血压病属肝阳上亢者。

【用法用量】煎服，3~10g。

【使用注意】用量不宜过大，以免引起呕吐。

〔近述〕

本品主要成分为马兜铃碱，木兰花碱，马兜铃酸，次马兜铃酸等。①煎剂有祛痰作用，可缓解支气管痉挛。②马兜铃碱皮下注射可引起严重的肾炎，大量可至呼吸停止而死亡。

桑白皮《本经》

为桑科小乔木植物桑 *Morus alba* L. 的根皮。全国各地大都有栽培或野生。秋末叶落时至次春发芽前挖根，刮去粗皮，剥取根皮，晒干。

【处方用名】

1. 桑白皮　切丝入药的桑白皮。长于泻肺行水。

2. 炙桑白皮　蜜炙的桑白皮。长于润肺止咳。

【性味归经】甘，寒。归肺经。

【功效】泻肺平喘，利水消肿。

【应用】

1. 本品主泻肺火兼泻肺中水气而平喘。用于肺热咳喘，配地骨皮、甘草等同用，以达泻肺平喘之效，如泻白散。

2. 用于水肿实证，配茯苓皮、大腹皮等同用，以达利水消肿之效，如五皮饮。

此外，有止血清肝之效，可用于衄血，咯血等证。

【用法用量】煎服，5~15g。

〔近 述〕

本品主要成分为桑皮素，桑皮色烯素，桑根皮素；伞型花酯，东莨菪素，桑皮呋喃A。①有降压作用。②有利尿作用。③对神经系统有镇静、安定、抗惊厥、镇痛、降温作用。

葶苈子《本经》

为十字花科草本植物独行菜 *Lepidium apetalum* Willd. 或播娘蒿 *Descurainia sophia*（L.）Webb ex prantl 的成熟种子。均以身干、子粒饱满、无泥屑杂质者为佳。独行菜称“北葶苈”，主产于华北、东北；播娘蒿称“南葶苈”，主产于华东、中南等地区。夏季颗粒成熟时，割取地上部分，晒干，搓出种子。

【处方用名】

1. 葶苈子　筛去杂质，用时捣碎。降泄肺气功效较强，长于利水消肿。

2. 炒葶苈子　炒黄的葶苈子。炒后药性较缓。

【性味归经】辛、苦，大寒。归肺、膀胱经。

【功效】泻肺平喘，利水消肿。

【应用】

1. 用于痰涎壅盛证。本品专泻肺中水饮及痰火而平咳喘。①咳喘不得平卧，常佐大枣以缓其性，如葶苈大枣泻肺汤。②咳嗽喘促，配桑白皮、苏子等同用，以达泻肺平喘之效。

2. 用于水湿停聚证。①湿热蕴阻之腹水，配防己、大黄等同用，以达清热利水消肿之效，如己椒苈黄丸。②胸胁积水，配大黄、杏仁等同用，以达泻水逐饮之效，如大陷胸汤。

此外，本品研末，或配生脉散、参附汤等同用，治疗肺心病心衰、水肿喘满者，有较好疗效。

【用法用量】煎服，5～10g；研末服，3～6g。

〔近 述〕

北葶苈子含有强心作用的物质，还含有芥子苷、脂肪酸、蛋白质、糖类；南葶苈子含有挥发油、脂肪油、强心苷等。①有强心作用。②有利尿作用。③大剂量可引起心律不齐等强心苷中毒症状。④近代用治渗出性胸膜炎。

白　果《日用本草》

为银杏科乔木植物银杏 *Ginkgo biloba* L. 的成熟种子。全国各地均有栽培。秋季种子成熟时采收，除去肉质外种皮，洗净，稍蒸或略煮后烘干。

【处方用名】

1. 白果仁　去壳取仁。用时捣碎。

2. 炒白果仁　炒黄的白果仁。长于敛涩。

【性味归经】甘、苦、涩，平。归肺经。

【功效】敛肺定喘，止带，缩尿。

【应用】

1. 用于哮喘痰嗽。①肺肾虚喘，配五味子、胡桃肉等同用，以达补肾纳气，敛肺定喘之效。②风寒引发的哮喘痰嗽，配麻黄、甘草同用，以达增加止咳平喘之效，如鸭掌散。③外感风寒，内有蕴热喘者，配麻黄、黄芩等同用，以达解表清热平喘之效，如定喘汤。

④肺热燥咳，配麦冬、款冬花等同用，以达润肺止咳之效。

2. 用于带下、白浊。①脾虚带下，配山药、莲子等同用，以达健脾止带之效。②湿热带下，配黄柏、车前子等同用，以达清湿浊止带之效，如易黄汤。③白浊，配萆薢、益智仁等同用，以达化湿浊之效。

用于遗尿、尿频，配山茱萸、熟地等同用，以达补肾固涩之效。

此外，近代以本品配地龙、黄芩等，治慢性气管炎属肺热型者。

【用法用量】煎服，5~10g。捣碎。

【使用注意】本品有毒，不可多用，小儿尤当注意。

〔近述〕

种仁主要成分为蛋白质、脂肪、淀粉、氰苷、维生素 B_2 及多种氨基酸；外皮含有毒成分白果酸、氢化白果酸、白果醇等。①能抑制结核杆菌的生长。②对多种细菌及皮肤真菌有不同程度的抑制作用。③过食白果可致中毒，出现腹痛、吐泻、发热、紫绀及昏迷、抽搐，严重者可呼吸麻痹而死亡。

洋金花《本草纲目》

为茄科草本植物白曼陀罗 *Datura metel* L. 的花。以朵大、不破碎、花冠肥厚者为佳。主产于江苏、浙江、福建、广东等地。4~6月花初开时采摘。晒干或低温干燥。

【性味归经】辛，温。有毒。归肺、肝经。

【功效】平喘止咳，镇痛，解痉。

【应用】

1. 用于哮喘咳嗽无痰或少痰者，可单用散剂，或配烟叶制成卷烟吸入；或配入复方中使用。

2. 用于心腹疼痛及风湿痹痛、跌打伤痛等。单用有效。亦可配川乌、草乌等同用，共奏止痛活血之效，如整骨麻药方。

3. 用于癫痫和小儿慢惊风等，配全蝎、天麻等同用，以加强息风止痉之效。

此外，近代以本品为主，制成中药麻醉药，广泛用于各种外科手术麻醉，效果满意，术后一般恢复良好。还可治运动兴奋型精神病及银屑病，治前者以东莨菪碱肌注；治后者以洋金花总碱静注。均有较好疗效。

【用法用量】多作散剂吞服，0.3~0.6g。如作卷烟吸，每日不超过1.5g。外用适量。

【使用注意】外感及痰多黏稠者不用。青光眼忌用。高血压，心脏病及孕妇，体弱者慎用。

〔近述〕

本品含生物碱0.3%~0.4%。其中东莨菪碱占85%，莨菪碱和阿托品共占25%。①东莨菪碱对大脑皮层和皮层下某些部位有抑制作用，对延髓则有不同程度的兴奋作用，特别是对延髓的呼吸中枢；有一定的镇痛作用。②有阿托品样解痉作用，可抗休克；有散瞳作用。③洋金花生物碱小剂量时，兴奋迷走神经中枢使心率减慢，剂量较大时，则阻滞心脏M胆碱受体，使心率加快。④中毒时主要表现为口干、皮肤潮红、无汗、瞳孔散大及呕吐、眩晕、狂躁证状。

第十四章　安神药

凡以安定神志为主要作用的药物，称安神药。

心藏神，肝藏魂，神志变化与心、肝二脏的功能活动有密切的关系，故安神药多入心经和肝经。

安神药主要适应于心神不宁、惊悸、失眠、健忘、多梦及惊风、癫痫、癫狂等症。

本章药物根据其属性的不同，可分为两类。矿石、化石类药物，质重沉降，多具有重镇安神作用，主要适应于实证。植物种子类药物，质润滋养，多具有养心安神作用，主要适应于虚证。

心神不宁等证，可由于多种病因引发。故安神药的应用，须根据不同的病因、病机选择适宜的药物，并做相应的配伍。如心火亢盛，当配清心降火药物；肝阳上亢，当配平肝潜阳药物；阴虚血少，当配养血滋阴药物；痰热扰心，当配清热化痰药物；心脾气虚，当配补气药物。至于惊风、癫痫、癫狂等证，多以平肝息风药或化痰开窍药为主，本类药多作辅助之品。

矿石类安神药，易伤脾胃，不宜长期服用，如做丸、散剂服，须酌情配伍养胃健脾之药；入煎剂服，应打碎先煎、久煎；部分药物具有毒性，更须慎用，以防中毒。

第一节　重镇安神药

本类药物多为矿石、化石类，具有质重沉降之性，有重镇安神、平肝潜阳等作用，适应于惊吓、痰火扰心、心火炽盛所致心神不宁、心悸失眠及惊痫、癫狂、肝阳上亢等证。

朱　砂《本经》

为三方晶系硫化物类矿物辰砂族辰砂，主含硫化汞（HgS）。又名辰砂、丹砂。以色红、有光泽、体重、质脆者为佳。主产于湖南、贵州、四川、云南等地。随时可采。采挖后，选取纯净者，用磁铁吸净含铁的杂质，再用水淘去杂石和泥沙，研细水飞，晒干装瓶备用。

【性味归经】甘，微寒。有毒。归心经。

【功效】镇心安神，清热解毒。

【应用】

1. 用于心神不安、心悸、失眠等。①心火亢盛，配黄连、莲子心等同用，以达清心安神之效。②心火亢盛兼心血虚者，配当归、生地黄等同用，以达清心养血安神之效，如朱砂安神丸。③阴血虚者，配酸枣仁、当归等同用，以达养血安神之效，如琥珀养心丹。

2. 用于癫痫、惊风。①高热神昏、惊厥，配牛黄、麝香等同用，以达清心开窍之效，如安宫牛黄丸。②小儿急惊风，配牛黄、钩藤等同用，以达清热息风止痉之效，如牛黄散。③癫痫、卒昏、抽搐，配磁石同用，以达镇心安神之效，如磁朱丸。

3. 用于疮疡肿毒、咽喉肿痛、口舌生疮等。①疮疡肿毒，配大戟、雄黄等同用，以达清热解毒、消肿止痛之效，如紫金锭。②咽喉肿痛、口舌生疮等，配冰片、硼砂等同用，以达清热解毒之效，如冰硼散。

【用法用量】入丸散或研末冲服，每次0.1～0.5g。外用适量。

【使用注意】本品有毒，不可过量或持续内服，以防汞中毒；忌火煅，火煅则析出水银，有剧毒。

〔近述〕

本品主要成分为硫化汞，但常夹杂雄黄、磷灰石、沥青质等。①有解毒防腐作用。②外用能抑制或杀灭皮肤细菌和寄生虫。③进入体内的汞，主要分布在肝、肾，而引起肝、肾损害。还可透过血脑屏障，直接损害中枢神经系统。

龙　骨《本经》

为古代多种大型哺乳动物如三趾马、犀类、鹿类、牛类、象类等的骨骼化石或象类门齿的化石。以质硬、色白、吸湿性强者为佳。主产于山西、陕西、内蒙古、河南、河北、甘肃等地。全年均可采挖，除去泥土及杂质，贮于干燥处。

【处方用名】

1. 龙骨　去杂质打碎的龙骨。长于镇惊潜阳安神。
2. 煅龙骨　煅后碾碎的龙骨。长于收敛固涩，生肌。

【性味归经】甘、涩，平。归心、肝、肾经。

【功效】镇惊安神，平肝潜阳，收敛固涩。

【应用】

1. 用于心神不安、心悸失眠、惊痫、癫狂等。本品为重镇安神之要药，可治疗各种神志失常证。①心神不安、心悸失眠，配珍珠母、酸枣仁等同用，以达镇静安神之效，如珍珠母丸。②惊痫抽搐、癫狂发作者，配牛黄、胆南星等同用，以达化痰止痉之效。
2. 用于肝阳上亢之眩晕，配牡蛎、牛膝等同用，以达平肝息风之效，如镇肝息风汤。
3. 用于正虚滑脱诸证，随证配牡蛎、黄芪等同用，以达扶正固脱之效。
4. 用于湿疮痒疹、疮疡溃后不愈等，与枯矾等分，共为细末，掺敷患处取效。

【用法用量】煎服，15～30g，入汤剂宜先煎。外用适量。

〔近述〕

本品主要含碳酸钙、磷酸钙、铁、钾、钠、氯及硫酸钙盐等。①有促进血液凝固、降低血管壁的通透性及抑制骨骼肌的兴奋等作用。

〔附药〕　龙齿

为上述动物的牙齿化石。味甘涩，性凉，归心、肝经。功效与龙骨相似，但更长于镇惊安神，主要用于惊痫、癫狂、心悸、失眠等证。用法、用量与龙骨相似。

磁　石《本经》

为等轴晶系氧化物类矿物尖晶石族磁铁矿的矿石，主含四氧化三铁（Fe_3O_4）。以色灰黑、断面致密有光泽、能吸铁者为佳。主产于河北、山东、辽宁、江苏、安徽、广东等地。随时可采，除去杂质，选择吸铁能力强者，多煅透醋淬入药。

【性味归经】咸，寒。归肝、心、肾经。

【功效】镇惊安神，平肝潜阳，聪耳明目，纳气定喘。

【应用】

1. 用于心悸失眠、癫痫，配朱砂、神曲同用，以达镇心安神之效，如磁朱丸。

2. 用于肝阳眩晕，配石决明、白芍等同用，以达平肝潜阳之效。

3. 用于肝肾阴虚，目暗耳聋。①耳聋，耳鸣，配熟地黄、山茱萸等同用，以达补肾充耳之效，如耳聋左慈丸。②目暗不明，配枸杞子、菊花等同用，以达补肝肾、明目之效。

4. 用于肾虚喘促，配五味子、胡桃肉等同用，以达纳气定喘之效。

【用法用量】煎服，15~30g，宜打碎先煎。入丸散，每次1~3g。

【使用注意】因难以消化，故不宜多服久服。脾胃虚弱者慎用。

〔近述〕

本品主要成分为四氧化三铁，其中有FeO为31%，Fe_2O_3为69%。尚含锰，铝，铅，钛等。火煅醋淬后，主要含三氧化二铁等。①有镇静作用。②对缺铁性贫血有补血作用。

琥 珀《别录》

为古代松科植物如枫树、松树的树脂埋藏地下经年久转化而成的化石样物质。以色红质脆、断面光亮者为佳。主产于广西、云南、辽宁等地。随时可采，从地下或煤层挖出后，除去砂石、泥土等杂质，研末入药。

【性味归经】甘，平。归心、肝、膀胱经。

【功效】镇静安神，活血化瘀，利尿通淋。

【应用】

1. 用于惊悸、失眠、癫痫等。①惊悸、失眠，配朱砂、远志等同用，以达定惊安神之效，如琥珀定志丸。②小儿惊风或癫痫，配天南星、朱砂等同用，以达定惊止痉之效，如琥珀抱龙丸。

2. 用于多种瘀血阻滞，可单用研末冲服，亦可配当归、莪术等同用，如琥珀散。

3. 用于淋证、癃闭。本品为金石药中利尿良药，尤长于治血淋。可单用或配木通、金钱草等同用，以达利水通淋之效。

此外，外用有收敛生肌作用，可用于痈肿疮毒。

【用法用量】研末冲服，1.5~3g。不入汤剂。

〔近述〕

本品主要成分为树脂、挥发油、琥珀酸等。琥珀酸有中枢抑制作用，可延长睡眠时间。

第二节 养心安神药

本类药物多为植物种子、种仁类，具甘润滋养之性，有滋养心肝、养阴补血、交通心肾作用，适应于阴血不足、心脾两虚、心肾不交等引起的心悸怔忡、虚烦不眠、健忘多梦等证。

酸枣仁《本经》

为鼠李科落叶灌木或小乔木植物酸枣 *Ziziphus jujuba* Mill. var. *spinosa*（Bunge）Hu ex

H. F. chou 的成熟种子。以粒大、完整、饱满、有光泽、外皮红棕色、无核壳者为佳。主产于河北、河南、陕西、山西、辽宁等地。秋末冬初果实成熟时采收，除去果肉，碾碎果核，取出种子，晒干。

【处方用名】

1. 酸枣仁　去杂质捣碎的酸枣仁。性平。

2. 炒枣仁　炒黄的酸枣仁，用时捣碎。性偏温补，长于养心敛汗。

【性味归经】 甘、酸，平。归肝、胆、心经。

【功效】 养心安神，敛汗。

【应用】

1. 用于心悸失眠。①心肝血虚，配当归、何首乌等同用，以养血安神。②肝虚有热，配知母、茯苓等同用，以达补虚清热安神之效，如酸枣仁汤。③心脾两虚，配人参、当归等同用，以达补气养血安神之效，如归脾汤。④心肾不足，阴虚阳亢，配生地、白芍等同用，以达养阴安神之效，如天王补心丹。

2. 用于体虚自汗、盗汗，配浮小麦、牡蛎等同用，以达补虚敛汗之效。

【用法用量】 煎服，10~15g；研末吞服，每次 1.5~3g。

〔近 述〕

本品含脂肪油、蛋白质、两种甾醇、两种三萜化合物、酸枣仁皂苷、多量维生素 C。①有镇静、催眠作用。②有镇痛、抗惊厥、降温作用。③可致血压持续下降和心传导阻滞。④有兴奋子宫作用。

柏子仁《本经》

为柏科常绿乔木植物侧柏 *Platyclatus orientalis* (L.) Franco 的种仁。主产于山东、河南、河北、云南等地。冬初种子成熟时采收，晒干，压碎种皮，簸净，阴干。去油制霜入药。

【性味归经】 甘，平。归心、肾、大肠经。

【功效】 养心安神，润肠通便。

【应用】

1. 用于心悸失眠。①心阴不足，配人参、牡蛎等同用，以达养阴安神之效，如柏子仁丸。②心肾不交，配麦冬、石菖蒲等同用，共达补肾养心之效，如柏子养心丸。③心脾两虚，配人参、酸枣仁等同用，共达养心补脾之效，如养心汤。

2. 用于肠燥便秘，配火麻仁、松子仁等同用，共达润下通便之效，如五仁丸。

【用法用量】 煎服，3 ~10g。

【使用注意】 便溏及多痰者慎用。

〔近 述〕

本品含脂肪油，约占 40%，少量挥发油、皂苷。①有润肠通便作用。②对损伤所造成的记忆再现障碍及记忆消失有明显的改善作用。

远　志《本经》

为远志科多年生草本植物远志 *Polygala tenuifolia* Willd. 或卵叶远志 *Polygala sibirica* L. 的根。以条粗、皮厚、去净木心者为佳。主产于河北、河南、山西、陕西、吉林等地。春季出苗前或秋季地上部分枯萎后，挖取根部，除去残基和泥土，晒干。

【处方用名】

1. 远志 又名远志肉。去木心润透，切段干燥。多外用。

2. 制远志 与甘草同制的远志。长于安神益智。

3. 蜜远志 蜜炙的远志。长于化痰止咳。

【性味归经】苦、辛，温。归心、肾、肺经。

【功效】宁心安神，祛痰开窍，消痈散结。

【应用】

1. 用于惊悸、失眠、健忘。本品为交通心肾之佳品。①心肾不交多用，配人参、龙齿等同用，以达交通心肾之效，如安神定志丸。②心血不足，多配人参、当归等同用，以达补气养血安神之效，如归脾汤。

2. 用于痰迷心窍等。①癫痫昏仆、抽搐痉挛，配半夏、全蝎等同用，以达祛痰开窍止痉之效，如定痫丸。②癫痫发作，配石菖蒲、郁金等同用，以达祛痰开窍之效。③咳嗽痰多，配杏仁、桔梗等同用，以达祛痰止咳之效。

3. 用于痈疽、疮毒、乳痈等。本品可治一切痈疽，不问寒热虚实。单用研末，黄酒送服，并外用调敷患处。

【用法用量】煎服，5~10g。处用适量。

【使用注意】阴虚阳亢、痰热及脾胃虚弱者慎用。

〔近 述〕

本品含皂苷、远志醇、细叶远志定碱、脂肪油酸、树脂等。①有镇静、催眠及抗惊厥作用；有较强的祛痰作用。②煎剂可兴奋子宫。乙醇浸剂对人型结核杆菌、金黄色葡萄球菌、痢疾杆菌、伤寒杆菌有抑制作用。③有溶血作用。

合欢皮《本经》

为豆科落叶乔木植物合欢 *Albissin julibtissin* Durazz. 的树皮。以皮细嫩、皮孔明显者为佳。主产于长江流域各省。夏秋间采，剥下树皮，晒干。切段用。

【性味归经】甘，平。归心、肝、肺经。

【功效】安神解郁，活血消肿。

【应用】

1. 用于情志不遂、烦躁不眠，可单用或配柏子仁、夜交藤等同用，以达安神解郁之效。

2. 用于跌打损伤、骨折肿痛，配红花、桃仁等同用，以达活血化瘀，消肿止痛之效。

3. 用于内、外痈疽，疖肿疮毒，多配蒲公英、紫花地丁等同用，以达清热解毒之效。

【用法用量】煎服，6~12g。

〔近 述〕

本品含皂甙、鞣质等。①有镇痛作用。②有抗早孕作用。

〔附 药〕 合欢花

为合欢的花。药性、功效与合欢皮相似，但长于安神解郁。多用于抑郁不欢，虚烦不眠等证。煎服用量5~10g。

夜交藤《何首乌录》

为蓼科多年生蔓生草本植物何首乌 *Polygonum multiflorum* Thunb. 的藤茎或带叶藤茎。又名首乌藤。以身干粗壮、条均匀、外皮紫红色者为佳。主产于河南、湖北、湖南、江苏、浙江等地。夏秋时采取，除去细枝、残叶，切段，晒干。生用。

【性味归经】甘，平。归心、肝经。

【功效】养心安神，祛风通络。

【应用】

1. 用于虚烦不眠、多梦，常与合欢皮相须为用，或配龙齿、柏子仁等同用，以达养阴安神之效，如甲乙归藏汤。

2. 用于血虚身痛、风湿痹证，配鸡血藤、当归等同用，以达活血通络止痛之效。

此外，可单用煎汤外洗，治皮肤痒疹。

【用法用量】煎服，9~15g。

〔近述〕

本品含蒽醌类，主要为大黄素、大黄酚或大黄素甲醚。①有明显的镇静催眠作用。②有降血脂作用。③有一定的抗动脉粥样硬化及预防脂肪肝等作用。

第十五章　平 肝 药

凡以平肝潜阳、息风止痉为主要作用的药物，称为平肝药。

本章药物均入肝经。以动物类药为主，故有“介类潜阳，虫类搜风”之说。按其药物性能不同，分为平肝潜阳药与息风止痉药两类。

使用平肝药时，应根据病因、病机及兼证的不同，选择适当的药物配伍。如阴虚阳亢证，多配滋养肾阴药；热极生风者，多配清热泻火药；阴血亏虚者，多配补养阴血药；兼窍闭神昏者，多配开窍醒神之药。兼痰阻神昏者，配化痰药同用。

本类药物有性偏寒凉或性偏温燥之不同，应区别使用。若脾虚慢惊者，不宜寒凉之品。阴虚血亏者，当忌温燥之品。

第一节　平肝潜阳药

本类药物多为矿石或介类。具有平肝潜阳之效，兼有清热、安心神等作用。可用于肝阳上亢和肝火上炎等证。根据临床病证加以适当配伍。

石 决 明《别录》

为鲍科动物杂色鲍（光底石决明）*Haliotis diversicolor* Reeve、皱纹盘鲍（毛底石决明）*Haliotis discushannai* Ino、羊鲍 *Haliotis ovina* Gmelin、澳洲鲍 *Haliotis ruber*（Leach）、耳鲍 *Haliotis asinina* Linnaeus 或白鲍 *Haliotis laevigata*（Donovan）的贝壳。均以壳厚、内面光彩鲜艳者为佳。分布于广东、福建、辽宁、山东等沿海地区。夏、秋捕捉，剥除肉后，洗净贝壳，去除附着的杂物，入药。

【处方用名】

1. 石决明　去杂质碾碎或碾粉的石决明。偏于平肝潜阳，清肝。

2. 煅石决明　煅后的石决明。长于收敛固涩，明目。

【性味归经】咸，寒。归肝经。

【功效】平肝潜阳，清肝明目。

【应用】

1. 用于肝阳上亢、头晕目眩。本品为凉肝、镇肝之要药。①肝肾阴虚、肝阳上亢，配生地、牡蛎等同用，以达滋阴潜阳之效，如育阴潜阳汤。②肝阳上亢兼肝火上炎，配天麻、牛膝等同用，以达清肝热，平肝阳之效，如天麻钩藤饮。

2. 用于目赤、翳障、视物昏花。本品为目疾之常用药。①肝火目赤，配密蒙花、菊花等同用，以达清肝明目之效，如蒙花散。②风热目赤、翳障遮睛，配蝉蜕、木贼等同用，以达疏风清热明目之效。③阴虚血少之目暗不明，配枸杞子、山茱萸等同用，以达补肝明目之效，如石决明丸。

【用法用量】煎服，15~30g。打碎先煎。外用点眼宜煅用、水飞。

〔近 述〕

本品含碳酸钙90%以上，有机质约3.67%，尚含少量镁、铁、硅酸盐、磷酸盐、氯化物和极微量的碘；煅后产生氧化钙，有机质被破坏。①有镇静作用。②能中和过多胃酸。

珍 珠 母《本草图经》

为蚌科动物三角帆蚌 *Hyriopsis cumingii* (Lea)、褶纹冠蚌 *Cristaria plicata* (Leach) 或珍珠贝科动物马氏珍珠贝 *Pteria martensii* (Dunker) 的贝壳。以块大、色白、有“珠光”者为佳。主产于广东、广西、台湾等地。全年均可采收。去肉后贝壳用碱水煮过，漂净，刮去外层黑皮，入药。

【处方用名】

1. 珍珠母　碾碎后的珍珠母。偏于平肝潜阳，定惊安神。
2. 煅珍珠母　煅后的珍珠母。长于制酸止痛。

【性味归经】咸，寒。归肝、心经。

【功效】平肝潜阳，清肝明目，镇心安神。

【应用】

1. 用于肝阳上亢，头晕目眩。①肝阳上亢之眩晕，配磁石、牡蛎等同用，以达平肝潜阳之效，如甲乙归藏汤。②肝阳上亢兼肝热者，配钩藤、菊花等同用，以达平肝清热之效。

2. 用于目赤肿痛，视物昏花。①肝热目赤，翳障，配菊花、千里光等同用，以达清肝明目退翳之效。②肝虚目昏夜盲，配苍术、猪肝或鸡肝同用。

3. 用于惊悸失眠，惊风抽搐。①惊悸失眠，配茯神、龙骨等同用，以达镇心安神之效，如珍珠母丸。②癫痫，惊风，配天麻、天南星等同用，以达镇心安神止痉之效。

此外，可燥湿敛疮，治湿疮瘙痒。

【用法用量】煎服，10~25g，打碎先煎。外用适量。

〔近 述〕

本品含碳酸钙90%以上，有机质约0.34%，尚含少量镁、铁、硅酸盐、磷酸盐、硫酸盐和氧化物，并含多种氨基酸。①碳酸钙可以中和胃酸。②对四氯化碳引起的肝损害有保护作用。③近代用珍珠层内服治胃、十二指肠球部溃疡。④制成眼膏外用治疗白内障、角膜炎及结膜炎，均有疗效。

紫 贝 齿《新修本草》

为宝贝科动物蛇首眼球贝 *Erosaria caputserpentis* L.、山猫宝贝 *Cypraea lynx* L. 或绶贝 *Maritia arabica* L. 等的贝壳。产于海南岛、福建、台湾等地。5~7月间捕捉，除去肉，洗净，入药。

【性味归经】咸，平。归肝经。

【功效】平肝潜阳，清肝明目，镇心安神。

【应用】

1. 用于肝阳上亢，头晕目眩，配磁石、牡蛎等同用，以达平肝潜阳之效。

2. 用于惊悸失眠，惊风抽搐。①心阳躁动之惊悸，配龙骨、酸枣仁等同用，以达平肝安神之效。②小儿高热惊风，配羚羊角、钩藤等同用，以达清热息风止痉之效。

3. 用于目赤翳障，配菊花、蝉蜕等同用，以达清肝明目之效。

【用法用量】煎服，10~15g。

〔近 述〕

本品含碳酸钙90%以上，还含有机质及少量镁、铁、硅酸盐、磷酸盐、硫酸盐和氧化物。

牡 蛎《本经》

为牡蛎科动物长牡蛎 *Ostrea gigas* Thunberg 大连湾牡蛎 *Ostrea talienwhanensis* Crosse 或近江牡蛎 *Ostrea rivularis* Gould 的贝壳。均以个大整齐、质坚、内面光洁、色白者为佳。我国沿海一带均有分布。全年可采。以冬、春季产量最多。采得后，去肉取壳，洗净，入药。

【处方用名】

1. 牡蛎　又名生牡蛎。去杂质碾碎的牡蛎。长于平肝潜阳，软坚散结。一般多生用。

2. 煅牡蛎　煅后的牡蛎。长于收敛固涩。

【性味归经】咸，微寒。归肝、胆、肾。

【功效】平肝潜阳，软坚散结，收敛固涩。

【应用】

1. 用于肝阳上亢，头晕目眩。①阴虚阳亢，配龙骨、牛膝等同用，以达平肝息风之效，如镇肝息风汤。②热邪伤阴，虚风内动，配龟板、鳖甲等同用，以达益阴潜阳息风之效，如大定风珠。

2. 用于痰核、瘰疬、癥瘕积聚等。①痰核、瘰疬，配浙贝母、玄参等同用，以达化痰软坚散结之效，如消瘰丸。②癥瘕积聚，配莪术、丹参等同用，以达活血消瘀之效。

3. 用于滑脱诸证。常与煅龙骨相须为用。根据不同滑脱证，配以相应的补虚药及收涩药。

此外，配乌贼骨、浙贝母共为细末，内服治胃痛泛酸。

【用法用量】煎服，10~30g。打碎先煎。

〔近 述〕

本品含80%~95%的碳酸钙，还含磷酸钙、硫酸钙及镁、铝、硅、氧化铁和有机质等。煅后产生氧化钙，有机质则被破坏。①有抗酸及轻度镇静、消炎作用。②所含钙盐能致密毛细血管，降低血管的通透性；可调节机体电解质平衡。

赭 石《本经》

为氧化物类矿物赤铁矿的矿石。以色棕红、断面层次明显、有“钉头”、无杂质者为佳。主产于山西、河北、河南、山东、湖南等地。采挖后，去杂石泥土，洗净，晒干。

【处方用名】

1. 赭石　又名代赭石、生赭石。打碎的赭石。长于平肝潜阳。

2. 煅赭石　煅淬后的赭石。长于收敛止血。

【性味归经】苦，寒。归肝、心经。

【功效】平肝潜阳，重镇降逆，凉血止血。

【应用】

1. 用于肝阳上亢，头晕目眩。①肝阳上亢、肝火盛者，配石决明、夏枯藤等同用，以达平肝清热之效，如代赭石汤。②肝肾阴虚、肝阳上亢，配牡蛎、白芍药等同用，以达补肝肾潜阳之效，如镇肝息风汤。

2. 用于胃气上逆之呕吐、呃逆、噫气等，配旋覆花、半夏等同用，以达降气止呕之效，如旋覆代赭汤。

3. 用于气逆喘息。可单用本品研末，米醋调服。①肺肾不足，阴阳两虚，配山茱萸、胡桃肉等同用，以达补肺纳气之效，如参赭镇气汤。②痰浊阻肺、咳喘，配牡蛎、皂角等，以达降逆平喘之效。

4. 用于血热吐衄、崩漏。①吐、衄，配白芍、牛蒡子等同用，以达凉血止血之效，如寒降汤。②崩漏，配赤石脂、五灵脂等同用，以达凉血止崩之效，如震灵丹。

【用法用量】煎服，10~30g，打碎先煎。入丸散，每次1~3g。

【使用注意】孕妇慎用。中气下陷者慎用。不可长期服用。

〔近 述〕

本品含三氧化二铁，其中铁（Fe_2O_3）70%，氧30%，并含杂质镁、铝、硅和水分。①所含铁质能促进红细胞及血红蛋白的新生。②可使肠蠕动亢进。③有镇静作用。

蒺　藜《本经》

为蒺藜科一年生或多年生草本植物蒺藜 *Tribulus terrestris* L. 的果实。主产于东北、华北及西北等地。秋季果实成熟时采收割下全株，晒干，打下果实，碾去硬刺，除去杂质。

【处方用名】

1. 蒺藜　又名白蒺藜、刺蒺藜。捣碎的蒺藜。长于散肝经风邪。

2. 炒蒺藜　炒黄的蒺藜。长于平肝潜阳，疏肝解郁。

【性味归经】辛、苦，微温。有小毒。归肝经。

【功效】平肝解郁，祛风明目。

【应用】

1. 用于肝阳上亢，头晕目眩，配钩藤、龙骨等同用，以达平肝潜阳之效，如刺蒺藜散。用于肝郁气滞证。①胸胁胀痛，配柴胡、香附等同用，以达疏肝理气之效，如达郁汤。②乳闭胀痛，配穿山甲、王不留行等同用，以达疏肝理气通乳之效。

2. 用于风热上攻，目赤翳障或风疹瘙痒。①目赤翳障，配菊花、决明子等同用，以达清热明目退翳之效，如白蒺藜散。②风疹瘙痒，配防风、当归等同用，以达祛风止痒之效，如当归饮子。此外，可用本品研末吞服，治白癜风。

【用法用量】煎服，6~10g。

〔近 述〕

本品含脂肪油及少量挥发油和鞣质、树脂、甾醇、钾盐、皂苷、微量生物碱、微量砷等。①有缓和的降压作用。②有利尿作用。③能抑制金黄色葡萄球菌、大肠杆菌的生长。④有抗心肌缺血的作用。

罗布麻《救荒本草》

为夹竹桃科多年生草本植物罗布麻 *Apoeynum venetum* L. 的叶或根。以完整、色绿者为佳。主产于西北、华北、东北等地。叶在夏季开花前采摘，晒干或阴干。亦有蒸炒揉制后用者；全草在夏季割取地上部分，除去杂质，干燥，切段用。

【性味归经】甘、苦，凉。归肝经。

【功效】平肝，利尿。

【应用】

1. 用于头痛眩晕。①肝阳上亢，配牡蛎、石决明等同用，以达平肝潜阳之效。②肝火上攻，配夏枯草、钩藤等同用，以达清肝降火之效。

2. 用于水肿、小便不利，配车前子、木通等同用，以达清热利尿之效。

此外，近代用叶开水泡，代茶饮，治疗高血压病。用根制成8%煎剂，治疗慢性充血性心力衰竭；以罗布麻根煎服治各种原因引起的水肿；以罗布麻冲剂治高脂血症有显效。

【用法用量】煎服，3~15g。肝阳眩晕宜用叶片，水肿多用根。

【使用注意】不宜过量或长期服用，以免中毒。

〔近 述〕

叶含芸香苷、儿茶素、蒽醌、谷氨酸、丙氨酸、缬氨酸、氯化钾、槲皮素和异槲皮苷等。根含加拿大麻苷、毒毛旋花子苷元及K-毒毛旋花子苷-β。①叶煎剂有降压作用。②根煎剂有强心作用。③有较强的利尿作用。

第二节　息风止痉药

本类药物以动物或虫类为主。具有息肝风、止痉挛抽搐之效，有些药物还兼有平肝潜阳，清泻肝火之效。适应于温热病热极动风、肝阳化风、血虚生风等证；亦可用于风阳挟痰、痰热上扰之癫痫、惊风抽搐及风毒侵袭破伤风痉挛抽搐、角弓反张等症；及肝阳上亢、肝火上炎等症。

羚羊角《本经》

为牛科动物赛加羚羊 *Saiga tatarica* Linnaeus 的角。以质嫩、色白、光润、内含红色斑纹、无裂纹者为佳。主产于新疆、青海等地。猎取后锯取其角，晒干。用时镑成薄片、锉末或磨汁。

【性味归经】咸，寒。归肝、心经。

【功效】平肝息风，清肝明目，清热解毒。

【应用】

1. 用于肝风内动，惊痫抽搐。本品为治疗肝风内动，惊痫抽搐之要药。①温热病，热动肝风，配钩藤、菊花等同用，以达清热息风之效，如羚角钩藤汤。②癫痫、惊风、子痫，配钩藤、天麻等同用，以达平肝息风之效，如钩藤饮。

2. 用于肝阳上亢，头痛眩晕，配石决明、龟板等同用，以达平肝潜阳之效，如羚羊角汤。

3. 用于肝火上炎，目赤头痛，配龙胆草、决明子等同用，以达清肝明目之效，如羚羊角散。

4. 用于热毒发斑，配石膏、寒水石等同用，以达清热泻火解毒之效，如紫雪丹。

此外，有清肺止咳之效，可用于治疗肺热咳喘，如羚羊清肺汤。近年用其水解注射液治疗小儿肺炎，流感发热，麻疹及其他发热病症，均有疗效。

【用法用量】 煎服，1~3g。单煎2小时以上，取汁服。磨汁或研粉服，每次0.3~0.6g。

〔近 述〕

本品含碳酸钙、角蛋白及不溶性无机盐等。①外皮浸出液有镇痛作用；能增强对缺氧的耐受力。②煎剂有抗惊厥、解热作用。

牛 黄《本经》

为牛科动物黄牛 *Bos taurus domesticus* Gmelin. 或水牛 *Bubalus bubalis* Linnaeus 的胆结石。以完整、色棕黄、质松脆、断面层纹清晰而细腻者为佳。主产于华北、东北和西北地区。宰牛时发现胆囊、胆管或肝管中有牛黄，应立即滤去胆汁，将牛黄取出，除去外部薄膜，阴干，备用。

【性味归经】 甘，凉。归心、肝经。

【功效】 息风止痉，化痰开窍，清热解毒。

【应用】

1. 用于温热病及小儿高热惊厥，配朱砂、钩藤等同用，以达清热息风止痉之效，如牛黄散。

2. 用于温热病热入心包或中风，惊风，癫痫等痰热蒙蔽心窍之神昏，口噤等。可单用本品为末，淡竹沥化服之，如婴儿口噤方。或配麝香、黄连等同用，以达清热化痰，开窍醒神之效，如安宫牛黄丸。

3. 用于热毒郁结证。①咽喉肿痛，口舌生疮，配黄芩、大黄等同用，以达清热解毒利咽之效，如牛黄解毒丸。②咽喉肿痛，溃烂，可与珍珠为末吹喉，如珠黄散。③痈疽，疔毒，瘰疬，乳癌等，配麝香、没药等同用，以达清热解毒，活血散结之效，如犀黄丸。

【用法用量】 入丸散，每次0.2~0.5g。外用适量，研细末敷患处。

【使用注意】 孕妇慎用。

〔近 述〕

本品含胆酸、脱氧胆酸、胆甾醇及胆红素、麦角甾醇、维生素D、钠、钙、镁、铁、铜，磷等。尚含胡萝卜素及丙氨酸、甘氨酸等多种氨基酸。①有镇静、镇痉作用；可降血压。②有利胆作用；对肝脏有显著保护作用。③有解毒作用。

钩 藤《别录》

为茜草科常绿木质藤本植物钩藤 *Uncaria rhynchophylla* (Mip.) Jacks.、大叶钩藤 *Uncaria macrophylla* Wall.、毛钩藤 *Uncaria hirsuta* Havil.、华钩藤 *Uncaria sinensis* (Oliv.) Havil. 或无柄果钩藤 *Uncaria sessilifructus* Roxb. 的带钩茎枝。以双钩、茎细、钩结实，光滑、色紫红、无枯枝钩者为佳。产于长江以南至福建、广西、广东等地。春、秋二季采收带钩的嫩枝，剪去无钩的藤茎，晒干。或先置锅内蒸片刻、或于沸水中略烫后再取出晒干。切段入药。

【性味归经】 甘，凉。归肝、心包经。

【功效】 息风止痉，清热平肝。

【应用】

1. 用于肝风内动，惊痫抽搐。本品为治肝风内动，惊痫抽搐之要药。①小儿急惊风，配天麻、全蝎等同用，以达清热息风止痉之效，如钩藤饮。②温热病热极动风，配羚羊角、菊花等同用，以达清热息风止痉之效，如羚角钩藤汤。③癫痫发作，配黄连、天竹黄等同用，以达化痰止痉之效，如钩藤饮子。

2. 用于头痛、眩晕。①肝火上炎，配夏枯草、黄芩等同用，以达清热平肝之效。②肝阳上亢，配天麻、菊花等同用，以达平肝潜阳之效，如天麻钩藤饮。

此外，有凉肝止惊之效，配蝉蜕、薄荷可用治小儿夜啼。近代用20%钩藤煎剂，治疗高血压，多数患者血压有不同程度的下降。

【用法用量】 煎服，10~15g。不宜久煎，不超过20分钟。

〔近 述〕

本品含钩藤碱、异钩藤碱等。①有镇静作用，但不催眠。②有抗癫痫发作作用。③有降压作用，但钩藤碱加热后易破坏，故不宜久煎。

天 麻《本经》

为兰科多年生寄生草本植物天麻 *Gastrodia elata* Bl. 的块茎。以质地坚实沉重、有鹦哥嘴、断面明亮、无空心者为“冬麻”，质佳；质地轻泡、有残留茎基、断面色晦暗、空心者为“春麻”，质次。主产于四川、云南、贵州等地。冬、春二季采挖块茎，除去地上茎及须根，洗净，蒸透，晒干、晾干、或烘干。用时润透，切片。

【性味归经】 甘，平。归肝经

【功效】 息肝风，平肝阳，通经络。

【应用】

1. 用于肝风内动，惊痫抽搐。本品药性平和，肝风内动，不论寒热虚实，均可配伍使用。

2. 用于眩晕头痛，本品为止眩晕要药。①肝阳上亢，配钩藤、石决明等同用，以达平肝阳止眩晕之效，如天麻钩藤汤。②风痰上扰，配半夏、茯苓等同用，以达化痰平肝之效，如半夏白术天麻汤。

3. 用于风湿痹痛，或肢体麻木不遂。①风湿痹痛，配秦艽、羌活等同用，以达祛风通络之效，如秦艽天麻丸。②风中经络手足不遂，配川芎同用，以达活血通络之效，如天麻丸。

此外，近年来用20%天麻针剂肌肉注射，治坐骨神经痛、三叉神经痛及眶上神经痛均有效。

【用法用量】 煎服，3~10g。研末冲服，每次1~1.5g。

〔近 述〕

本品含天麻素、香荚兰醇、香荚兰醛、维生素A类物质，结晶性中性物质及微量生物碱、黏液质。①抗惊厥。②抗癫痫发作。③降压、减慢心率、镇痛。④与天麻共生的密环菌可代天麻药用。近代用密环菌片治高脂血症，可使血清胆固醇、血清甘油三酯等明显下降，同时收缩压或舒张压有不同程度下降，症状亦有好转。

地 龙《本经》

为巨蚓科动物参环毛蚓 *Pheretima aspergillum*（E. Perrier）、通俗环毛蚓 *Pheretima* Vulgaris chen、威廉环毛蚓 *Allolbophora Pheretima guillemi*（Michaelsen）或栉盲环毛蚓 *Pheretima pectinifera* Michaelsen 的干燥体。前一种习称“广地龙”，主产于广东、广西、福建等地。后一种习称“沪地龙”，全国各地均产。以条大、肉厚者为佳。广地龙春季至秋季捕捉，沪地龙夏季捕捉，捕捉后及时剖开腹部，除去内脏及泥沙，洗净，晒干或低温干燥入药或鲜用。

【性味归经】咸，寒。归肝、脾、膀胱经。

【功效】息风止痉，通络，清热平喘，利尿。

【应用】

1. 用于高热惊痫，癫狂。①热极生风，可单用本品煎服。亦可配钩藤、石决明等同用，以达清热息风止痉之效，如羚羊角骨汤。②小儿急惊风，以本品研烂，与朱砂为丸服。③狂证或癫痫，常单用鲜品，同盐化为水，饮服。

2. 用于气虚血滞，半身不遂，配黄芪、当归等同用，以达益气活血通络之效，如补阳还五汤。

3. 用于痹证。①热痹，配秦艽、防己等同用，以达清热利湿除痹之效。②风寒湿痹，配川乌、乳香等同用，以达祛风湿、止痹痛之效，如小活络丸。

4. 用于肺热咳喘。单用研末取效。亦可配麻黄、石膏等同用，以达清肺止咳平喘之效。

5. 用于热结膀胱、小便不利或尿闭不通，取鲜品捣烂，浸取浓汁服。亦可配车前子、木通等同用，以达利尿通淋之效。

此外，近年用治原发性高血压、腮腺炎、丹毒及精神病等，有一定疗效。

【用法用量】煎服，5~10g。鲜品 10~20g。研末吞服，每次 1~2g。

〔近述〕

本品含多种氨基酸、蚯蚓解热碱、蚯蚓素、蚓毒素、黄嘌呤、腺嘌呤、鸟嘌呤、胆碱等。①有缓慢持久的降压作用。②有显著的舒张支气管作用。③可兴奋子宫。④有良好的解热、镇静、抗惊厥、抗肿瘤、抗溃疡、利尿、退黄等作用。⑤近年制成地龙注射液、复方地龙注射液及口服地龙粉，治疗支气管哮喘及哮喘性支气管炎，有一定的解痉、平喘作用。分

全　蝎《蜀本草》

为钳蝎科动物东亚钳蝎 *Buthus martensii* Karsch 的干燥体。又名全虫。以完整、色黄褐、盐霜少者为佳。如单用尾，名蝎尾。主产于山东、河南、湖北、安徽等地。野生或饲养。清明至谷雨前后捕捉者，称为“春蝎”，此时未食泥土，品质较佳；夏季产量较多，称为“伏蝎”，品质较次。捕捉后，放入清水或淡盐水中呛死，然后入沸水或沸盐水中，煮至全身僵硬，捞出，置通风处，阴干。

【性味归经】辛，平。有毒。归肝经。

【功效】息风止痉，攻毒散结，通络止痛。

【应用】

1. 用于痉挛抽搐。可治各种原因的痉挛抽搐，常配蜈蚣同用，研细末服。①小儿急惊风，配蜈蚣、钩藤等同用，以达清热止痉之效，如钩藤熄风汤。②小儿慢惊风，配人参、天麻等同用，以达益气健脾，息风止痉之效，如醒脾汤。③癫痫，配郁金、白矾等分，研细末服。④破伤风，配天南星、蜈蚣等同用，以达息风止痉之效，如五虎追风散。⑤风中经络，口眼㖞斜，配僵蚕、白附子等同用，以达祛风止痉之效，如牵正散。

2. 用于疮疡肿毒，瘰疬结核。①诸疮肿毒，可配栀子各7个，麻油煎黑去渣，入黄腊为膏外敷。②瘰疬结核，本品10枚，焙焦，分二次，黄酒下。

3. 用于风湿顽痹，配川乌、白花蛇等同用，以达祛风活血，通络止痹之效。

4. 用于顽固性偏正头痛，配蜈蚣、川芎等同用，或单用研末吞服。

此外，近年来用治血栓闭塞性脉管炎、淋巴结核、骨关节结核等病，与全蝎、地龙、蜈蚣、土鳖虫各等分，研细末或水泛为丸。

【用法用量】煎服，2~5g，研末吞服，每次0.6~1g。外用适量。

【使用注意】本品有毒，不可过量。孕妇慎用。

〔近 述〕

本品含蝎毒及三甲胺、甜菜碱、牛黄酸、软脂酸、硬脂酸、胆甾醇、卵磷脂、铵盐等。①有抗惊厥作用。②有显著、持久的降压作用。③有明显的镇静作用。④主要副作用是使呼吸麻痹。

蜈 蚣《本经》

为蜈蚣科动物少棘巨蜈蚣 *Scolopendra subspinipes mutilans* L. Koch 的干燥体。又名百足。以条大、完整、腹干瘪者为佳。主产于江苏、浙江、湖南、湖北、河南、陕西等地。春、夏二季捕捉，用竹片插入头、尾，绷直，干燥；或先用沸水烫过，然后晒干或烘干。

【性味归经】辛，温。有毒。归肝经。

【功效】息风止痉，攻毒散结，通络止痛。

【应用】

1. 用于痉挛抽搐。息内风、搜外风作用强于全蝎，二者常相须为用。经适当配伍，可治疗多种原因引起的痉挛抽搐。

2. 用于疮疡肿毒、瘰疬结核。①恶疮肿毒，配雄黄、猪胆汁制膏外敷，如不二散，外敷。②瘰疬溃烂，与茶叶共为细末，外敷。③毒蛇咬伤，本品焙黄，研细末，开水送服，或配大黄、黄连等同用。

3. 用于风湿痹证，配防风、独活等同用，以达祛风除湿，通络止痹之效。

4. 用于顽固性偏正头痛，配蜈蚣、川芎等同用，或单用研末吞服。

【用法用量】煎服，3~5g，研末吞服，每次0.6~1g。外用适量。

【使用注意】本品有毒，不可过量。孕妇慎用。

〔近 述〕

本品含有毒成分为组胺样物质及溶血性蛋白质。尚有脂肪油、胆甾醇、蚁酸及组氨酸、精氨酸、亮氨酸等多种氨基酸。①有抗惊厥、镇痛、抗炎等作用。②对结核杆菌及多种皮肤真菌有不同程度的抑制作用。③对肿瘤有抑制作用。④能增加网状内皮细胞的机能。

僵 蚕《本经》

为蚕蛾科昆虫家蚕 *Bombyx mori* Linnaeus 的幼虫在未吐丝前，因感染或人工接种白僵菌 *Beauveria bassiana*（Bals.）Vuillant 而发病致死的干燥体。又名天虫。以条粗、质硬、色白、断面光亮者为佳。主产于浙江、江苏、四川等养蚕区。收集病死的僵蚕，倒入石灰中拌匀，吸去水分，晒干或焙干麸炒入药。

【性味归经】咸、辛，平。归肝、肺、胃经。

【功效】息风止痉，祛风止痛，化痰散结。

【应用】

1. 用于惊痫抽搐。对惊风、癫痫挟痰热者尤为适宜。①小儿痰热急惊风，配全蝎、牛黄等同用，以达清热化痰止痉之效，如千金散。②小儿脾虚慢惊风，配党参、天麻等同用，以达益气健脾，息风止痉之效，如醒脾散。③破伤风，配全蝎、蜈蚣等同用，以达息风止痉之效，如摄风散。

2. 用于风中经络、口眼㖞斜，配全蝎、白附子等同用，以达祛风止痉之效，如牵正散。

3. 用于风热之头痛、目赤、咽肿或风疹瘙痒。①头痛、目赤肿痛，配桑叶、木贼等同用，以达疏风清热止痛之效，如白僵蚕散。②咽喉肿痛，配桔梗、甘草等同用，以达疏风清热利咽之效，如六味汤。③风疹瘙痒，配生地、白蒺藜等同用，以达祛风止痒之效，如地黄散。

4. 用于痰核瘰疬，配浙贝母、夏枯草等同用，以达清热化痰，软坚散结之效。

【用法用量】煎服，3~10g。研末吞服，每次0.1~1.5g。

〔近述〕

本品含蛋白质、脂肪、灰分等。①有催眠作用。②有抗惊厥作用。③对金黄色葡萄球菌、大肠杆菌、绿脓杆菌等有轻度抑制作用。

〔附药〕僵蛹

以蚕蛹为底物，经白僵菌发酵的制成品。作用较僵蚕缓和，可代替僵蚕药用。现制成片剂，治疗癫痫、腮腺炎、慢性支气管炎等病，疗效满意。并有抗凝血和降血糖作用。

第十六章　开窍药

凡以开窍醒神为主要作用的药物，称为开窍药。因其多具有芳香之性，又称芳香开窍药。

心主神志，心窍开通则神志清醒，思维敏捷。若心窍被阻、清窍被蒙则神识昏迷、不省人事。开窍药味辛、芳香，善于走窜，皆入心经。具有通关开窍、启闭醒神的功效。适应于温病热陷心包、痰浊蒙蔽清窍出现的中风、惊风、癫痫等卒然昏厥、痉挛抽搐等症。

神志昏迷有虚实之分，虚证即脱证，治当补虚固脱，非本章药物所宜。实证即闭证，本章药为首选药。然而闭证又有寒闭、热闭之分，其中寒闭多兼见面青、身凉、苔白、脉迟，宜选温开法，须配温里祛寒药。热闭多兼见面赤、身热、苔黄、脉数，宜用凉开法，须配清热解毒药。如兼惊厥抽搐者，还须配息风止痉药。

开窍药多辛香走窜，为救急、治标之品，因其能耗伤正气，故只宜暂服，不可久用。因其有效成分易于挥发，内服只入丸、散剂。

麝　香《本经》

为鹿科动物林麝 *Moschus berezovskii* Flerov、马麝 *Moschus sifanicus* Przewalski 或原麝 *Moschus moschiferus* Linnaeus 成熟雄体香囊中的干燥分泌物。又名当门子、寸香。以饱满、皮薄、捏之有弹性，香气浓烈者为佳。主产于四川、云南、西藏等地。野生麝多在冬季至次春猎取，猎取后割取香囊，阴干，习称“毛壳麝香”，用时剖开香囊，除去囊壳，称“麝香仁”。人工驯养麝多用手术取香法，直接从香囊中取出麝香仁，阴干。本品应密封，避光贮存。

【性味归经】辛，温。归心、脾经。

【功效】开窍醒神，活血通经，催产。

【应用】

1. 用于闭证神昏。本品为醒神回苏之要药，无论寒闭、热闭，用之均有效。①热闭神昏，配牛黄、朱砂等药，组成凉开剂，如安宫牛黄丸、至宝丹、牛黄抱龙丸等。②寒浊或痰湿阻闭气机之寒闭神昏，配苏合香、檀香等药，组成温开剂，如苏合香丸。

2. 用于疮疡肿毒、咽喉肿痛。①疮疡肿毒，配雄黄、乳香等同用，以达解毒散结之效，如醒消丸。②咽喉肿痛，配牛黄、没药等同用，以达清热消肿止痛之效，如六神丸。

3. 用于瘀血诸证。①经闭、癥瘕，配红花、桃仁等同用，以达活血破瘀之效。②心腹暴痛，配木香、桃仁等同用，以达行气止痛之效，如麝香汤。③跌打损伤、骨折扭伤，配乳香、没药等同用，以达活血祛瘀，消肿止痛之效，如七厘散。④顽痹，配独活、威灵仙等同用，以达活血通经，祛风止痛之效。

4. 用于难产、死胎、胞衣不下，可配肉桂为散，如香桂散。亦可与皂荚、天花粉同用，葱汁为丸，外用，如堕胎丸。

此外，近年来用人工麝香片或人工麝香气雾剂治心绞痛；由麝香、猪牙皂、白芷等制成麝香心绞痛膏，分别敷于心前区痛处及心俞穴，24 小时更换一次，治疗冠心病、心绞痛；用麝香注射液皮下注射，治疗白癜风，均有显效。用麝香埋藏或麝香注射液治疗肝癌及消化道肿瘤，可改善症状，增进食欲；对小儿麻痹症的瘫痪亦有一定疗效。

【用法用量】入丸散，每次 0.03~0.1g。外用适量，不入煎剂。

【使用注意】孕妇忌用。

〔近述〕

本品含麝香酮及含氮化合物、胆甾醇、脂肪酸和无机盐等。①小剂量麝香及麝香酮对中枢神经有兴奋作用，大剂量则抑制。②可显著减轻脑水肿，增强中枢神经对缺缺氧的耐受能力，改善脑循环。③可增加冠脉血流量。④可兴奋子宫，尤其是妊娠子宫更为明显。⑤能抑制大肠杆菌、金黄色葡萄球菌、猪霍乱菌。⑥有抗炎作用。⑦对肿瘤细胞有抑制作用，浓度大则作用强。

冰　片《新修本草》

为龙脑香科常绿乔木植物龙脑香 *Dryobalanops aromatica* Goerth. F. 树脂的加工品，或龙脑香的树干经蒸馏冷却而得的结晶，又名“龙脑冰片”、“梅片”。由菊科多年生草本植物艾纳香 *Blumea balsamifera* DC.（大艾）叶的升华物经加工劈削而成，称“艾片”。“梅片”和“艾片”为天然冰片。现多用松节油、樟脑等，经化学方法合成，称“机制冰片”或“合成冰片”。龙脑香主产于东南亚地区，我国台湾有引种；艾纳香主产于广东、广西、云南、贵州等地。冰片成品须贮于阴凉处，密闭，研粉用。

【性味归经】辛、苦，微寒。归心、脾、肺经。

【功效】开窍醒神，清热止痛。

【应用】

1. 用于闭证神昏，常与麝香相须为用。但性寒，多用于热闭，配牛黄、麝香等同用，如安宫牛黄丸。经适当配伍，亦可用于寒闭。

2. 用于目赤肿痛、喉痹口疮。本品为五官科常用药。①目赤肿痛，与炉甘石、硼砂制成八宝眼药水滴眼。②喉痹口疮，与玄明粉、硼砂制成冰硼散吹喉敷患处。

3. 用于疮疡肿痛、溃后不敛，配血竭、乳香等同用，以达解毒生肌之效，如生肌散。

此外，近年来以本品溶入核桃油中滴耳，治疗急、慢性化脓性中耳炎。④治冠心病、心绞痛及齿痛，有一定疗效。

【用法用量】入丸散，每次 0.15~0.3g。外用适量，不入煎剂。

【使用注意】孕妇慎用。

〔近述〕

龙脑冰片含左旋龙脑、石竹烯等倍半萜类成分以及齐墩果酸、麦珠子酸、龙脑香醇酮等三萜化合物。机制冰片含消旋混合龙脑。①有一定止痛、防腐作用。②较高浓度（0.5%）对葡萄球菌、链球菌、肺炎双球菌、大肠杆菌及部分致病性皮肤真菌有抑制作用。

苏合香《别录》

为金缕梅科乔木植物苏合香树 *Liquidambar orientalis* Mill. 的树脂。以质细腻、黏稠、半透明、无杂质、香气浓者为佳。主产于非洲、印度、土耳其等地。我国广西有栽培。初夏时将树皮击伤或割破，深达木部，使香树脂渗入树皮内。至秋季剥下树皮，榨取香树脂，即为普通苏合香。如将普通苏合香溶解于酒精中过滤，蒸去酒精，则为精制苏合香，成品应置阴凉处，密闭保存。

【性味归经】 辛，温。归心、脾经。

【功效】 开窍醒神，辟秽止痛。

【应用】

1. 用于寒闭神昏，配麝香、檀香等同用，以达开窍醒神之效，如苏合香丸。

2. 用于胸腹冷痛、满闷，配冰片等同用，以达化浊开郁，祛寒止痛之效，如苏合香丸或苏冰滴丸。

此外，近年来用苏合香丸或苏冰滴丸治疗冠心病、心绞痛，能很快缓解疼痛，作用良好而持久，且无副作用。也有用苏合香丸治疗胆道蛔虫症。

【用法用量】 入丸散，每次0.3~1g。不入煎剂。

〔近 述〕

本品含游离桂皮酸、桂皮酸脂及挥发油。①有刺激性祛痰作用，有较弱的抗菌作用，可用于各种呼吸道感染。②可促进溃疡与创伤的愈合。③有增强耐缺氧能力的作用。④可减慢心率，改善冠脉血流量和降低心肌耗氧的能力。⑤有抗血小板聚集作用。

石菖蒲《本经》

为天南星科多年生草本植物石菖蒲 *Acorus tatarinowii* Schott. 的根茎。以条粗、断面色白、香气浓者为佳。我国长江流域以南各省均有分布。主产于四川、江苏、浙江等地。秋、冬二季采挖，除去叶、须根及泥沙，晒干或鲜用。

【性味归经】 辛、苦，温。归心、胃经。

【功效】 开窍宁神，化湿和胃。

【应用】

1. 用于痰湿蒙蔽清窍之神昏。①痰热闭阻，高热神昏，配郁金、半夏等同用，以达清心解郁，开窍醒神之效，如菖蒲郁金汤。②痰热癫痫，配黄连、枳实等同用，以达清热化痰开窍之效，如清心温胆汤。③湿浊阻闭，头晕，嗜睡，配茯苓、远志等同用，以达化痰开窍醒神之效，如安神定志丸。

2. 用于湿阻中焦，配砂仁、苍术等同用，以达化湿行气之效。

此外，还可用于耳鸣、耳聋、声音嘶哑、风湿痹痛、痈疽疥癣、跌打损伤、噤口痢等证。

【用法用量】 煎服，5~10g。鲜品加倍。外用适量。

〔近 述〕

本品含挥发油0.11%~0.42%，油中主要为β-细辛醚、α-细辛醚、细辛醛等；尚含氨基酸、有机酸和糖类。①有镇静作用。②α-细辛醚有抗惊厥作用，治疗癫痫和癫痫持续状态有效。③有很强的解痉作用。④可促进消化液分泌，制止胃肠的异常发酵。

蟾 酥《药性论》

为蟾蜍科动物中华大蟾蜍 *Bufo bufo gararizans* Cantor 或黑眶蟾蜍 *Bufo melanostictus* Schneider 的耳后腺及皮肤腺分泌的白色浆液，经加工干燥而成。均以色红棕、断面角质状、半透明、有光泽者为佳。全国大部分地区都有分布，主产于河北、山东、湖南、江苏、浙江等地。多在夏、秋二季捕捉，捕得后，将体表洗净、晾干。挤取耳后及皮肤腺的白色浆液，盛于瓷器内，（忌与铁器接触，否则易变黑色）并立即用铜筛滤净泥土杂质，涂于玻璃板、竹箬上或刮入园形的模型中，晒干贮存。用时以碎块置于酒或鲜牛奶中溶化，然后风干或晒干，研细。

【性味归经】辛，温。有毒。归心经。

【功效】开窍醒神，解毒消肿，止痛。

【应用】

1. 用于暴发吐泻、腹痛、神昏，配麝香、丁香等同用，以达开窍醒神辟秽之效，如蟾酥丸。

2. 用于恶疮、瘰疬、咽喉肿痛及各种牙痛。本品有良好的止痛效果，外用、内服均有效。

此外，近年来治肝癌、肠癌、皮肤癌、白血病等，内服或外用，均有一定疗效。临床用于呼吸衰竭、循环衰竭，有迅速而持久的升压作用，并有显著的兴奋呼吸作用。

【用法用量】入丸散，每次 0.015~0.03g。外用适量。

【使用注意】内服不可过量；外用不可入目。孕妇忌用。

〔近 述〕

本品主要成分为甾族化合物，如蟾毒它灵、华蟾毒精、华蟾毒它灵、蟾毒灵等。①有洋地黄样强心作用。②蟾毒灵、华蟾毒精有与肾上腺素类似的升压作用和中枢兴奋呼吸作用。③蟾蜍 80%酒精提取物有表面麻醉作用。④对变形杆菌、绿脓杆菌、四联球菌、白色葡萄球菌、卡他球菌有抑制作用。⑤对横纹肌、子宫、输卵管有兴奋作用。⑥有平喘、镇咳、抗炎、抗肿瘤、抗放射及升高白细胞等作用。

樟　脑《本草品汇精要》

为樟科植物樟 *Cinnamomum camphora* (L.) Sieb. 的枝、干、叶及根部，经提炼制得的颗粒状结晶。主产于我国长江以南及西南等地，以台湾产量最大，质量亦佳。全年皆可采集，多在 9~12 月砍伐老树，锯劈成碎片，置蒸馏器中进行蒸馏，冷却后，即得粗制樟脑，再经升华精制，即得精制樟脑。易挥发，应密封保存。

【性味归经】辛、热，有毒。归心、脾经。

【功效】内服：开窍辟秽；外用：除湿杀虫，温散止痛。

【应用】

1. 用于暴发吐泻、腹痛、神昏，可与乳香、没药共为细末，茶水调服；亦可用精制樟脑 10 克，溶入白兰地酒或高粱酒 50 毫升中，每服 1 毫升。

2. 用于疥癣湿疮、瘙痒溃烂。①疥疮有脓，与硫黄、枯矾、川椒为末，香油调匀外擦，如樟脑散。②癣证，与土槿皮、天南星、番木鳖、蟾酥、斑蝥等泡酒，外搽至愈为止。③臁疮腿，与猪脂油、葱白共捣烂，外敷，如樟脑膏。④瘰疬溃烂，与雄黄等分为末，麻油调涂，如雄脑散。

3. 用于牙痛及跌打损伤疼痛。①牙痛，与黄丹、皂角等分为末，蜜丸，塞孔中。②跌仆扭挫肿痛，本品 9 克，浸入白酒 5000 毫升中，用溶液局部频频涂搽。

【用法用量】内服入散剂或用酒溶化，每次 0.1~0.2g。外用适量。研末撒或调敷。

【使用注意】内服宜慎，应控制用量。孕妇忌用。

〔近 述〕

本品为一种双环萜酮物质。①能兴奋中枢神经系统，增进呼吸及循环，②有明显的强心作用、升压和兴奋呼吸的作用。③有止痛、止痒及微弱的局麻和防腐作用。④对胃肠道黏膜有刺激作用，小量能使胃感到温暖和舒适，大量则能产生恶心及呕吐。

第十七章　补虚药

凡以补益正气，增强体质，治疗虚证为主的药物，称为补虚药，亦称补益药。

虚证主要分为气虚、阳虚、血虚和阴虚四类。补虚药亦可根据其功用的不同而分为补气药、补阳药、补血药和补阴药四类。

人体的气、血、阴、阳有着相互依存的关系，故阳虚多兼气虚，气虚易致阳虚，阴虚多兼血虚，血虚易致阴虚。因此，补气药和补阳药，补血药和补阴药，常相互配用。而气血两亏，阴阳俱虚者，则须气血兼顾，阴阳并补。

补虚药原为虚证而设，若无虚弱表现，不宜滥用，否则有害无益。实邪方盛，正气未虚者，不宜用补虚药，以免“闭门留寇”。

服补虚药时，应顾护脾胃，适当配伍健脾消食药，以促进运化，使补虚药能充分发挥作用。

第一节　补气药

本类药物性味多甘温或甘平，能补肺气、益脾气。适用于脾气虚弱所致的食欲不振、大便溏泄、脘腹虚胀、神疲乏力；肺气不足所致的少气懒言、动则喘乏、易出虚汗等症。

补气药各有所长，应根据不同的气虚证选择应用。若气虚兼阳虚者，宜配补阳药；兼阴虚者，宜配补阴药。因气能生血，气能摄血，临床上为了补血、止血，有时需着重使用补气药。

补气药性多壅滞，易致中满，应用时可适当配伍理气药。

人　参《本经》

为五加科多年生草本植物人参 *Panax ginseng* C. A. Mey. 的根。以条粗、质硬、完整者为佳。主要产于吉林、辽宁、黑龙江等地。栽培者为“园参”，野生者为“野山参”或“山参”。秋季采挖。

【处方用名】

1. 生晒参　晒干或烘干的园参，偏于益气生津。
2. 红参　蒸制后干燥的园参。性偏温，偏于益气温阳。
3. 生晒山参　晒干的野山参。作用最佳。
4. 白参　又名糖参。浸糖后干燥的园参。功同生晒参，作用较弱。
5. 别直参　又名高丽参。为朝鲜人参加工成的红参，功同红参，作用较强。

【性味归经】甘、微苦，微温。归心、肺、脾经。

【功效】大补元气，补脾益肺，生津止渴，安神。

【应用】

1. 用于气虚欲脱。凡大失血、大吐泻或大病、久病所致元气虚极的气息短促，脉微欲绝，单用大剂量人参浓煎服，以达大补元气、复脉固脱之效，如独参汤。兼见肢厥亡阳者，与附子相配，以达益气回阳之效，如参附汤。

2. 用于肺气亏虚，喘促、气短、脉虚、自汗等。常配核桃仁、蛤蚧等，以达补肺纳气平喘之效，如人参胡桃汤、人参蛤蚧散。

3. 用于脾胃虚弱，体倦乏力，食少便溏等。常配白术、茯苓等，以达补气健脾之效，如四君子汤。

4. 用于气津两伤及消渴证。①热病气津两伤，身热口渴，汗多、脉虚者，常配石膏、知母等，以达清热益气、生津止渴之效，如白虎加人参汤。②气阴两伤，口渴多汗，体倦脉弱，常配麦冬、五味子，以达益气养阴复脉之效，如生脉散。③消渴证，常与天花粉、生地、黄芪等相配。

5. 用于气血亏虚的失眠、心悸、健忘。常配当归、酸枣仁等，如归脾汤。

此外，对体虚外感或邪实正虚之证，可随证配伍解表或攻里药，以扶正祛邪。

【用法用量】 入汤剂，5~10g；挽救虚脱，用大剂量 15~30g。文火另煎兑服。研末吞服，每次 1.5~2g。或使用注射剂。

【使用注意】 反藜芦，畏五灵脂。忌口萝卜和茶。

〔近述〕

本品含多种人参皂苷、挥发油、多种糖类、维生素。①对高级神经活动的兴奋和抑制过程均有增强作用。能提高脑力劳动功能。②兴奋垂体肾上腺皮质系统，提高应激反应能力。③增强造血机能，提高免疫功能。④抗休克，抗疲劳，降低血糖，促进蛋白质 RNA、DNA 的生物合成。⑤有促性腺激素样作用。⑥抗过敏，抗利尿及抗癌作用。⑦临床常用于心力衰竭、心源性休克。

西洋参《本草从新》

为五加科多年生草本植物西洋参 *Panax quinquefolium* L. 的根。又名花旗参。有密集细横纹、主根呈圆柱形或长纺锤形者为佳。主产于美国、加拿大及法国，我国亦有种植。秋季采挖生长 3~6 年的根。湿润后切片，晒干用。

【性味归经】 甘、微苦，凉。归心、肺、肾经。

【功效】 补气养阴，清火生津。

【应用】

1. 用于热病气阴两伤，口渴烦倦。常与麦冬、鲜生地、鲜石斛等配用。

2. 用于阴虚火旺的喘咳痰血。常配阿胶、知母、贝母等，以达养阴清肺之效。

【用法用量】 另煎兑服，3~6g。

〔近述〕

国产西洋参含 12 种以上的皂苷、挥发油、糖类和氨基酸等。①对中枢神经系统有抑制作用。②抗缺氧、抗疲劳。③抗心律失常、抗心肌缺血、增强心肌收缩力。④止血、降血脂、抗利尿。

党 参《本草从新》

为桔梗科多年生草本植物党参 *Codonopsis pilosula*（Franch.）Nannf. 或素花党参 *Codonopsis pilosula* Nannf. var. *modesta*（Nannf.）L. T. Shen 或川党参 *Codonopsis tangshen* Oliv. 及同属多种植物的根。以条粗壮、质柔润、甜味重、嚼之无渣者为佳。主产于山西、陕西、甘

肃、四川等地。以山西上党所产品质最佳。秋季采挖。

【处方用名】

1. 党参　又名上党、潞党。为切厚片的党参。
2. 米炒党参　米炒的党参。增强健脾止泻功效。
3. 炙党参　蜜炙的党参。增强补中益气，润燥生津的功效。

【性味归经】 甘，平。归脾、肺经。

【功效】 补中益气，生津养血。

【应用】

1. 用于脾胃气虚，食少便溏，倦怠。常配白术、茯苓等。以达补气健脾之效。
2. 用于肺气亏虚，气短咳喘。常配黄芪、五味子等，以达益气补肺之效。
3. 用于气血亏虚，面色萎黄，头晕心悸。常配当归、熟地等，如八珍汤。
4. 用于气津两伤，口渴、体倦，脉虚。常配麦冬、五味子等，以达益气生津之效。

在一般补气和健脾的方剂中，常以党参代替人参，但其气薄力弱，若急救脱证，仍以人参为宜。

【用法用量】 煎服，10~30g。

〔近 述〕

党参含皂苷、生物碱、糖类、多种人体必需无机元素和氨基酸等。①对神经系统有兴奋作用，增强机体抵抗力。②降低血压。③调节胃肠运动，抗溃疡，抑制胃酸分泌。

太子参《本草从新》

为石竹科多年生草本植物孩儿参 *Pseudostellaria heterophylla*（Miq.）Pax ex Pax et Hoffm. 的块根。又名孩儿参、童参。以条粗，色黄白，无须根者为佳。主产于江苏、山东、安徽等地。夏季茎叶大部分枯萎时采挖。除去细小根须，晒干用。

【性味归经】 甘、微苦，平。归脾、肺经。

【功效】 补气生津。

【应用】。

1. 用于体虚气阴不足，食少倦怠，口干少津。但其力量较弱。常与山药、扁豆、石斛等配用。
2. 用于肺虚燥咳，干咳口燥，少津乏力。常配北沙参、麦冬等以增强疗效。

【用法用量】 煎服，10~30g。

〔近 述〕

本品含太子参多糖、人体必需的多种氨基酸及微量元素等。太子参对机体具有“适应原”样作用，增强机体对各种有害刺激的防御能力，并增强人体内的物质代谢。

绞股蓝《救荒本草》

为葫芦科一年生草本植物绞股蓝 *Gynostemma pentaphyllum*（Thunb.）Mak. 的干燥全草。又名五叶参、七叶胆、小苦药、公罗锅底。以带有花果、体干、色绿、叶全、无杂质者为佳。主产于安徽、浙江、江西、福建、广东、贵州等地。8月~9月结果前采收，去杂质，洗净，切段阴干或烘干备用。

【性味归经】微甘、微苦，微寒。归肺、脾、胃、心经。

【功效】补气生津，润肺止咳，养心安神。

【应用】

1. 用于气津两伤，体倦乏力，气短，口干舌燥等。常与人参、五味子、山药等配用；亦治脾胃虚弱，食欲不振，体倦乏力等。常与党参、白术等配用。

2. 用于肺燥咳嗽，干咳少痰，舌红少苔，常与沙参、玉竹等配用。

3. 用于心脾两虚，心神失养，心悸，失眠，体倦，食少等。常与党参、当归、酸枣仁等配用。

【用法用量】煎服，10~20g。研末内服，每次1~2g。

【使用注意】脾胃虚寒，便溏腹泻者慎用。

〔近述〕

本品含绞股蓝皂苷、黄酮、氨基酸、甾醇磷脂、维生素C及微量元素等。①延缓衰老。②增强免疫功能，抗疲劳。③有防癌和抗癌作用。④降血脂，抗动脉粥样硬化，增加冠脉流量，扩张外周血管，降压。⑤抗溃疡。⑥性激素样作用。⑦保肝。⑧抑菌。⑨镇静，催眠，镇痛。

黄芪《本经》

为豆科多年生草本植物蒙古黄芪 *Astragalus membranaceus*（Fisch.）Bge. var. *mongholicus*（Bge.）Hsiao 或膜荚黄芪 *Astragalus membranaceus*（Fisch.）Bge. 的根。以条粗壮、质坚而绵、皱纹少、断面色黄白、粉性足、味甜者为佳。主产于内蒙古、山西、黑龙江、甘肃等地。种植的蒙古黄芪质好，野生的膜荚黄芪质次。春、秋二季采挖。

【处方用名】

1. 黄芪　又名绵芪、北芪。为切片的黄芪。

2. 炙黄芪　蜜炙的黄芪。长于补气升阳润肺。

【性味归经】甘，微温。归脾、肺经。

【功效】补气升阳，益卫固表，利水消肿，托毒生肌。

【应用】

1. 用于脾胃气虚及中气下陷。①脾胃气虚，为补益中气的要药。食少便溏，倦怠乏力，常配白术，以达补气健脾之效，如芪术膏。②中气下陷，久泻脱肛，内脏下垂者，常配人参、柴胡、升麻等，以达补气升阳之效，如补中益气汤。③气虚出血证及气血亏虚证，常与当归、人参等配伍，以达补气摄血及益气生血之效，如当归补血汤、归脾汤。

2. 用于肺气虚，表虚自汗及气虚外感诸证。①肺虚气短，咳喘无力，常配紫菀、百部、五味子等，以达益气补肺，止咳平喘之效。②表虚自汗或者说易外感者，常配白术、防风、以达益气固表止汗之效，如玉屏风散。

3. 用于气虚水肿。常配白术、防己等，以达补气利水消肿之效。如防己黄芪汤。

4. 用于气血不足，疮痈脓成不溃，或溃久不敛。常配当归、穿山甲、皂刺等，以达托毒排脓之效，如透脓散；配以当归、人参、肉桂等，可达生肌敛疮之效。

5. 用于气血虚滞的偏瘫，常与当归、地龙、川芎等配伍。

6. 用于消渴证，常与山药、麦冬、天花粉等配伍。

【用法用量】煎服，10~15g，大剂量可用30~60g。

【使用注意】表实邪盛、气滞湿阻、阴虚阳亢、疮疡阳证、实证者，均忌用。

〔近述〕

本品含苷类、多糖、氨基酸及微量元素等。①增强机体免疫功能，提高应激能力，抗衰老、抗氧化、保肝。②消除慢性肾炎尿蛋白，利尿。③降压，调节血糖。④增强心肌收缩力。

白　术《本经》

为菊科多年生草本植物白术 *Atractylodes macrocephala* Koidz. 的根茎。以个大、质坚实、断面色黄白、香气浓者为佳。主产于浙江、湖北、湖南、江西等地。冬季下部叶枯黄，上部叶变脆时采收。

【处方用名】

1. 白术　又名于术。为切片的白术。
2. 麸炒白术　麸炒的白术。增强健脾和胃作用。
3. 土炒白术　土炒的白术。增强健脾止泻作用。

【性味归经】苦、甘，温。归脾、胃经。

【功效】补气健脾，燥湿利水，止汗，安胎。

【应用】

1. 用于脾胃虚弱。①食少、虚胀、便溏、神疲乏力。为补气健脾的常用药。常配人参、茯苓等，如四君子汤。②脾胃虚寒，脘腹冷痛，大便泄泻，常配干姜、人参，如理中汤。③脾虚湿滞，泄泻便溏，常配党参、扁豆、茯苓等，如参苓白术散。
2. 用于脾虚水停所致的痰饮、水肿。为治痰饮水肿的良药。①痰饮证，常配桂枝、茯苓，以达温化痰饮之效，如苓桂术甘汤。②水肿、小便不利，常配茯苓、泽泻等，如四苓散。
3. 用于气虚自汗。常与黄芪、浮小麦等配用。
4. 用于脾气虚弱，胎动不安。常与党参、砂仁等配用。

【用法用量】煎服，10~15g。

〔近述〕

本品含挥发油，油中主要成分为苍术酮等。①有强壮作用。②利尿。③降血糖，保护肝脏。

山　药《本经》

为薯蓣科多年蔓生草本植物薯蓣 *Dioscorea opposita* Thunb. 的根茎。以质坚实，粉性足，色白者为佳。产于河南温县、博爱、孟县、泌阳地区者，品质最优，称怀山药（淮山药）。河北、江苏、湖南等省都有种植。霜降后采挖。

【处方用名】

1. 山药　又名薯蓣。为去杂质、润透、切厚片、干燥的山药。长于养阴生津。
2. 炒山药　麸炒的山药。增强健脾、补肾之功效。
3. 土山药　土炒的山药。增强补脾止泻之功效。

【性味归经】甘，平。归脾、肺、肾经。

【功效】益气养阴，补脾肺肾。

【应用】

1. 用于脾虚食少、溏泻、白带等。常配人参、白术、茯苓等，以达补气健脾之效，如参苓白术散、完带汤。

2. 用于肾虚遗精、尿频等。常配熟地、山茱萸、泽泻等，以达补肾固精缩尿之效，如六味地黄丸。

3. 用于肺虚久咳、虚喘等。常配人参、麦冬、五味子等，以达补气益肺之效。

4. 用于消渴、口渴多饮、小便频数。可单用水煎代茶饮，也可配黄芪、知母、天花粉等，以达补气养阴之效，如玉液汤。

【用法用量】煎服，10~30g。大剂量60~250g。研末吞服，每次6~10g。

〔近 述〕

山药含薯蓣皂苷、胆碱、维生素、甘露聚糖等。①有滋补，助消化的作用。②止咳，祛痰。③脱敏，降血糖。

白扁豆《别录》

为豆科一年生缠绕草本植物扁豆 *Dolichos Lablab* L. 的成熟种子。又名扁豆。以粒大饱满、色白干燥、无杂质者为佳。主产于江苏、浙江、安徽等地。秋季豆成熟时采收。多为炒黄用，用时捣碎。

【性味归经】甘，微温。归脾、胃经。

【功效】健脾化湿，和中消暑。

【应用】

1. 用于脾虚湿盛。①食少便溏或泄泻，常配白术、茯苓等，以达补气健脾化湿之效，如参苓白术散。②湿浊下注，白带清稀量多，常与白术、芡实等配用。

2. 用于暑湿吐泻，常配香薷、厚朴等，如香薷饮。

【用法用量】煎服，10~30g。

〔近 述〕

本品含蛋白质、碳水化合物、维生素、钙、磷、铁、锌等。此外，所含血球聚素是一种有害蛋白，遇高温可被破坏，食用时应充分加热。①有抗菌、抗病毒作用。②增强T淋巴细胞活性、提高细胞的免疫功能。③还有抗肿瘤作用。

〔附 药〕 扁豆衣 扁豆花

1. 扁豆衣 为扁豆的干燥种皮。性效相似扁豆，但健脾之力稍逊，偏于化湿消暑。煎服，5~10g。

2. 扁豆花 为扁豆的花。甘、淡，平。多用于暑湿吐泻及带下。煎服，5~10g。

甘 草《本经》

为豆科多年生草本植物甘草 *Glycyrrhiza uralensis* Fisch.、胀果甘草 *Glycyrrhiza inflata* Bat. 或光果甘草 *Glycyrrhiza glabra* L. 的根及根茎。以外皮细紧，有纵沟、红棕色、质坚实、粉性足、断面黄白色，味甜者为佳。主产于内蒙古、山西、甘肃，新疆等地。春、秋季采挖。

【处方用名】

1. 甘草 又名国老。去杂质润透切厚片干燥的甘草。偏于清热解毒。

2. 炙甘草 蜜炙的甘草。偏于补中润肺。

3. 甘草梢 甘草的末梢或细根。偏于清热利尿。

【性味归经】甘，平。归心、肺、脾、胃经。

【功效】补中益气，祛痰止咳，清热解毒，缓急止痛，调和药性。

【应用】

1. 用于脾胃气虚，食少便溏，倦怠乏力。常配人参、白术、茯苓等，如四君子汤。亦用于心气不足的心悸、脉结代，常配人参、桂枝、生地黄等，以达益气养血复脉之效，如炙甘草汤。

2. 用于咳嗽。①湿痰咳嗽，常配半夏、陈皮、茯苓等。②风寒咳嗽，常配麻黄、杏仁等。③寒痰咳喘，常配干姜、细辛等，如苓甘五味姜辛汤。

3. 用于热毒疮痈、咽喉肿痛、药物及食物中毒。有良好的解毒作用。①疮痈肿毒，常配金银花、连翘、蒲公英等。②咽喉肿痛，常配桔梗、玄参等。③药物、食物及农药中毒，可配绿豆煎汤服。

4. 用于脘腹及四肢痉挛性疼痛。常配芍药、桂枝、饴糖等，如芍药甘草汤、小建中汤。

5. 在方剂中，用以缓和药物的猛烈之性或减轻毒副作用。如调胃承气汤中，缓大黄、芒硝泻下力；亦用以协调诸药，如半夏泻心汤中，使半夏、干姜、黄芩、黄连寒热之性，升降之势得以协调，等等。

【用法用量】煎服，3~12g。

【注意事项】反大戟、芫花、甘遂、海藻。湿盛腹胀及水肿不宜用。长期服用较大剂量，可引起水肿。

〔近述〕

本品含甘草甜素、多种黄酮成分等。①有类似肾上腺皮质激素样作用。②有明显的镇咳和祛痰作用。③缓解胃肠平滑肌痉挛，抗酸。④对某些药物有解毒作用。⑤抗炎、抗过敏。

大 枣《本经》

为鼠李科落叶灌木或小乔木植物枣树 *Ziziphus jujuba* Mill. 的成熟果实。以果大而圆、肉厚核小，甜味浓、干燥，色紫红色者为佳。主产于河南、河北、山东、陕西等地。初秋果实成熟时采收。晒干入药。

【性味归经】甘，温。归脾、胃经。

【功效】补中益气，养血安神，缓和药性。

【应用】

1. 用于脾胃虚弱，体倦乏力，食少便溏。常与党参、白术等配伍。

2. 用于血虚。①心血不足，失眠心悸等，常配龙眼肉、酸枣仁、当归等。②营血亏虚，肝气失和的脏躁，精神恍惚、悲伤欲哭，常配甘草、小麦，如甘麦大枣汤。

3. 常配入药性峻烈的方剂中，以减缓毒副作用，并保护正气，如十枣汤。

【用法用量】劈破煎服，10~30g。可去皮核捣烂为丸服。

〔近述〕

本品含蛋白质、糖类、维生素C、A，微量钙、磷、铁等。①提高机体的吞噬功能。②保护肝脏。③增强肌力。④抗肿瘤，抗炎，抗衰老，降压。

蜂　蜜《本经》

为蜜蜂科昆虫中华蜜蜂 *Apis Cerana* Fabricius 或意大利蜂 *Apis mellifera* Linnaeus 所酿的蜜。以含水分少、有油性，稠如凝脂，用木棒挑起时蜜丝不断并流成折叠状，甜味纯正，无异臭杂质者为佳。我国各地均产，春至秋季采收。过滤后供用。

【性味归经】甘，平。归肺、脾、大肠经。

【功效】补中缓急，润燥，解毒。

【应用】

1. 用于脾胃虚弱，倦怠食少，脘腹疼痛。常配芍药、甘草等。以达补中缓急止痛之效。
2. 用于肺虚燥咳，干咳，咽干等。常配生地、人参等，如琼玉膏。
3. 肠燥便秘。单用有效，常与当归、黑芝麻、何首乌等配用。

另外可解乌头类药物的毒。

【用法用量】冲服，或入丸剂、膏剂。15~30g。外用适量。

【使用注意】湿阻中焦，湿热痰滞，便溏或泄泻者慎用。

〔近 述〕

本品含果糖、葡萄糖、蔗糖、麦芽糖、有机酸、烟酸、酶类、维生素 A、D、E 及微量元素等。①降血压，扩张冠状动脉。②解毒，保护肝脏。③降血糖，抑菌。④能调节胃肠功能，促使胃肠平滑肌蠕动，产生缓泻效应。

饴　糖《别录》

为米、麦、粟或玉蜀黍等粮食，经发酵糖化制成。全国各省均产。

【性味归经】甘，温。归胃、脾、肺经。

【功效】补中缓急，润肺止咳。

【应用】

1. 用于中焦虚寒，脘腹疼痛。常与桂枝、白芍、炙甘草等配用。
2. 用于肺虚干咳少痰。常与杏仁、百部等配用

【用法用量】烊化冲服。每次 15~20g。或入丸、膏剂。不煎煮。

〔近 述〕

本品含麦芽糖、葡萄糖、糊精及少量蛋白质。

第二节　补阳药

本类药物性味多甘温或咸温或辛热，能补助人体阳气，治疗阳虚证。

阳虚证包括肾阳虚、心阳虚、脾阳虚等证。因肾阳为一身之元阳，为诸阳之本。肾阳之虚得补，则阳虚诸证得以改善或消除。故本节介绍的补阳药，大多以温补肾阳为主（以助心阳、温脾阳为主的药物，参见温里药）。

肾阳虚主要可见畏寒肢冷，精神萎靡，腰膝酸软或冷痛，性欲淡漠，宫冷不孕，阳痿早泄，尿频遗尿；此外可见呼多吸少，动则喘甚；水肿；筋骨痿软，小儿发育不良等证。补阳药具有补肾阳、益精髓，强筋骨等作用，故适用于上述各证。

本类药常与温里药、补肝肾及补脾肺药物配用。

补阳药性多温燥，易助火伤阴，故阴虚火旺者不宜使用。

鹿　茸《本经》

为鹿科动物梅花鹿 *Cervus nippon* Temminck 或马鹿 *Cervus elaphus* Linnaeus 等雄鹿头上未骨化密生茸毛的幼角。以饱满、体轻、毛色灰褐、下部无棱线者为佳。主产于吉林、辽宁、黑龙江、青海等地。夏、秋两季锯取鹿茸。用时燎去毛，以瓷片或玻璃片刮净，切片用。

【性味归经】甘、咸，温。归肾、肝经。

【功效】补肾阳，益精血，强筋骨，调冲任，托疮毒。

【应用】

1. 用于肾阳不足，精血亏虚。畏寒肢冷，阳痿早泄，宫寒不孕，小便频数，腰膝酸痛等。为温肾壮阳、益精血的要药。可单用；亦常配人参、巴戟天等，如参茸固本丸。

2. 用于精血不足，筋骨痿软，或小儿发育迟缓，囟门迟闭，行迟，齿迟等证。常配熟地、山药、山茱萸等。以达补肝肾、强筋骨之效，如加味地黄丸。

3. 用于冲任虚寒的崩漏，带下。①崩漏，常配当归、蒲黄、阿胶等。②带下，可与狗脊、白敛等配用。

4. 用于气血亏虚，疮疡久溃不敛，或阴疽内陷不起。常与黄芪、当归、肉桂等配用。

【用法用量】入丸、散剂随方配制；单用研细末吞服，1~3g，一日三次分服。

【使用注意】服用本品宜从小量开始，缓缓增加，不宜骤用大量，以免阳升风动，头晕目赤，或动血伤阴。凡阴虚阳亢，阳热实证等忌服。

〔近 述〕

本品含鹿茸精，为雄性激素及少量雌性卵泡激素，又含氨基酸、胶质、蛋白质、磷酸钙等。①有雄激素和雌激素样作用，促进性器官的发育和成熟。②提高机体工作能力，减轻疲劳，改善睡眠和饮食。③改善蛋白质代谢障碍，改善能量代谢。④提高子宫的张力和增强其节律性收缩。⑤增强不易愈合和新生不良的溃疡或疮口的再生过程，促进骨折愈合。⑥大剂量使心率减慢，中剂量使心率加快，每分钟心输出量增加，小剂量无明显作用。

〔附 药〕　鹿角胶　鹿角霜

1. 鹿角胶　为鹿角煎熬浓缩而成的胶状物，又名白胶。药性甘、咸，温。归肾、肝经。有补肝肾，益精血，止血之效。主治肾阳不足，精血亏虚之证，以及吐血、衄血、崩漏、尿血等属虚寒者。常与龟胶同用。烊化兑服，5~10g。或入丸、散、膏剂。

2. 鹿角霜　为鹿角熬胶后剩下的残渣。又名鹿角白霜。药性咸、涩，温。归肝、肾经。功能补肾助阳，收敛止血。温补之力较弱。用于肾阳不足，脾肾虚寒的食少吐泻，崩漏带下等证。外用可治疗创伤出血，疮疡久不愈合等证。煎服，10~15g。外用适量。

巴戟天《本经》

为茜草科多年生藤本植物巴戟天 *Morinda officinalis* How 的根。以条粗、连珠状、肉厚、色紫、木心细者为佳。主产于广东、广西、福建等地。全年均可采挖。

【处方用名】

1. 巴戟天　又名巴吉、肥巴戟。为去木心切片的巴戟肉。偏于强筋骨，祛风湿。

2. 盐巴戟 盐炙的巴戟肉。引药入肾。温而不燥，偏于补肾助阳。

3. 制巴戟 甘草汁制的巴戟肉。增强补益作用。

【性味归经】甘、辛，微温。归肾、肝经。

【功效】补肾阳，强筋骨，祛风湿。

【应用】

1. 用于肾阳不足。①阳痿，不孕，常配淫羊藿、仙茅、枸杞等，如赞育丸。②月经不调，少腹冷痛，常配肉桂、高良姜、吴茱萸等，如巴戟丸。

2. 用于肝肾不足的筋骨痿软，及痹证兼肝肾虚损者，常配杜仲、萆薢等，如金刚丸。

【用法用量】煎服，10~15g。

〔近述〕

本品含植物甾醇、蒽醌、黄酮类化合物、维生素C等。①有类皮质激素样作用。②降压作用。

淫羊藿《本经》

为小蘖科多年生直立草本植物淫羊藿 *Epimedium brevicornum* Maxim.、箭叶淫羊藿 *Epimedium. sagittatum*（S. et Z.）Maxim.、柔毛淫羊藿 *Epimedium pubescens* Maxim. g 巫山淫羊藿 *Epimedium Wushanense* T. S. Ying、或朝鲜淫羊藿 *Epimedium. koreanum* Nakai 的地上部分。以梗少叶多，色黄绿者为佳。主产于陕西、辽宁、四川、湖北、山西等地。夏秋茎叶茂盛时采割。

【处方用名】

1. 淫羊藿 又名仙灵脾。为切丝的淫羊藿。偏于祛风湿。

2. 炙淫羊藿 油炙的淫羊藿。增强温肾助阳作用。

【性味归经】辛、甘，温。归肝、肾经。

【功效】补肾阳，强筋骨，祛风湿。

【应用】

1. 用于肾阳虚，阳痿、不孕、尿频等。可单用浸酒服，亦常配巴戟天、熟地、枸杞等，如赞育丹。

2. 用于肝肾亏虚，筋骨痿软，及风湿痹痛。可单味浸酒服，亦常与杜仲、桑寄生等配用。

此外，可用于肺肾虚损之喘咳。

【用法用量】煎服，5~10g。可浸酒、熬膏或入丸、散剂。

〔近述〕

本品主要含淫羊藿总黄酮、淫羊藿苷及多糖，还含甾醇、生物碱、维生素E等。①具有雄性激素样作用。②提高机体免疫功能。③扩张外周血管，改善微循环。增加冠脉流量。④对脊髓灰质炎病毒、肠道病毒有显著的抑制作用。抑菌。⑤抗缺氧、镇静、镇咳、祛痰。⑥有镇静、协同催眠和抗惊厥、清除自由基、抗衰老及降血糖等作用。

仙 茅《海药本草》

为石蒜科多年生草本植物仙茅 *Curculigo orchioides* Gaertn. 的根茎。以根茎粗壮、坚实、表面色黑、干燥无须根者为佳。主产于四川、云南、贵州等地，初春发芽前及秋末地上部分枯萎时采挖。

【处方用名】

1. 仙茅 切片的仙茅。

2. 制仙茅 米泔水制的仙茅。毒性减弱。

3. 酒仙茅 酒炙的仙茅。偏于祛寒湿。

【性味归经】辛，热。有毒。归肾、肝、脾经。

【功效】壮肾阳，强筋骨，祛寒湿。

【应用】

1. 用于肾阳不足，阳痿精冷，遗尿尿频。常与淫羊藿同用。

2. 用于肾阳虚，腰膝酸软冷痛。常配淫羊藿、杜仲、桑寄生等；亦用于寒湿痹痛，四肢拘挛，常与威灵仙、独活、川乌等配用。

3. 用于脾肾阳虚的脘腹冷痛，泄泻。常与补骨脂、干姜、肉豆蔻等配用。

【用法用量】煎服或酒浸服，3~10g。

【使用注意】本品药性温燥，有伤阴之弊，阴虚火旺者忌用。

〔近 述〕

本品含仙茅苷、仙茅素A、B、C等成分。①有雄性激素样作用。②有抗高温，耐缺氧等适应原样作用。③增强免疫功能，镇静，抗惊厥，抗炎，降血糖和抗癌。

杜 仲《本经》

为杜仲科落叶乔木植物杜仲 *Eucommia ulmoides* Oliv. 的树皮。以皮厚，粗皮刮净，内表面暗紫色，折断时橡胶丝多者为佳。主产于四川、云南、贵州、湖北等地。夏、秋季采收。去外表粗皮，晒干。切块或丝片，多以炒炭盐炙后用。

【性味归经】甘，温。归肾、肝经。

【功效】补肝肾，强筋骨，安胎。

【应用】

1. 用于肾阳不足。为治肝肾不足的要药。①腰膝酸软常配补骨脂、桑寄生等，以达补肝肾、强筋骨之效。②治肾虚阳痿、尿频，常配山萸肉、菟丝子、覆盆子等，以达温补固涩之效。

2. 用于肝肾亏虚、冲任不固的胎漏、胎动不安、崩漏等。常配续断、阿胶、菟丝子等，以达补肝肾、调冲任、固经、安胎之效。

【用法用量】煎服，10~15g。

〔近 述〕

本品含杜仲胶、杜仲苷、糖苷、鞣质、黄酮类化合物等。①有可靠的降血压作用，炒杜仲大于生杜仲。②有拮抗垂体的收缩子宫的作用。③增强机体免疫功能，镇静，镇痛，利尿，抗脂质过氧化、健脑、提神、保肝。

补骨脂《药性论》

为豆科一年生草本植物补骨脂 *Psoralea corylifolia* L. 的成熟果实。以粒籽饱满，干燥无杂质者为佳。主产于河南、陕西、四川等地。秋季果实成熟时采收。

【处方用名】

1. 补骨脂　又名破故纸。辛热燥性较强。

2. 盐补骨脂　盐炙的补骨脂。长于补肾纳气，可缓和温燥之性。

【性味归经】辛、苦，温。归肾、脾经。

【功效】补肾壮阳，固精缩尿，温脾止泻，纳气平喘。

【应用】

1. 用于肾阳不足。①腰膝冷痛，常配杜仲、核桃肉等，如青娥丸。②阳痿，常配菟丝子、核桃肉、沉香等。③遗精，可与青盐等分同炒为末服。④尿频遗尿，配小茴香等分为丸服。

2. 用于脾肾阳虚久泄。常配肉豆蔻、吴茱萸、五味子等，如四神丸。

3. 用于肾虚喘咳，常与人参、肉桂、沉香等配用。

【用法用量】煎服，6~15g。外用适量。

〔近 述〕

本品含脂肪油、挥发油、黄酮类化合物和香豆精衍生物。①兴奋心脏，扩张冠状动脉。②收缩子宫，缩短出血时间，减少出血量。③有致光敏作用，可使局部皮肤色素新生。现代取本品制成20%~30%酊剂外涂治白癜风。④抗肿瘤，抗衰老，抑菌，及雌激素样作用。

益 智 仁《本草拾遗》

为姜科多年生草本植物益智 *Alpinia oxyphylla* Miq. 的成熟果实。又名益智。以粒大、饱满、香气浓者为佳。主产于广东、海南岛、广西等地。夏、秋季果实由绿变红时采收。

【处方用名】

1. 益智仁　晒干去壳的益智仁。偏于温脾止泻，摄唾涎。

2. 盐益智仁　盐炙的益智仁。增强补肾固精缩尿的作用。

【性味归经】辛，温。归肾、脾经。

【功效】补肾固精缩尿，温脾止泻摄唾。

【应用】用于肾虚遗精早泄，遗尿尿频等。常与乌药、补骨脂、金樱子等配用。

2. 用于脾寒泄泻、腹中冷痛，口多涎唾等。常与党参、白术、干姜等配用。

【用法用量】煎服，3~10g。

〔近 述〕

本品含挥发油，油中主要为桉油精、姜烯、姜醇等，还含微量元素及多种人体必需氨基酸。①健胃，减少唾液分泌。②抗利尿。

海 狗 肾《药性论》

为海豹科动物海豹 *Phoca vitulina* Linnaeus 或海狗 *Callorhinus ursins* Linnaeus 的阴茎或睾丸。又名腽肭脐。以个大、去净肉及脂肪、干燥、无虫蛀者为佳。我国渤海、黄海沿岸偶见。多分布于白令海和太平洋沿岸。春季冰裂时捕捉割取。多为滑石粉炒用。

【性味归经】咸，热。归肾经。

【功效】壮肾阳，益精髓。

【应用】主要用于肾阳虚衰。①阳痿精冷，常配人参、鹿茸等。②精少不育，常与淫羊藿、紫河车、鹿茸配用。

【用法用量】 研末服，每次1~3g，日服2~3次。入丸、散或浸酒服，随方定量。

〔近 述〕

本品含雄性激素、蛋白质、脂肪等。

肉苁蓉《本经》

为列当科一年生寄生草本植物肉苁蓉 *Cistanche deserticola* Y. C. Ma 带鳞叶的肉质茎。以茎条粗壮、密披鳞片、色棕褐、质柔润为佳。主产于内蒙古、甘肃、青海、新疆等地，春季采挖。

【处方用名】

1. 肉苁蓉　又名大云、大芸、寸云。为切厚片晒干的肉苁蓉。偏于润肠通便。

2. 酒苁蓉　酒制的肉苁蓉。长于补肾阳。

3. 油苁蓉　油炙的肉苁蓉。增强润肠通便的功效。

【性味归经】 甘、咸，温。归肾、大肠经。

【功效】 补肾阳，益精血，润肠燥。

【应用】

1. 用于肾阳不足，精血亏虚。①阳痿，常配熟地、菟丝子、五味子等，如肉苁蓉丸。②不孕，常配鹿角胶、当归、紫河车等。③腰膝冷痛、筋骨痿软，常与巴戟天、杜仲等配用。

2. 用于肠燥便秘。肾阳不足、精血亏者为宜。常与当归、枳壳等配用。

【用法用量】 煎服，10~15g，常用大剂量煎服，可至30g。

〔近 述〕

本品含麦角甾苷、肉苁蓉苷、微量生物碱及结晶性中性物质等。①抗寒、抗疲劳、抗衰老。②缩短通便时间，对大肠的水分吸收有明显抑制作用。③能兴奋垂体分泌促肾上腺皮质激素或有类肾上腺皮质激素样作用，提高免疫功能。

锁　阳《本草衍义补遗》

为锁阳科多年生肉质寄生植物锁阳 *Cynomorium songaricum* Rupr. 的肉质茎。又名不老药。以粗壮、质硬、体重、断面油润者为佳。主产于内蒙古、甘肃、青海、新疆等地，春季采挖。切片用。

【性味归经】 甘，温。归肝、肾、大肠经。

【功效】 补肾阳，益精血，润肠燥。

【应用】

1. 用于肾阳不足。①阳痿、不孕，常配肉苁蓉、巴戟天、菟丝子等。②腰膝酸软、筋骨痿弱，常与熟地、牛膝、龟板等配用。

2. 用于血虚津伤的肠燥便秘。常与肉苁蓉、当归、火麻仁等配用。

【用法用量】 煎服，10~15g。

〔近 述〕

本品含花色苷、三萜皂苷、鞣质及大量无机元素。①提高耐缺氧能力，增强机体的防御功能。②能兴奋肠管，增加肠蠕动，以润肠通便。

菟丝子《本经》

为旋花科一年生寄生缠绕草本植物菟丝子 *Cuscuta chinensis* Lam. 的成熟种子。以颗粒饱满、色灰黄者为佳。我国大部分地区均有分布。秋季果实成熟时采收。

【处方用名】

1. 菟丝子　去杂质的菟丝子。用时打碎。偏于养肝明目。

2. 盐菟丝子　盐炙的菟丝子。引药下行，增强补肾作用。

3. 酒菟丝子饼　酒制的菟丝子与白面制成的饼。偏于温肾壮阳。

【性味归经】 辛、甘，平。归肝、肾、脾经。

【功效】 补肾益阴，固精缩尿，养肝明目，安胎。

【应用】

1. 用于肾虚诸证。为肾阳肾阴双补之品。①阳痿遗精，常配枸杞子、五味子、覆盆子等，如五子衍宗丸。②尿频失禁，常配鹿茸、桑螵蛸、五味子等。③腰膝酸软，常配杜仲、山药末为丸服。

2. 用于肝肾不足，目暗昏花。常配熟地、枸杞、车前子等，如驻景丸。

3. 用于肾虚胎漏，胎动。常配续断、桑寄生、阿胶等，如寿胎丸。

【用法用量】 煎服，10~15g。外用适量。

〔近 述〕

本品含黄酮类化合物、菟丝子多糖及树脂等。①兴奋离体子宫。②抑制肠运动。③酒浸外涂对白癜风有一定疗效。④增强离体心脏收缩力，增强非特异性抵抗力。⑤能提高动物性活力，保肝，抗衰老。

阳起石《本经》碱地

为硅酸盐类矿物阳起石 *Actinolite* 或阳起石石棉 *Actinolite asbestus* 的矿石。以针束状，色灰白，有光泽，易捻碎者为佳。主产于河北、河南、湖北、山东等地。全年可采。去净泥土及夹杂石块，煅用。

【性味归经】 咸，温。归肾经。

【功效】 温肾壮阳。

【应用】 用于肾虚阳痿、宫冷、腰膝冷痛。常与鹿茸、淫羊藿、菟丝子等配伍。

【用法用量】 入丸、散服，3~6g。

〔近 述〕

本品含硅酸镁、硅酸钙等。有兴奋性机能的作用，并增加血中矿物质。

葫芦巴《嘉祐本草》

为豆科一年草本植物葫芦巴 *Trigonella foenum-graecum* L. 的成熟种子。以粒大、饱满、坚实者为佳。主产于安徽、四川、河南等地。夏季果实成熟时采收。

【处方用名】

1. 葫芦巴　去杂质的葫芦巴。用时打碎。

2. 炒葫芦巴　炒黄的葫芦巴。增强温肾作用。

3. 盐葫芦巴 盐炙的葫芦巴。引药入肾，长于治疝。

【性味归经】苦，温。归肝、肾经。

【功效】温肾阳，祛寒湿。

【应用】用于肾阳不足，寒湿凝滞下焦。①寒疝，小腹及睾丸牵引坠痛，常配小茴香、吴茱萸、川楝等，如葫芦巴丸。②下焦虚寒，少腹冷痛，常配当归、乌药、醋炒艾叶等。③寒湿脚气，腿膝冷痛，常与木瓜、补骨脂等配用。

【用法用量】煎服，5~10g。亦可入丸、散。

〔近 述〕

本品含番木瓜碱、胆碱、葫芦巴碱，还含皂苷、蛋白质、糖类及维生素 B_1。①能使肾、冠状动脉、小肠的血管平滑肌舒张，支气管平滑肌受抑制，子宫平滑肌少量兴奋，大量麻痹。②有刺激毛发生长的作用。③有降血糖、利尿、抗炎及抗癌作用。

核桃仁《开宝本草》

为胡桃科落叶乔木胡桃 *Juglans regia* L. 成熟种子。又名胡桃仁。以个大、肉厚、不碎、不泛油、无核皮者为佳。我国各地均有种植，河北、山西、山东等地尤多。秋季果实成熟时采收。除去肉质果皮，晒干，用时去壳取仁。

【性味归经】甘，温。归肾、肺、大肠经。

【功效】滋补肺肾，润肠通便。

【应用】

1. 用于肺肾两虚的喘咳。常配人参、生姜等，如人参胡桃汤。

2. 用于肾虚腰痛，遗精尿频。常与杜仲、补骨脂等配用。

3. 用于肠燥便秘。常与火麻仁、肉苁蓉、当归等配用。

【用法用量】煎服，10~30g。定喘止咳连皮用，润肠通便去皮用。

〔近 述〕

本品含脂肪油，主要为亚油酸甘油酯，另含蛋白质、碳水化合物、微量的钙、磷、铁及胡萝卜素、维生素 B_2 等。有镇咳作用。

蛤 蚧《雷公炮制论》

为壁虎科动物蛤蚧 *Gekko gecko* Linnaeus 除去内脏的干燥体。以体大、肥壮、尾全、不破碎者为佳。主产于广西。常于夏季捕捉。用时去头、足和鳞片，黄酒浸后微火焙干供服用。

【性味归经】咸，平。归肺、肾经。

【功效】补肾益肺，纳气定喘。

【应用】

1. 用于肺肾亏虚的虚喘久嗽。①肾虚喘咳。常配人参等，如人参蛤蚧散。②肺虚痨嗽。常配麦冬、款冬花、胡黄连为末，研糕加酒服，如蛤蚧散。

2. 用于肾虚阳痿。可单用浸酒服，亦常与人参、淫羊藿、鹿茸等配用。

【用法用量】研末服，每次 1~2g，一日 3 次。浸酒服量用 1 对~2 对。或入丸、散剂。

〔近 述〕

本品含蛋白质、微量元素和氨基酸、脂肪及胆固醇等。①具有雄性激素样作用。②增强免疫功能。③抗衰老。④解痉平喘，抗炎，降血糖。

沙苑子《本草衍义》

为豆科多年生草本植物扁茎黄芪 *Astragalus complanatus* R. Br. 的成熟种子。以颗粒饱满、绿褐色者为佳。主产于陕西、内蒙古、山西等地。秋末冬初果实成熟尚未开裂时采割。

【处方用名】

1. 沙苑子　又名沙苑蒺藜、潼蒺藜。去杂质晒干的沙苑子。偏于养肝明目。

2. 盐沙苑子　盐炙的沙苑子。偏于补肾固精。

【性味归经】甘，温。归肝、肾经。

【功效】补肾固精，养肝明目。

【应用】

1. 用于肾阳不足。①肾虚腰痛，可单用。②阳痿遗精，尿频带下，常配龙骨、莲须、芡实等，如金锁固精丸。

2. 用于肝肾不足，视力减退。常与枸杞子、菊花、菟丝子等配用。

【用法用量】煎服，10~15g。

〔近 述〕

本品含氨基酸、多肽、蛋白质、酚类、甾醇、三萜类成分、黄酮苷类成分、生物碱等，还含多种人体所需的微量元素等。①抑制血小板凝聚。②降脂降酶，是肝病治疗有前途的药物。③增强机体免疫功能。④降血压，增加脑血流量。⑤抗炎、抗利尿、抗疲劳、耐寒、镇痛、解热、镇静等。

续　断《本经》

为川续断科多年生草本植物川续断 *Dipsacus asperoides* C. Y. Cheng et T. M. Ai 的根。以条粗、无须根、质软、内呈墨绿色者为佳。主产于四川、湖北、湖南、贵州等地。秋季采挖。

【处方用名】

1. 续断　又名川断。切薄片的续断。

2. 酒续断　酒炙的续断。偏于行血脉，通经络。

3. 盐续断　盐炙的续断。引药下行，偏于补肝肾。

4. 续断炭　炒炭的续断。偏于止血安胎。

【性味归经】苦、甘、辛，微温。归肝、肾经。

【功效】补肝肾，强筋骨，续折伤，安胎。

1. 用于肝肾不足。①腰膝酸痛，常与杜仲、牛膝、补骨脂等配用。②风湿痹痛，常配萆薢、防风、牛膝等，以达祛风除湿，行血通痹之效。③跌扑损伤，闭合性骨折，常与骨碎补、自然铜、血竭等配用。

2. 用于肾虚胎漏、胎动不安、崩漏。常配杜仲为末，枣肉为丸服。

【用法用量】煎服，10~15g。外用适量。

〔近 述〕

本品含中川续断皂苷 B、挥发油、维生素 E、三萜皂苷、胡萝卜苷及微量元素钛等。①对心脏有正性肌力作用，有降低动脉压作用。②有良好的免疫增强作用。③有抗菌、抗炎及抗维生素 E 缺乏症的作用。

紫河车《本草拾遗》

为健康人的干燥胎盘。又名人胞。以完整、色黄、血管内无残血者为佳。反复浸漂，煮后烘干用，或用鲜品。

【性味归经】甘、咸，温。归心、肺、肾经。

【功效】温肾补精，益气养血。

【应用】

1. 用于肾虚精亏，不孕不育，阳痿遗精，腰酸耳鸣等。可单用，亦常与鹿茸、人参、菟丝子等配用。

2. 用于气血不足，消瘦体倦，产后乳少等。常与党参、黄芪、当归等配用。

3. 用于肺肾两虚的喘咳。常与人参、蛤蚧、核桃肉等配用。

【用法用量】入丸、散，或胶囊吞服，每次1.5~3g，每日2~3次。也可鲜品煨食，每次半个或一个，一周2~3次。现已制有片剂和注射液。

〔近述〕

本品含多种抗体及干扰素、多种激素、多种酶、红细胞生成素、磷脂、多种多糖等。①增强机体免疫功能。②促进生殖器官的发育。③有止血，抗感染，抗鼻病毒，抗组织胺等作用。

冬虫夏草《本草从新》

为麦角菌科真菌冬虫夏草菌 *Cordyceps sinensis*（Berk.）Sacc. 寄生在蝙蝠蛾科昆虫幼虫上的子座及幼虫尸体的复合体。以虫体完整、丰满肥大、外色黄亮、内色白、子座短者为佳。主产于四川、青海、西藏、云南等地。初夏子座出土，孢子未发散时采挖。去泥，晒干或烘干用。

【性味归经】甘，平。归肺、肾经。

【功效】益肾补肺，止血化痰。

【应用】

1. 用于肾虚腰痛，阳痿遗精。可单用浸酒服，亦常与淫羊藿、杜仲、巴戟天等配用。

2. 用于肺虚或肺肾两虚。①肺阴虚劳嗽痰血，常与沙参、川贝母、阿胶等配伍。②肺肾气虚，喘咳短气，常与人参、核桃肉、蛤蚧等配用。

此外，可用于久病体虚不复，自汗畏寒等，可与鸭、鸡、猪肉等炖服，有补虚之效。

【用法用量】煎服或炖服，5~15g。亦入丸、散。

〔近述〕

本品含腺苷、粗蛋白、虫草酸、D甘露糖醇、多种氨基酸及无机元素等。①平喘，增强肾上腺素作用。②提高细胞免疫功能。③减慢心率，降血压。抗心肌缺血缺氧。④降低胆固醇，甘油三酯，抑制血栓形成。⑤抗癌，抗菌，抗病毒，抗放射，抗疲劳，耐缺氧，耐高温、低温。⑥祛痰平喘。

第三节　补血药

本类药物性味多甘温或甘平，能滋生血液，有的还兼能滋养肝肾。主要适用于心肝血虚所致的面色萎黄、唇甲淡白、心悸怔忡、眩晕耳鸣、失眠健忘；或月经后期、量少色淡、甚至闭经等证。

应用时，兼有阴虚者，常配补阴药，或选用补血又兼补阴之品；气虚血亏者，常配补气药，以补气生血。

补血药多滋腻黏滞，妨碍运化。凡湿滞脾胃，脘腹胀满，食少便溏，苔厚腻者不宜使用。脾胃虚弱者，当配用健脾消食药，以助运化。

当 归《本经》

为伞形科多年生草本植物当归 *Angelica sinensis* (Oliv.) Diels 的根。以主根粗长，油润、外皮色黄棕、断面色黄白、气味浓郁者为佳。柴性大，干枯无油或断面呈绿褐色者不可供药用。主产于甘肃岷县，及四川、陕西、云南等地。秋季末采挖。

【处方用名】

1. 当归　又名文武。去杂质、切薄片的当归。
2. 当归身　当归主根的粗大部分。偏于补血。
3. 当归尾　当归的根梢部。功专破血。
4. 酒当归　酒炙的当归。偏于活血。
5. 油当归　油炙的当归。偏于润肠。
6. 土当归　土炒的当归。补血而不滑肠。
7. 当归炭　炒炭的当归。功专止血。

【性味归经】甘、辛，温。归肝、心、脾经。

【功效】补血，活血，调经，止痛，润肠。

【应用】

1. 用于血虚诸证。面色萎黄、心悸、眩晕等。为补血要药。常配熟地、白芍等，以增强补血之效，如四物汤。

2. 用于月经不调、痛经、闭经等。当归既补血活血，又能调经，为妇科要药。①气滞血瘀者，常配香附、桃仁、红花等，以达行气活血之效。②寒凝血滞者，常配肉桂、艾叶等，以达散寒行血之效。③血热者，常配丹皮、赤芍、栀子等，以达清热凉血活血之效。

3. 用于血瘀诸证。①跌打损伤，瘀肿疼痛，常配乳香、没药、红花等，以增强行血散瘀消肿之效。②气滞血瘀的胸痛、胁痛，常配丹参、郁金、香附、青皮等，以增强活血行气止痛之效。③风湿痹痛、肢体麻木，常配独活、羌活、桂枝等，以达祛风除湿，活血通络之效。

4. 用于痈疽疮疡。有活血消肿止痛和补血生肌之功，为外科常用药。①疮疡初期。常配银花、赤芍、穿山甲等，以达清热解毒，消肿止痛之效。②痈疽溃后，气血两虚，久不收口，常配人参、黄芪、熟地等，以达补益气血，托毒生肌之效。

5. 用于血虚肠燥便秘。常配火麻仁、肉苁蓉等，以达养血润燥通便之效。

【用法用量】煎服，5~15g，大剂量可用至30g。

〔近 述〕

本品含挥发油、水溶性成分阿魏酸等，多种氨基酸，维生素 A、B_{12}、E 及人体必需的多种无机元素等。①对子宫有双向调节作用。②抗血小板凝集及抗血栓作用。③促进血红蛋白和红细胞的生成。④抗心肌缺血和扩张血管作用。⑤增强机体免疫功能。⑥保护肝脏，恢复肝功能。⑦抗菌，抑制肿瘤细胞生长，抗辐射、镇静、镇痛等。

熟　地《本经》

为生地黄拌黄酒蒸制而成。以色黑如漆、味甘如饴，洁净无杂质者为佳。

【处方用名】

1. 熟地　又名熟地黄。加辅料反复蒸晒后，切厚片晒干的地黄。

2. 熟地炭　炒炭的熟地。偏于补血止血。

【归经】甘，微温。归肝、肾经。

【功效】补血滋阴，益精补髓。

【应用】

1. 用于血虚诸证。面色萎黄，眩晕，心悸，月经不调，崩漏等。为补血要药。常配当归、白芍等，以增强补血之效，如四物汤。并随症配伍相应的药物。

2. 用于肾阴虚、骨蒸潮热、盗汗、遗精、腰膝酸软、消渴等。为滋阴的主药。常配山茱萸、山药等，以达滋补肾阴之效，如六味地黄丸。

3. 用于精血亏虚、须发早白、腰膝酸软、头晕耳鸣等。常配枸杞子、菟丝子、制何首乌等，以达补血滋阴、益精补髓之效。

【用法用量】煎服，10~30g。

〔近 述〕

本品含梓醇、地黄素、维生素A类物质、还原糖类及氨基酸，多种无机元素。①强心。②增强免疫功能。③利尿、降血压。④促进血细胞生成而有补血作用。⑤增加红细胞膜的稳定性，促进凝血。有激活纤溶酶原有抗血栓形成的作用。

白　芍《本经》

为毛茛科多年生草本植物芍药 *Paeonia Lactiflora* Pall. 的根。以体重、粗壮、圆直、头尾均匀、质坚实、无白心或裂隙、粉性足者为佳。主产于浙江、安徽、四川等地。夏、秋两季采挖。

【处方用名】

1. 白芍　又名芍药。为切薄片晒干的白芍。偏于敛阴平肝。

2. 炒白芍　炒黄的白芍。偏于养血调经。

3. 酒白芍　酒炙的白芍。偏于缓急止痛。

【性味归经】苦、酸、甘，微寒。归肝、脾经。

【功效】养血调经，平肝止痛，敛阴止汗。

【应用】

1. 用于月经不调。为妇科常用药。①血虚者，常配当归、熟地等，以达补血调经之效，如四物汤。②阴虚有热者，常配阿胶、地骨皮等，以达清热养阴之效。

2. 用于肝气不舒或肝阳上亢。①肝郁不舒的胁肋胀痛，常配白术、当归、柴胡等，以达疏肝理气之效，如逍遥散。②肝阳上亢的头痛眩晕，常配生地、牛膝、代赭石等，以达平肝潜阳之效，如建瓴汤。③肝脾失和，脘腹挛痛，常配甘草，以达缓急止痛之效，如芍药甘草汤。④肝脾不调，腹痛泄泻，常配白术、防风、陈皮等，以达疏肝健脾止泻之效，如痛泻要方。

3. 用于盗汗、自汗。①阴虚盗汗，常配牡蛎、生地、浮小麦。②营卫不和的自汗，常配桂枝等，如桂枝汤。

【用法用量】煎服，10~15g，大剂量可15~30g。

【使用注意】反藜芦。

〔近 述〕

本品含芍药苷、羟基芍药苷等，以及苯甲酸芍药苷、鞣质、挥发油、蛋白质、β-谷甾醇、三萜类化合物等。①有解痉作用，对胃、肠、子宫平滑肌有抑制作用。②镇静、镇痛、抗惊厥。③降压、扩张血管，增加心肌血流量。④抑制血小板聚集，保护肝脏并解除黄曲霉素等毒性。

阿 胶《本经》

为马科动物驴 *Equus asinus* L. 的皮经煎煮浓缩制成的固体胶。以色乌黑、光亮、半透明、无腥臭气、经夏不软者为佳。主产于山东、浙江、河北、江苏等地。以山东东阿县产者最为著名。

【处方用名】

1. 阿胶　捣成碎块的阿胶。

2. 阿胶珠　蛤粉炒的阿胶。增强滋阴润肺之功效。

3. 蒲黄炒阿胶　蒲黄炒的阿胶。增强止血之功效。

【性味归经】甘，平。归肺、肝、肾经

【功效】补血，止血，滋阴润肺。

【应用】

1. 用于血虚证，如血虚萎黄、心悸、眩晕等，为补血良药。常配熟地、当归、党参等，以达补益气血之效。

2. 用于多种出血证，血虚出血尤宜。①血热吐衄，常配蒲黄、生地等，以达凉血止血之功。②虚寒性出血，常配灶心土、生地、附子等，如黄土汤。③崩漏、月经过多及胎漏，常配生地、艾叶、白芍等，如胶艾汤。

3. 用于阴虚肺燥。①热病伤阴的虚烦不眠，常配黄连、鸡子黄等，如黄连阿胶鸡子黄汤。②燥热伤肺，干咳无痰，心烦、口渴等，常配生石膏、杏仁、桑叶等，如清燥救肺汤。③肺阴不足，阴虚有热，少痰或痰中带血，常配杏仁、马兜铃、牛蒡等，如补肺阿胶汤。

【用法用量】烊化兑服，5~15g。

〔近 述〕

本品含胶原、赖氨酸、精氨酸等多种氨基酸，并含钙、硫等多种无机元素。①促进红细胞和血红蛋白的生成，作用优于铁剂。②促进钙吸收和在体内的存留。③预防和治疗进行性肌营养障碍。④维持有效血循量而有抗休克作用。⑤有明显的抗疲劳，耐缺氧，耐寒冷，健脑，延缓衰老等作用。还能抗辐射损伤。

何首乌《开宝本草》

为蓼科多年生缠绕草本植物何首乌 *Polygonum multiflorum* Thunb. 的块根。以个大、质坚实而重、红褐色、断面云锦状花纹明显、粉性足者为佳。我国大部分地区均产。秋、冬二季茎叶枯萎时采挖。

【处方用名】

1. 何首乌　又名“生首乌”。去杂质润透，切厚片干燥的首乌。偏于解毒截疟，润肠通便。

2. 制何首乌　又名制首乌、蒸首乌。黑豆汁拌匀蒸制的何首乌。偏于补肝肾、益精血、乌须发。

【性味归经】制何首乌甘、涩，微温。归肝、肾经。生首乌甘、苦，平。归心、肝、大肠经。

【功效】补益精血，解毒截疟，润肠通便。

【应用】

1. 用于精血不足。①血虚失眠，面色萎黄，头昏眼花等，常配熟地、当归、酸枣仁等，以达补血安神之效。②须发早白，腰膝酸软，常配当归、枸杞、菟丝子等，如七宝美髯丹。

2. 用于体虚久疟，气血耗伤。常配人参、当归等，如何人饮。

3. 用于肠燥便秘。常与当归、火麻仁、肉苁蓉等配用。

4. 用于痈疽疮疡。常配金银花、夏枯草等，以达解毒、散结之功效。

【用法用量】煎服，10~30g。

〔近述〕

本品含蒽醌衍生物，主要为大黄酚和大黄素，并含卵磷脂等。①减轻动脉内膜斑块的形成和脂质沉积，缓解动脉粥样硬化的形成。②减慢心率，增加冠脉流量。③增强免疫功能。④健脑益智。⑤促进红细胞生成。⑥泻下作用。炮制后，游离蒽醌衍生物增加，不再导致泻下。

龙眼肉《本经》

为无患子科常绿乔木植物龙眼 *Dimocarpus Longan* Lour. 的假种皮。以肉厚片大、色棕黄、甘味浓、干燥洁净者为佳。主产于广东、福建、台湾、广西等地。初秋果熟时采收。烘干或晒干，剥开果皮，取肉去核，晒干用。

【性味归经】甘，温。归心、脾经。

【功效】补益心脾，养血安神。

【应用】常用于心脾两虚，气血不足的心悸失眠，食少，神疲，单用有效。常与人参、当归、酸枣仁等配用。

【用法用量】煎服，10~15g，大剂量30~60g。亦可熬膏、浸酒或入丸剂。

〔近述〕

本品含葡萄糖、蔗糖、腺嘌呤、胆碱、蛋白质和脂肪等。

第四节　补阴药

本类药物药性甘寒（凉），能滋养阴液，生津润燥，治疗阴虚证。

阴虚证多见于热病后期及若干慢性病。补阴药根据其功用特点，主要分别用于肺胃阴虚和肝肾阴虚。肺胃阴虚症见干咳少痰、咯血、虚热、舌绛、苔剥，或不知饥饿，或胃中嘈杂、呕哕，或大便燥结等；肝肾阴虚症见两目干涩昏花、眩晕和腰膝酸软、潮热盗汗、遗精等。

使用补阴药时，如热病阴伤而邪热未尽者，应配清热药；阴虚内热者，应配清虚热药；阴虚阳亢者，应配潜阳药；阴虚血亏者，应配补血药。

本类药物大多寒凉滋腻，凡脾虚便溏、腹满、痰湿内阻者不宜应用。

一、主要用于肺胃阴虚的药物

北沙参《本草汇言》

为伞形科多年生草本植物珊瑚菜 *Glehnia Littoralis* Fr. Schmidt ex Miq. 的根。以条细长均匀、质紧密、色白、味甘者为佳。主产于山东、河北、辽宁、江苏等地。夏、秋两季采挖。开水烫去外皮，切片或切段用。

【性味归经】 甘、微苦，微寒。归肺、胃经。

【功效】 养阴润肺，生津益胃。

【应用】

1. 用于肺阴虚。①干咳少痰、咽干，常配麦冬、天花粉等，如沙参麦冬汤。②肺痨，痰中带血，常配熟地、天冬、百部等，如月华丸。

2. 用于胃阴虚，口渴咽干，干呕，舌红少津。常配麦冬、生地、玉竹等，如益胃汤。

【用法与用量】 煎服，10~15g。

【使用注意】 反藜芦。

〔近 述〕

本品含生物碱、挥发油、三萜酸等。能降低体温和镇痛。

〔附 药〕 南沙参

为桔梗科多年生草本植物轮叶沙参 *Adenophora tetraphylla* (Thunb.) Fisch. 或杏叶沙参 *Adenophora. Stricta* Miq. 的根。又称泡参。主要产于安徽、江苏等地。秋季采挖，晒干生用。性味功效与北沙参相似，但力量较北沙参弱。兼有祛痰、益气之功，肺燥咳嗽及热病后气津不足者适宜。用法、用量、使用注意与北沙参相同。

麦 冬《本经》

为百合科多年生草本植物麦冬 *Ophiopogon japonicus* (Thunb.) Ker-Gawl. 的块根。以肥大、黄白色、半透明、质柔、嚼之发黏者为佳。主产于四川、浙江、湖北等地。夏季采挖。

【处方用名】

1. 麦冬　又名麦门冬、寸冬。为晒干的麦冬。

2. 朱麦冬　朱砂拌衣的麦冬。增强宁心安神的功效。

【性味归经】 甘、微苦，微寒。归心、肺、胃经。

【功效】 养阴润肺，生津益胃，清心除烦。

【应用】

1. 用于肺阴虚。①阴虚燥咳，常配桑叶、阿胶、生石膏等，以达清热润燥养阴之效，如清燥救肺汤。②肺痨久咳，常配天冬，以达养阴润燥之效，如二冬膏。

2. 用于胃阴虚，舌干口渴等。常配玉竹、生地等，以达养阴生津润燥之效，如益胃汤。

3. 用于心烦失眠等。①阴虚有热，常配酸枣仁、生地等，以达养阴清热安神之效，如天王补心丹。②热扰心营，身热夜甚，常配黄连、生地、竹叶心等，以达清心除烦、养阴之效，如清营汤。

【用法与用量】煎服，10~15g。

〔近述〕

本品含多种甾体皂苷、氨基酸、β-谷甾醇、葡萄糖及葡萄糖苷等。①增强免疫功能。②增强垂体肾上腺皮质系统作用，提高机体适应性。③抗心律失常，扩张外周血管。④降血糖。⑤有抗疲劳、清除自由基、抗衰老、抗辐射、抗肿瘤、抗菌、抗炎等作用。⑥对中枢神经系统有镇静、催眠、抗惊厥和拮抗咖啡因兴奋的作用。

天　冬《本经》

为百合科多年生攀援草本植物天冬 *Asparagus cochinchinensis*（Lour.）Merr. 的块根。以饱满、色黄白、半透明者为佳。主产于贵州、四川、广西等地。秋、冬二季采挖。洗净，除去须根，蒸煮后去皮，切片生用。

【性味归经】甘、苦，寒。归肺、肾经。

【功效】滋阴润燥，清肺降火。

【应用】

1. 用于肺阴虚。①燥热咳嗽，常配麦冬、沙参。②肺痨咳血，常与沙参、阿胶等配用。

2. 用于肾阴虚。①阴虚火旺，潮热遗精等，常配知母、黄柏等，以达滋阴降火之效。②消渴，或热病伤津等，常配人参、生地等，以达益气养阴之效。

可用于肠燥津枯便秘。常与玄参、生地、火麻仁等配用。

【用法与用量】煎服，10~15g。

〔近述〕

本品含天门冬素、β-谷甾醇、天门冬多糖、多种氨基酸等。①镇咳祛痰。②抗肿瘤。③抑菌。④对白血病有一定治疗作用。

百　合《本经》

为百合科多年生草本植物卷丹 *Lilium lancifolium* Thunb.、百合 *Lilium brownii* F. E. Brown. var. *viridulum* Baker 或细叶百合 *Lilium pumilum* DC. 的肉质鳞茎。以个大、肉厚、质坚、色白、粉性足为佳。全国各地均产，以湖南、浙江产者为多。秋季采挖。洗净剥取鳞片滰滰后晒干。

【处方用名】

1. 百合　晒干的百合。偏于清心安神。

2. 炙百合　蜜炙的百合。偏于润肺止咳。

【性味归经】甘，微寒。归肺、心经。

【功效】养阴润肺，清心安神。

【应用】

1. 用于阴虚肺燥。①燥咳，常配款冬花，以达养阴润肺，止咳化痰之效。②阴虚痨咳，常配生地、玄参、百部等，如百合固金汤。

2. 用于热病余热未尽，心悸、失眠等。常配知母、生地等，如百合知母汤、百合地黄汤。

【用法与用量】煎服，10~20g。

〔近 述〕

本品含秋水仙碱等多种生物碱、淀粉、多糖、蛋白质等。①镇咳。②耐缺氧。

石　斛《本经》

为兰科多年生草本植物环草石斛 *Dendrobium loddigesii* Rolfe、马鞭石斛 *Dendrobium fimbriatum* Hook. var. *oculatum* Hook.、黄草石斛 *Dendrobium Chrysanthum* Wall.、铁皮石斛 *Dendrobium Candidum* Wall. ex Lindl. 或金钗石斛 *Dendrobium nobile* Lindl. 的茎。铁皮石斛以茎圆，外皮呈铁绿色者质优；金钗石斛茎扁，外皮黄绿色。主产于四川、云南、贵州及长江流域各地。多于夏、秋季采收。

【处方用名】

1. 石斛　又名金石斛、金钗石斛。为切段的石斛。
2. 鲜石斛　洗净切段的鲜品。偏于养阴清热。

【性味归经】甘，微寒。归胃、肾经。

【功效】养阴清热，生津益胃。

【应用】

1. 用于热病伤津，口燥咽干等。常配麦冬、生地、天花粉等，以增强清热生津之效。
2. 用于胃阴不足，食少呃逆，舌光少苔等。常与沙参、麦冬、山药等配用。

此外，石斛尚有明目和强腰膝作用。治疗肾虚视力减退者，常配菊花、枸杞、菟丝子等，如石斛夜光丸。治肾虚腰膝酸软等，常与熟地、牛膝、杜仲等配用。

【用法与用量】煎服，10~15g，鲜品 15~30g。

〔近 述〕

本品含石斛碱、黏液质等。①促进胃液分泌，助消化。②增强代谢，抗衰老。③解热，止痛。

玉　竹《本经》

为百合科多年生草本植物玉竹 *Polygonatum odoratum*（Mill.）Druce 的根茎。又名葳蕤。以条长、肥壮、色黄白者为佳。主产于河北、江苏等地。秋季采挖。洗净，切厚片或段，蒸制或生用。

【性味归经】甘，微寒。归胃、肺经。

【功效】养阴润肺，生津益胃。

【应用】

1. 用于阴虚肺燥，干咳少痰，常与沙参、麦冬、川贝母等配用。
2. 用于热病伤津，烦热口渴等。常配生地、麦冬、沙参等，如益胃汤。亦治消渴，常与生地、天花粉等配用。
3. 用于阴虚外感。常配薄荷、葱白、淡豆豉等，如加减葳蕤汤。

【用法与用量】煎服，10~15g。

〔近 述〕

本品含铃兰苷、铃兰苦苷、槲皮醇苷及维生素 A 等。①强心，升血压。②降血脂，降血糖。③有类似肾上腺皮质激素样作用。④与党参合用，能改善心肌缺血。

黄　精《别录》

为百合科多年生草本植物黄精 *Polygonatum Sibiricum* Red.、滇黄精 *Polygonatum kingianum* Coll. et Hemsl. 或多花黄精 *Polygonatum Cyrtonema* Hua 的根茎。以块大、肥润、色黄、断面半透明者为佳。黄精主产于河北、内蒙古、河南等地；滇黄精主产于贵州、云南、广西等地；多花黄精主产于贵州、湖南、湖北、浙江等地。春、秋两季采挖。

【处方用名】

1. 黄精　切厚片的黄精。

2. 制黄精　又名熟黄精。加酒、黑豆等辅料蒸制的黄精。加强润肺益肾补脾功效。

3. 酒黄精　酒炖的黄精。滋而不腻。

【性味归经】甘，平。归脾、肺、肾经。

【功效】滋肾润肺，补脾益气。

【应用】

1. 用于阴虚肺燥。常配沙参、川贝母、百部等，以达滋阴润肺之效。

2. 用于肾虚精亏的腰酸、头晕、须发早白等。常与枸杞、熟地、制首乌等配用。用治消渴，常与生地、天花粉、麦冬等配用。

3. 用于脾胃气阴两虚，食少神疲，舌干少津。常与党参、石斛、山药等配用。

【用法用量】煎服，10~30g。

〔近 述〕

本品含黏液质、糖分、天门冬氨酸、高丝氨酸、毛地黄糖苷及多种蒽醌类化合物。①增强免疫功能，抗衰老，耐缺氧，抗疲劳。②强心、降血糖。③防止动脉粥样硬化及肝脂肪浸润。④抑制多种细菌和皮肤真菌。

二、主要用于肝肾阴虚的药物

枸 杞 子《本经》

为茄科落叶灌木植物宁夏枸杞 *Lyciumbarbarum* L. 的成熟果实。以粒大、色红、肉厚、质柔韧、籽小、味甜不苦者为佳。主产于宁夏、甘肃等地。夏、秋二季果实呈橙红色时采收。晾干生用。

【性味归经】甘，平。归肝、肾经。

【功效】补肝肾，明目。

【应用】

1. 用于肝肾阴虚。①目暗，视力减退等，常配菊花、熟地等，以达补肝肾明目之效，如杞菊地黄丸。②肾虚，腰酸遗精等，常与熟地、天门冬等配用。

2. 用于消渴。常与生地、麦冬、天花粉等配用。以达养阴清热之效。

【用法用量】煎服，10~15g。

〔近 述〕

本品含甜茶碱、胡萝卜素、硫胺素、核黄素、抗坏血酸、尼克酸、多糖、粗蛋白及钙、磷、铁、锌等。①增强免疫功能。②促进造血功能。③抗衰老，抗突变，抗肿瘤，保肝及降血糖等。

鳖 甲《本经》

为鳖科动物鳖 *Trionyx sinensis* Wiegmann 的背甲。又名上甲、别甲。以块大、甲厚、无残肉者为佳。主产于湖北、安徽、湖南、浙江等地。全年均可捕捉。去头置沸水中煮后，取出背甲，晒干。多为砂炒，醋淬后用。

【性味归经】咸，寒。归肝、肾经。

【功效】滋阴潜阳，软坚散结。

【应用】

1. 用于肝肾阴虚诸证。①阴虚阳亢，头目眩晕等，常配生地、牡蛎、菊花等，以达滋阴潜阳之效。②阴虚发热。为治阴虚发热的要药。常配青蒿、秦艽、知母等，如青蒿鳖甲汤。③阴虚风动，手足蠕动等，常配牡蛎、生地、阿胶等，以达滋阴息风之效。

2. 用于癥瘕痞块、疟母、闭经。常配柴胡、土鳖虫、丹皮等，以达行气活血，软坚散结之效，如鳖甲煎丸。

【用法用量】煎服，15~30g。宜先煎。

〔近 述〕

本品含动物胶、角蛋白、碘质、维生素 D 等。①抑制肝、脾的结缔组织增生。②抗肿瘤。③升高血浆蛋白。

龟 甲《本经》

为龟科动物乌龟 *Chinemys reeresii*（Gray）的背甲及腹甲。又名下甲、龟板。以块大、无残肉、板有血迹者为佳。主产于江苏、浙江、安徽、湖北、湖南等地。全年均可捕捉。秋，冬二季为多。杀死，剔去筋肉，取腹甲洗净，晒干，或煮死后取出腹甲。多为砂炒或醋炙用。

【性味归经】甘、咸，寒。归肝、肾、心经。

【功效】滋阴潜阳，补肾健骨，固经止血。

1. 用于肝肾阴虚诸证。①阴虚阳亢，头目眩晕，常配牛膝、代赭石、白芍等，以达滋阴潜阳，镇肝息风之效，如镇肝息风汤。②阴虚内热，骨蒸盗汗、咯血、遗精等，常配熟地、知母、黄柏等，以达滋阴降火之效，如大补阴丸。③阴虚风动，神倦瘛疭，舌绛少苔等，常配生地、牡蛎、鳖甲等，以达滋阴息风之效，如大定风珠。

2. 用于肾虚腰膝痿弱，囟门迟闭等。常配熟地、牛膝等，以达补肾健骨之效。

3. 用于阴虚血热、冲任不固、崩漏、月经过多等。常配白芍、黄柏、香附等，如固经丸。

【用法用量】煎服，15~g30g。先煎。

〔近 述〕

本品含胶质、角蛋白、脂肪、钙、磷等。能增强机体免疫功能。

女贞子《本经》

为木犀科常绿乔木植物女贞 *Ligustrum lucidum* Ait. 的成熟果实。以颗粒饱满、粒大色灰黑、质坚实者为佳。主产于浙江、江苏、湖南、四川等地。冬季果实成熟时采收。蒸熟，晒干用。

【性味归经】 甘、苦，凉。归肝、肾经。

【功效】 补益肝肾，乌须，明目。

【应用】 用于肝肾阴虚，视力减退，腰膝酸软，须发早白等。常配旱莲草，如二至丸。亦配枸杞、熟地、桑椹等，以达补肝肾明目之效。

【用法用量】 煎服，10~15g。

〔近述〕

本品含齐墩果酸、熊果酸、甘露醇、葡萄糖、甘油酸等。①强心、利尿。②增强机体免疫功能。③对化疗、放疗所致的白细胞减少有升高作用。④抗菌，抗癌，保肝等。⑤降血脂，降血糖，抗炎。

墨旱莲《新修本草》

为菊科一年生草本植物鳢肠 *Eclipta prostrata* L. 的地上部分。又名旱莲草。以叶多，墨绿色、无须根者为佳。主产于辽宁、河北、江苏、江西等地。花开时采割。鲜用或切段晒干用。

【性味归经】 甘、酸，寒。归肝、肾经。

【功效】 补益肝肾，凉血止血。

【应用】

1. 用于肝肾阴虚，腰膝酸软、须发早白。常与女贞子同用，如二至丸。

2. 用于阴虚血热，吐衄，尿血等，常与生地、阿胶、蒲黄、白茅根等配用。可单用鲜品捣烂或晒干研末外敷止血。

【用法用量】 煎服，10g1~5g。鲜品加倍。外用适量。

〔近述〕

本品含皂苷、鞣质、烟碱、维生素A、鳢肠素等。①止血。②增强免疫，抗突变、保肝。

桑　椹《新修本草》

为桑科落叶灌木桑 *Morus alba* L. 的果穗。以果大、饱满、光亮、甜味浓者为佳。主产于江苏、浙江、湖南、四川等地。4~6月果穗变红时采收。晒干用。

【性味归经】 甘，寒。归肝、肾经。

【功效】 滋阴补血，生津，润肠。

【应用】

1. 用于阴血亏虚，头晕耳鸣，须发早白等。可单用，常与制首乌、女贞子、旱莲草等配用。

2. 用于津伤口渴，消渴。常与麦冬、石斛、玉竹等配用。

3. 肠燥便秘，常与火麻仁、生首乌、黑芝麻等配用。

【用法用量】 煎服，10~15g。

〔近述〕

本品含糖、苹果酸、桑椹油脂肪酸、维生素B_1、B_2、C等。能增强免疫，激发淋巴细胞转化。

黑芝麻《本经》

为脂麻科一年生草本植物脂麻 *Sesamum indicum* L. 的成熟种子。又名巨胜子、胡麻仁、黑脂麻。以粒大饱满、色黑、干燥无杂质者为佳。我国各地均有种植。秋季果实成熟时采收。打下种子，去杂质，晒干。

【性味归经】甘，平。归肝、肾、大肠经。

【功效】补肝肾，益精血，润肠燥。

【应用】

1. 用于精血不足，须发早白，头晕眼花等。可单用。常与熟地、旱莲草、枸杞等配用。
2. 用于血虚津亏的肠燥便秘。可单用。常与当归、火麻仁等配用。

【用法用量】煎服，10~30g。或炒熟入丸、膏剂。

〔近 述〕

本品含脂肪油、维生素E、叶酸、烟酸、蔗糖、蛋白质及多量的钙等。①缓下作用。②榨油后的饼对家畜有毒。③有降低胆固醇以预防动脉硬化，降低血糖，使肝糖原和肌糖原增加及延缓衰老的作用。

第十八章　收涩药

凡以收敛固涩为主要作用的药物，称为收涩药，又称固涩药。本类药物大多性味酸涩，分别具有敛汗、止咳、止泻、固精、缩尿、止血、止带等作用。适用于久病体弱，正气不固所致的自汗、盗汗、久咳虚喘、久泻久痢、遗精、滑精、遗尿、尿频、崩漏、带下不止等滑脱不禁的病证。本类药物根据其作用特点，主要分为固表止汗药、敛肺涩肠药、固精缩尿止带药三类。收涩药的应用，只能治病之标，不能治病之本。滑脱证候的根本原因是正气虚弱，故需与相应的补益药配伍应用，以标本兼治。如气虚者当配补气药；阴虚者，当配补阴药；脾肾阳虚者，当配温补脾肾药；肺肾气虚者，当配补肺益肾纳气药；肝肾亏损，冲任不固者，当配补肝肾，固冲任药等等。收涩药有敛邪之弊，凡表邪未解、内有湿滞、湿热及郁热未清均不宜用。

第一节　固表止汗药

本类药功能固表敛汗止汗，用于自汗、盗汗等津液外泄之证。

自汗多因肺脾气虚，卫表不固所致；盗汗多因阴虚内热所致。故治自汗当配补气固表药，治盗汗当配滋阴清热药。凡实邪所致汗出，应以祛邪为主，非本类药物所宜。

麻黄根《别录》

为麻黄科多年生草本状小灌木植物草麻黄 *Ephedra sinica* Stapf 或中麻黄 *Ephedra intermedia* Schrenk et C. A. Mey. 的根及根茎。以外皮红棕色，断面黄白色，质坚者为佳。主产于河北、山西、内蒙古、甘肃、四川等地。立秋后采收。除去须根，洗净切段晒干。

【性味归经】 甘，平。归肺经。

【功效】 止汗。

【应用】 用于自汗、盗汗。为止汗专品。①气虚自汗，常配白术、黄芪等。②盗汗，常配五味子、牡蛎、生地。③产后虚汗不止，可配当归、黄芪等，如麻黄根散。可与牡蛎、龙骨、糯米、蛤粉等共研细粉，外扑全身或局部，治汗出不止。

【用法用量】 煎服，3~9g。外用适量。

【使用注意】 有表邪者忌用。

〔近述〕

本品含麻黄根素，生物碱等。①麻黄根素升高血压，生物碱降低血压。②对肠管、子宫平滑肌有兴奋作用。

浮小麦《本草蒙筌》

为禾本科一年生草本植物小麦 *Triticum aestivum* L. 未成熟的颖果。以水淘之，浮起者为佳。各地均产。收获时，以水淘之，浮起者捞出晒干，生用或炒用。

【性味归经】甘，凉。归心经。

【功效】止汗，除热。

【应用】

1. 用于自汗、盗汗。可单用炒焦研末，米汤调服，每服6克。亦常与牡蛎、黄芪、麻黄根等配用。

2. 用于阴虚发热，骨蒸劳热等证。常与生地、麦冬、地骨皮等配用。

【用法用量】煎服，15~30g。

〔近 述〕

本品含淀粉及维生素B等。

〔附 药〕 小麦

为小麦的成熟种子。性味甘，微寒。养心除烦。用于脏躁证。心神不安，烦躁，失眠等。煎服，30~60g。

第二节 敛肺涩肠药

本类药物酸涩收敛，功能敛肺止咳喘，涩肠止泻痢。前者适用于肺虚喘咳和肾虚喘咳，后者适用于脾肾亏虚的久泻久痢。

应用时，应根据脏腑虚损的情况酌情配伍。肺虚者，配补肺药；肾虚者，配补肾纳气药；脾虚气陷者，配补气升提药；脾肾阳虚者，配温补脾肾药。

敛肺止咳药不宜用于咳嗽初起及痰壅肺实的咳喘；涩肠止泻药不宜用于泻痢初起，邪气方盛及食积腹泻。

五 味 子《本经》

为木兰科多年生落叶木质藤本植物五味子（北五味子）*Schisandra chinensis*（Turcz.）Baill. 或华中五味子（南五味子）*Schisandra sphenanthera* Rehd. et Wils. 的成熟果实。以果皮紫红、粒大、肉厚、柔润、味酸者为佳。北五味子为传统使用的正品。主产于东北、内蒙古等地。南五味子主产于西南及长江流域以南各省。秋季果实成熟时采收。

【处方用名】

1. 五味子 又名玄及、会及、五梅子。为晒干的五味子。偏于敛肺止咳。

2. 醋五味子 拌醋蒸制的五味子。增强收敛作用。

3. 酒五味子 拌酒蒸制的五味子。偏于滋肾固精。

【性味归经】酸、甘，温。归肺、心、肾经。

【功效】敛肺滋肾，生津敛汗，涩精止泻，宁心安神。

【应用】

1. 用于久咳虚喘。①肺虚久咳，常配罂粟壳，以达敛肺止咳之效，如五味子丸。②肾虚喘咳，常配山茱萸、熟地等，以达滋肾纳气之效，如都气丸。

2. 用于津伤口渴及消渴。①热伤气阴，汗多口渴等，常配人参、麦冬等，以达益气生津，敛阴止汗之效，如生脉散，②消渴，常配山药、天花粉、黄芪等，以达益气生津之效，如玉液汤。

3. 用于自汗、盗汗。常配麻黄根、牡蛎等以达敛肺止汗之效。

4. 用于遗精、滑精。常配桑螵蛸、龙骨、金樱子等，以达补肾涩精之效。

5. 用于久泻。常配补骨脂、吴茱萸、肉豆蔻等，以达温肾暖脾，涩肠止泻之效，如四神丸。

6. 用于心悸、失眠等。常配生地、酸枣仁、丹参等，以达滋阴养血，宁心安神之效，如天王补心丹。

【用法用量】煎服，3~6g；研末服，每次1~3g。

【使用注意】表邪未解、内有实热、咳嗽初起、麻疹初期等均不宜用。

〔近述〕

北五味子含挥发油、有机酸、鞣质、维生素C等。①对神经系统各级中枢有兴奋作用，能使大脑皮层的兴奋和抑制过程趋于平衡。②镇咳、祛痰。③降低血压。④利胆，降低转氨酶，对肝细胞有保护作用。⑤有与人参相似的适应原样作用。⑥抑菌。

乌　梅《本经》

为蔷薇科落叶乔木植物梅 *Prunus mume*（Sieb.）Sieb. et Zucc. 的近成熟果实。以个大、肉厚、色乌黑、果肉柔润、味酸者为佳。主产于浙江、四川、福建、广东等地。以浙江产品质最优。夏季果实近成熟时采收。

【处方用名】

1. 乌梅　又名建梅、梅子。为晒干的乌梅。

2. 乌梅肉　去核取肉晒干的乌梅。

3. 乌梅炭　炒炭的乌梅。偏于收敛止血。

【性味归经】酸、涩，平。归肝、脾、肺、大肠经。

【功效】敛肺，涩肠，安蛔，生津。

【应用】

1. 用于肺虚久咳。常配罂粟壳、杏仁等，如一服散。

2. 用于久泻久痢。常配肉豆蔻、诃子、罂粟壳等，如固肠丸。

3. 用于蛔厥、腹痛、肢厥，甚至吐蛔等。常配川椒、黄连、附子等，如乌梅丸。

4. 用于消渴。常配天花粉、葛根、麦冬等。如玉泉丸。亦可单用煎服。

此外，能收敛止血，用于便血、崩漏。局部涂敷，能去胬肉，治胼胝和鸡眼。

【用法用量】煎服，3g~10g，大剂量30g。外用适量。

〔近述〕

本品含柠檬酸、苹果酸、谷甾醇、碳水化合物及齐墩果酸样物质。①促进胆汁分泌。②对蛔虫有抑制作用。抑菌。③增强机体免疫功能。

罂粟壳《开宝本草》

为罂粟科一年生或二年生草本植物罂粟 *Papaver somniferum* L. 成熟蒴果的外壳。以壳大、完整、色黄绿者为佳。产于国外，我国部分地区的药物种植场有少量种植，以供药用。夏季采收。

【处方用名】

1. 罂粟壳　又名米壳、御米壳、粟壳。为晒干的罂粟壳。

2. 炙罂粟壳　蜜炙的罂粟壳。偏于止咳。

3. 醋罂粟壳　醋炙的罂粟壳。偏于止泻、止痛。

【性味归经】酸、涩，平。有毒。归肺、大肠、肾经。

【功效】涩肠，敛肺，止痛。

【应用】

1. 用于久泻久痢。可单用，亦常与诃子、乌梅等配用。

2. 用于肺虚久咳。可单用研末冲服，每服1.5克，蜜汤送下。亦常与乌梅、五味子等配用。

3. 用于胃痛、腹痛、筋骨疼痛等。有良好的止痛作用，可单用，可配用。

【用法用量】煎服，3~6g。

【使用注意】本品易成瘾，不宜常服及久服。

〔近 述〕

本品含吗啡、可待因、那可汀、罂粟碱等。①镇痛、镇咳。②缓解支气管平滑肌痉挛。③减少胃肠蠕动及消化液分泌而止泻。

诃 子《药性论》

为使君子科落叶乔木植物诃子 *Terminalia chebula* Retz. 或绒毛诃子 *Terminalia Chebula* Retz. var. *tomentella* Kurt. 的成熟果实。以质坚、肉厚、黄棕色、有光泽、干燥者为佳。原产于东南亚各国。现云南、广东、广西有种植。秋、冬二季果实成熟时采收。

【处方用名】

1. 诃子　又名诃黎勒、大诃子。晒干的诃子。偏于敛肺利咽开音。

2. 诃子肉　又名诃子皮。诃子去核取果肉干燥入药者。

3. 煨诃子　麦麸煨或面裹煨的诃子。偏于涩肠止泻。

【性味归经】苦、酸、涩，平。归肺、大肠经。

【功效】涩肠，敛肺，利咽。

【应用】

1. 用于久泻、久痢、脱肛。①久痢有热者，常配黄连、木香、甘草等，如诃子散。②虚寒久泻或脱肛，常配干姜、罂粟壳、陈皮等，如诃子皮散。

2. 用于久咳、失音。可与人参、五味、桔梗等配用。

【用法与用量】煎服，3~10g。

〔近 述〕

本品含大量鞣质，主要为诃子酸、原诃子酸。①收敛、止泻。②有类似罂粟碱的缓解平滑肌痉挛的作用。③抑菌，抗病毒。

肉豆蔻《药性论》

为肉豆蔻科高大乔木植物肉豆蔻 *Myristica fragrans* Houtt 的成熟种仁。又名玉果。以个大、坚实、体重、香气浓烈者为佳。主产于印度尼西亚、马来西亚；现我国云南、广东等地亦有种植。冬、春两季果实成熟时采收。煨制去油用。

【性味归经】 辛，温。归脾、胃、大肠经。

【功效】 涩肠止泻，温中行气。

【应用】

1. 用于久泻、久痢。①脾胃虚寒久泻，常配肉桂、党参、诃子等，如真人养脏汤。②脾肾阳虚的五更泄，常配补骨脂、吴茱萸、五味子等，如四神丸。

2. 用于胃寒气滞，脘腹胀痛，食少呕吐。常与木香、姜半夏等配用。

【用法与用量】 煎服，3~9g；入丸，散服，每次0.5~1g。

〔近述〕

本品含挥发油，油中主要有肉豆蔻醚、丁香酚、异丁香酚，还含脂肪油及多种萜烯类化合物。①生肉豆蔻有滑肠作用。②增进食欲，促进消化，大剂量对胃肠道有抑制作用。③抗菌。有麻醉作用。④服用过量可致中毒。

五倍子《本草拾遗》

为漆树科落叶灌木或小乔木植物盐肤木 *Rhus Chinensis* Mill.、青麸杨 *Rhus potaninii* Maxim. 或红麸杨 *Rhus punjabensis* Stew. var. *sinica*（Diels）Rchd. et Wils. 叶上的虫瘿，主要由五倍子蚜 Melaphis chinensis（Bell）Baker 寄生而形成。以身干、完整、壁厚、色灰褐为佳。主产于四川、云南、贵州、湖北等地。秋季采摘。煮死内中寄生虫，干燥，敲开，除去杂质备用。

【性味归经】 酸、涩，寒。归肺、大肠、肾经。

【功效】 敛肺降火，涩肠止泻，固精止遗，止汗止血。

【应用】

1. 用于咳嗽。①肺虚久咳，常与五味子、罂粟壳等配用。②用于肺热痰嗽，常与黄芩、瓜蒌、贝母等配用。

2. 用于久泻久痢。单用，亦常与诃子、五味子等配用。

3. 用于遗精、滑精。常配龙骨、茯苓等，如玉锁丹。

4. 用于自汗、盗汗。可研末与荞麦面粉水合为饼，煨熟食之，或研末调水敷肚脐，每次3~10g。或配其他敛肺止汗之品。

5. 用于崩漏、便血、痔血等。常与棕榈炭、血余炭、艾叶炭、地榆等配用。

此外，本品外用，有解毒、消肿、收湿、敛疮、止血等功效。用于疮痈疖肿、湿疮流水、溃疡不敛、肛脱不收、子宫脱垂者，可单用研末外敷或煎汤熏洗，或配枯矾同用。

【用法用量】 煎服，3~9g；入丸、散服，每次1~1.5g。外用适量。

〔近述〕

本品含没食子鞣质、没食子酸等。①对蛋白质有沉淀作用而呈收敛作用。②可为若干金属、生物碱苷类的解毒剂。③抑菌作用。

赤石脂《本经》

为硅酸盐类矿物多水高岭石族多水高岭石。以针束状、色灰白、有光泽、易捻碎者为佳。主为于河南、福建、山东、山西等地。全年可采挖。除去杂石，研粉水飞或火煅水飞用。

【性味归经】甘、涩，温。归大肠、胃经。

【功效】涩肠止泻，收涩止血，敛疮生肌。

【应用】

1. 用于久泻、久痢、滑脱不禁。常与禹余粮同用，如赤石脂禹余粮汤；也常配干姜、粳米等，如桃花汤。

2. 用于虚寒性崩漏、便血。常配乌贼骨、侧柏叶、禹余粮、炮姜等；亦可配鹿角霜，芡实等温肾止带药，用于带下日久不愈。

3. 用于疮疡溃久不敛，常配煅龙骨、炉甘石、血竭等，研细末掺于疮口；也治湿疮流水。

【用法用量】煎服，10g~20g。外用适量。亦入丸、散剂。

【使用注意】孕妇慎用。畏官桂。

〔近 述〕

本品含水化硅酸铝，有吸附被覆作用。①吸附消化道内的有毒物质、细菌毒素及食物异常发酵的产物；可用于磷、汞等内服中毒的解救。②制止胃肠道出血。

禹 余 粮《本经》

为氢氧化物类矿物褐铁矿矿石。以色棕黄、整匀石碎，无杂质者为佳。主产于浙江、广东等地，全年可采，研细水飞用

【性味归经】甘、涩，平。归胃、大肠经。

【功效】涩肠，止血，止带。

【应用】

1. 用于久泻、久痢。功专收涩。常配赤石脂同用，如赤石脂禹余粮汤。

2. 用于崩漏、带下。前者常配棕榈炭、牡蛎等；后者常与白果、海螵蛸等配用。

【用法用量】煎服，10~20g。

【使用注意】孕妇慎用。

〔近 述〕

本品含氧化铁以及磷酸盐、镁、铝、钾、钠等。①能抑制肠蠕动。②生品能缩短凝血及出血时间，煅后则延长凝血及出血时间。

石 榴 皮《别录》

为石榴科落叶灌木或小乔木石榴 *Punica granatum* L. 的果皮。以外壳整洁，个大皮厚、干燥者为佳，我国大部分地区有种植，秋季果实成熟后采集果皮。洗净，切小块晒干用。

【性味归经】酸、涩，温。归大肠经。

【功效】涩肠，杀虫。

【应用】

1. 用于久泻、久痢、脱肛。可单用煎服或研末服。亦常与肉豆蔻、诃子等配用。

2. 用于肠道寄生虫。可配槟榔煎服或研末服。

此外可用于滑精、崩漏、带下。

【用法用量】煎服，3~10g。

〔近述〕

本品含鞣质、生物碱、石榴皮素、甘露醇、草酸钙等。①有抑菌作用。②杀灭绦虫。

第三节　固精缩尿止带药

本类药酸涩收敛，具有固精、缩尿、止带作用，部分药物兼有补肝肾之功。适用于肾虚遗精、滑精、遗尿、尿频及带下等证。常与温肾阳、补肝肾或补脾药配用，以标本兼治。

本类药不宜用于湿热所致的遗精、尿频等。

山茱萸《本经》

为山茱萸科落叶小乔木植物山茱萸 *Cornus officinalis* Sieb. et Zucc. 的成熟果肉。以肉厚、色紫红、质柔软、有光泽者为佳。主产于浙江、安徽、河南、四川等地。秋末冬初采收。

【处方用名】

1. 山茱萸　又名萸肉、枣皮。为原药去核取果肉晒干的山茱萸。偏于敛阴止汗。

2. 酒山茱萸　酒制的山萸肉。增强固精缩尿的功效。

【性味功效】酸、涩，微温。归肝、肾经。

【功效】补益肝肾，收敛固涩。

【应用】

1. 用于肝肾亏虚。为补益肝肾的要药。①肝肾阴亏，腰膝酸软等，常配熟地、山药、泽泻等，以达养阴补肾之效，如六味地黄丸。②肾阳虚、阳痿，常与补骨脂、肉桂、巴戟天等配用。

2. 用于遗精、遗尿。常配金樱子、覆盆子、桑螵蛸等，以达补肾固涩之效。

3. 用于崩漏、月经过多。常配龙骨、茜草炭、棕榈炭等，如固冲汤。

4. 用于大汗虚脱。常与人参、龙骨等配用。

【用法用量】煎服，5~10g，大剂量可30g。

〔近述〕

本品含山茱萸苷、皂苷、鞣质、熊果酸、没食子酸、苹果酸及维生素A等。①收敛作用。②抗组织胺作用。③升高白细胞，抑制癌细胞。④利尿，降压。⑤抑菌。

金樱子《别录》

为蔷薇科常绿攀援灌木植物金樱子 *Rosa laevigata* Michx. 的成熟果实。以个大、色红、有光泽者为佳。主产于广东、四川、云南、湖北、贵州等地。9~10月果实成熟时采收，擦去刺，剥去核，洗净晒干。

【性味归经】酸、涩，平。归肾、膀胱、大肠经。

【功效】固精缩尿，涩肠止泻。

【应用】

1. 用于遗精、滑精、遗尿、尿频。常配芡实，如水陆二仙丹。

2. 用于久泻、久痢。常与党参、白术、罂粟壳等配用。

【用法用量】煎服，6~12g。可入丸、膏剂。

〔近 述〕

本品主含柠檬酸、苹果酸、鞣质、维生素C、皂苷等。含丰富的糖类。①具有收敛作用。②降血脂。③抑菌。

莲 子《本经》

为睡莲科多年生水生草本植物莲 *Nelumbo nucifera* Gaertn. 的成熟种子。以个大、饱满、色淡黄棕者为佳。主产于湖南、福建、江苏、浙江及南方各地池沼湖塘中。秋季采收成熟莲房，取出果实，除去果皮和胚芽，晒干用。

【性味归经】甘、涩，平。归脾、肾、心经。

【功效】益肾固精，健脾止泻，止带，养心安神。

【应用】

1. 用于遗精、滑精、遗尿。常配龙骨、芡实、沙苑子等，如金锁固精丸。
2. 用于久泻等。常与党参、白术、山药等配用。
3. 用于脾虚或脾肾两虚的带下。常与党参、茯苓、芡实等配用。
4. 用于虚烦、心悸、失眠等。能交通心肾。常与酸枣仁、茯神、麦冬等配用。

【用法用量】煎服，10~15g。

〔近 述〕

本品含淀粉、蛋白质、脂肪、钙、铁、磷等。

〔附 药〕 莲须 荷叶 莲房 莲子心 荷梗

1. 莲须 为莲的雄蕊。性味甘、涩，平。固肾涩精。用于遗精滑精、遗尿尿频，带下。煎服，1.5~5g。

2. 荷叶 为莲的叶片。性味苦、涩，平。清暑利湿，升阳止血。用于暑热病证，脾虚泄泻及多种出血证。煎服，3~10g。

3. 莲房 为莲的成熟花托。性味苦、涩，温。止血化瘀。用于崩漏、尿血、痔血等。炒炭用。煎服，5~10g。

4. 莲子心 为莲子中的青嫩胚芽。性味苦，寒。清心安神，涩精止血。用于温病烦热神昏；心肾不交的失眠遗精；吐血等。煎服，1.5~3g。

5. 荷梗 为莲的叶柄及花柄。性味苦，平。理气宽胸，和胃安胎。用于外感暑湿、胸闷不畅、妊娠呕吐、胎动不安。煎服，10~15g。

芡 实《本经》

为睡莲科一年生水生草本植物芡 *Euryale ferox* Salisb. 的成熟种仁。以颗粒饱满、均匀、粉性足，无破碎者为佳。主产于湖南、江西、安徽、山东等地。秋末冬初果实成熟采收。除去外皮，压碎硬壳，取仁晒干，捣碎用。

【性味归经】甘、涩，平。归脾、肾经。

【功效】益肾固精，健脾止泻，止带。

【应用】

1. 用于遗精、滑精。常与金樱子、莲须、牡蛎等配用。

2. 用于久泻。常与白术、党参、莲子等配用。

3. 用于带下，有良好的止带作用。①湿热带下，常配黄柏、车前子等，如易黄汤。②脾虚带下，常与白术、山药、金樱子等配用。

【用法用量】 煎服，10~15g。

〔近 述〕

本品含淀粉，蛋白质、脂肪、核黄素、抗坏血酸、钙、磷、铁等。

桑螵蛸《本经》

为螳螂科昆虫大刀螂 *Tenodera sinensis* Saussure、小刀螂 *Statilia maculata*（Thunberg）或巨斧螳螂 *Hierodula patellifera*（Serville）的卵鞘。以个完整、色黄、体轻而带韧性、卵未孵出、无树枝草梗者为佳。全国大部分地区均产。深秋至次春采收。除去树枝和泥土，置沸水浸杀其卵，或蒸透，晒干用。

【性味归经】 甘、咸，平。归肝、肾经。

【功效】 固精缩尿，补肾助阳。

【应用】 用于遗精，遗尿，阳痿等。①小儿遗尿，常与黄芪、益智仁等配用；妊娠尿频不禁，可单用为末，米汤送服。②遗精、滑精，常与山茱萸、沙菀子、龙骨等配用。③阳痿，常与鹿茸、肉苁蓉、菟丝子等配用。

【用法用量】 煎服，6~10g。

〔近 述〕

本品含蛋白质、脂肪、铁、钙、胡萝卜素类色素。

海螵蛸《本经》

为乌贼科动物无针乌贼 *Sepiella maindroni* De Rochebrune 或金乌贼 *Sepia esculenta* Hoybe 的内壳。又名乌贼骨。以身干、体大、色白、洁净、完整者为佳。主产于辽宁、山东、浙江等地。4~8 月捕捞。取其内壳洗净，晒至无腥味，捣碎用。

【性味归经】 咸、涩，微温。归肝、肾经。

【功效】 固精止带，收敛止血，制酸止痛，收湿敛疮。

【应用】

1. 用于肾虚遗精、带下。①遗精、滑精，常与山茱萸、菟丝子、沙苑子等配用。②赤白带下，可配白芷、血余炭等，如白芷散。

2. 用于多种出血。①崩漏，常配茜草、棕榈炭、五倍子等，如固冲汤。②吐血、便血，常配白及，如乌及散。③外伤出血，可单用或配蒲黄等，研细末外敷。

3. 用于胃痛泛酸。有良好的制酸止痛作用。常与白及、贝母、瓦楞子等配用。

4. 用于湿疹、疮疡不敛等。①湿疹湿疮，配黄柏、青黛等研末外搽。②疮疡溃久不敛，可单用成配煅石膏、枯矾、冰片等。共研细末外敷。

【用法用量】 煎服，6~12g；散剂酌减，外用适量。

〔近 述〕

本品含碳酸钙、壳角质、黏液质及少量磷酸钙、氯化钠、镁盐等。①能中和盐酸，制止胃酸过多。②有促进骨折愈合，缩短骨折愈合时间，促进纤维细胞和成骨细胞增生与骨化的作用。

覆盆子《别录》

为蔷薇科落叶灌木植物华东覆盆子 *Rubus Chingii* Hu 的未成熟果实。以粒完整、饱满、色黄绿、有酸味者为佳。主产于浙江、福建、湖北、贵州等地。夏初果实由绿变绿黄时采收。入沸水中略浸过，晒干。

【性味归经】甘、酸，微温。归肝、肾经。

【功效】益肾，明目。

【应用】

1. 用于遗精、滑精、遗尿、尿频等证。①遗精、滑精、阳痿等，常配枸杞子、菟丝子、五味子等，如五子衍宗丸。②尿频、遗尿，常与桑螵蛸、益智仁、金樱子等配用。

2. 用于肝肾不足，视物昏花等。常与枸杞子、菟丝子、熟地等配用。

【用法用量】煎服，5~10g。

〔近 述〕

本品含枸橼酸、苹果酸等有机酸、糖类、维生素 C 等。有类似雌激素样作用。

第十九章　其他药

其他药包括涌吐药、解毒杀虫燥湿止痒药、拔毒化腐生肌药等。因这部分药物功效特殊，数量较少，不能单独成章，故并为一章，称“其他药”。

这些药分别具有促使呕吐、解毒消肿、杀虫止痒、化腐排脓、生肌敛疮等作用。按不同功效可分为涌吐药、解毒杀虫燥湿止痒药、拔毒化腐生肌药三部分。

这些药大部分都具有不同程度的毒性，无论外用或内服都要十分谨慎。如需内服，应如法炮制，可制成丸散剂，并要严格控制用量，且不可多服、久服，应中病即止。若外用，需制备后使用，不可大面积外敷外搽，以免经皮肤、黏膜大量吸收，产生中毒现象。

第一节　涌吐药

凡以促使呕吐为主要作用的药物，称为涌吐药，又称催吐药。

本类药物具有较强的催吐作用，能使人体宿食、痰涎、毒物等有害物质随呕吐排除。凡宿食停滞不化，尚未入肠，脘腹胀痛；或痰涎壅盛，阻碍呼吸，及癫痫发狂；或误食毒物，停留胃中，未被吸收等证，均可使用涌吐药，以达祛邪外出之目的。

涌吐药作用强烈，大都有毒，易伤正气。故只可用于体壮邪实之证，对年老体弱、小儿、孕妇，以及素患失血、头晕、心悸、痨嗽喘咳等证，均当忌用。

使用涌吐药时，当注意用法用量。一般使用涌吐药，宜小量渐增，防其中毒或涌吐太过；且服药后宜多饮热开水，以助药力，或用翎毛探喉以助涌吐；若呕吐不止，当采取措施及时解救。

涌吐药只可暂用，中病即止，不可久服、连服。吐后当休息，不宜马上进食，待肠胃功能恢复，再饮流质或食易消化食物，以养胃气。

常　山《本经》

为虎耳草科落叶小灌木植物常山 *Dichroa febrifuga* Lour. 的根。以断面色淡黄、质坚硬、体重者为佳。主产于长江以南各省及四川、甘肃、陕西等地。秋季采收。晒干。

【处方用名】

1. 常山 又名鸡骨常山、黄常山。去杂质及残茎、切片的常山。涌吐时多用。

2. 酒常山　酒炙的常山。可减少呕吐，偏于截疟。

【性味归经】苦、辛，寒。有毒。归肺、心、肝经。

【功效】涌吐痰涎，截疟。

【应用】

1. 用于胸中痰饮。常与甘草、蜂蜜配伍，煎汤服用。

2. 用于疟疾。常与草果、槟榔、青皮等配伍，如截疟七宝饮。

【用法用量】煎服，5~10g；治疟疾宜在发作前2小时服。

【使用注意】用量不宜过大，体虚及孕妇不宜用。

〔近 述〕

本品含常山碱甲、乙、丙，常山次碱等。①生物碱对疟原虫有较强的抑制作用。②对阿米巴原虫有抑制作用。③有明显的催吐作用。④对流感病毒有抑制作用。⑤有解热、降压及兴奋子宫等作用。

瓜 蒂《本经》

为葫芦科一年生草质藤本植物甜瓜 *Cucumis melo* L. 的果蒂。以干燥、色黄、稍带果柄者为佳。全国各地多有栽培。夏季甜瓜盛产时，将尚未老熟果实摘下，切取果蒂。阴干。生用。

【性味归经】苦，寒。有毒。归胃经。

【功效】涌吐痰食，祛湿退黄。

【应用】

1. 用于热痰、宿食。①痰热郁结之癫痫发狂、喉痹喘息，可单用研末吞服取吐，或与郁金同用。②宿食停滞，胃脘胀痛、烦闷不食、嗳腐者，常配赤小豆、香豉等，如瓜蒂散。

2. 用于湿热黄疸。可单用研末吹鼻，待鼻中流出黄水即停止，如瓜丁散；或单用本品煎汤内服，或研末内服，均能退黄。

【用法用量】煎服，2.5~5g；入丸散，每次0.3~1g。外用适量。研末嚏鼻，待鼻中流出黄水即停药。

【使用注意】体虚、失血及上部无实邪者忌服。

〔近 述〕

本品含葫芦素、苷类。①有强烈催吐作用。②对肝损伤有保护作用。③对人鼻咽癌细胞有细胞毒作用。

胆 矾《本经》

为天然的硫酸盐类矿物胆矾或人工制成的含水硫酸铜（$CuSO_4 \cdot 5H_2O$）。又名绿矾。以块大、深蓝色、透明、无杂质者为佳。主产于云南。一年四季均可采集。研末或煅后研末用。

【性味归经】酸、涩、辛，寒。有毒。归肝、胆经。

【功效】涌吐痰涎，解毒收湿。

【应用】

1. 用于风痰壅塞、喉痹、癫痫及误食毒物。①风痰癫痫，单用为末，温醋汤调服，即可催吐。②喉痹，配僵蚕为末吹喉吐涎。③误食毒物，可单用本品，温水化服，以催吐排毒。

2. 用于风眼赤烂、牙疳、口疮、痔疮等。①风眼赤烂，煅研泡汤洗目。②牙疳，配儿茶、胡黄连研末外敷。③口疮，配干蟾，研末外敷患处，良久洗去。④痔疮，可煅研蜜水调敷。

【用法用量】 温水化服，0.3~0.6g。外用适量，研末撒或调敷，或以水溶化后外洗。

【使用注意】 体虚者忌服。

〔近述〕

本品含硫酸铜。内服刺激胃引起反射性呕吐。

第二节　解毒杀虫燥湿止痒药

凡以解毒疗疮，攻毒杀虫，燥湿止痒为主要作用的药物，称解毒杀虫燥湿止痒药。主要适用于疥癣、湿疹、痈疮疔毒、麻风、梅毒、毒蛇咬伤等病证。

本类药物，以外用为主，兼可内服。外用方法有：研末外撒；或用香油及茶水调敷；或制成软膏涂抹；或煎汤洗渍及热敷等，因病因药而异。内服时，除无毒副作用的药物外，宜作丸散剂使用，以便缓慢溶解吸收。

本类药物大都有不同程度的毒性，无论外用或内服，均应严格控制剂量和用法，不宜过量或持续使用，以防中毒。制剂应严格遵守炮制，以减轻毒性，确保临床用药安全。

雄　黄《本经》

为硫化物类矿物雄黄的矿石。主含二硫化二砷（As_2S_2）。又名雄精（质量最佳）、腰黄、明雄黄。以色红块大、质地疏松、半透明、有光泽者为佳。主产于湖南、湖北、贵州、四川等地。随时可采，除去杂质，研成细粉或水飞用。

【性味归经】 辛，温。有毒。归心、肝、胃经。

【功效】 解毒，杀虫。

【应用】

1. 用于痈疽疔疮、湿疹疥癣、虫蛇咬伤。①痈疽疔疮，常与乳香、没药等药同用，以达活血消痈之功，如醒消丸。②湿疹疥疮，与白矾等量研末，清茶调涂患处，以增强收湿止痒之功，如二味拔毒散。③毒蛇咬伤，可与五灵脂为末，调酒冲服，并以药末涂患处。

2. 用于虫积腹痛。内服可毒杀蛔虫，常配槟榔、牵牛子等驱虫药，如牵牛丸。

此外，本品还可用于哮喘、疟疾、惊痫等。

【用法用量】 外用适量，研末撒敷，或香油调敷。入丸散，每次0.15~0.3g。

【使用注意】 孕妇忌服。本品能从皮肤吸收，外用时不宜大面积涂擦及长期持续使用，以免中毒。切忌火煅，煅烧后分解为三氧化二砷（As_2O_3）即砒石。

〔近述〕

本品含硫化砷及少量重金属盐。①水浸液对皮肤真菌有抑制作用。②对金黄色葡萄球菌、绿脓杆菌、变形杆菌等有抑制作用。③有抗血吸虫及疟原虫作用。

硫　黄《本经》

为天然硫黄矿的提炼加工品。又名石硫磺、制硫磺。以色黄、光亮、松脆、无杂质者为佳。主产于山西、山东、河南等地。全年均可采挖。采后加热溶化，除去杂质，取出上层溶液，冷却后即得。若内服的硫黄，需与豆腐同煮呈黑绿色为度，取出漂净，阴干，研末用。

【性味归经】酸，温。有毒。归肾、大肠经。

【功效】杀虫止痒，壮阳通便。

【应用】

1. 用于疥癣、秃疮、湿疹。为治疥疮要药。①治疥疮，可单用研末，麻油调涂患处。②治干湿癣，配石灰、铅丹等共研末外撒。③治湿疹瘙痒，可单用硫黄粉外敷，或与蛇床子、明矾同用，以达祛湿止痒之功。

2. 用于寒喘、阳痿、虚寒便秘。①寒喘，常与附子、肉桂等同用，如黑锡丹。②阳痿，可与鹿茸、补骨脂同用。③虚寒便秘，常与半夏同用，如半硫丸。

【用法用量】外用适量，研末撒敷或香油调涂。入丸散，1~3g。

【使用注意】孕妇忌用。畏朴硝。

〔近 述〕

本品主含硫。①内服后在肠内部分可变化为硫化氢，刺激肠壁而有致泻作用。②外用与皮肤接触后形成硫化物，有溶解角质和杀霉菌、疥虫的作用。

白 矾《本经》

为天然矿物硫酸盐类明矾石经加工提炼而成的结晶。主含硫酸铝钾［$KAl(SO_4)_2 \cdot 12H_2O$］。以色白、透明、质硬而脆、无杂质者为佳。主产于浙江、安徽、山西、湖北等地。生用或煅用。

【处方用名】

1. 白矾　又名明矾。去杂质生用的白矾。

2. 枯矾　又名煅明矾。煅过的白矾。增强燥湿收敛作用。

【性味归经】酸、涩，寒。归肺、肝、脾、大肠经。

【功效】解毒杀虫止痒，化痰止血止泻。

【应用】

1. 用于湿疹、湿疮、疥癣。常与硫黄、轻粉研末外用；治小儿鹅口疮，配朱砂研末外敷，如白矾散。

2. 用于久泻久痢。常与五倍子、诃子等同用，如玉关丸。

3. 用于便血、崩漏。常与五倍子、血余炭同用。

4. 用于癫痫、癫狂。多与郁金为丸，如白金丸。

【用法用量】外用适量，研末外敷，或化水熏洗。入丸散，1~3g。

〔近 述〕

本品含硫酸铝钾。①对金黄色葡萄球菌、肺炎双球菌、痢疾杆菌、伤寒杆菌等多种细菌有抑制作用。②有收敛、消炎、防腐、止血作用。③白矾水有净水及灭菌作用。

蛇床子《本经》

为伞形科一年生草本植物蛇床 *Cnidium monnieri*（L.）Cuss. 的成熟果实。以果实饱满、色灰黄、香气浓者为佳。全国各地均产。以广东、广西、江苏、安徽等地为多。夏秋二季果实成熟时采收，晒干。生用。

【性味归经】辛、苦，温。归肾经。

【功效】杀虫止痒，温肾壮阳。

【应用】

1. 用于疥癣、湿疹、阴部瘙痒。可与地肤子、苦参、花椒、百部等煎水熏洗或坐浴。

2. 用于阳痿、不孕。常与菟丝子、五味子、巴戟天等同用。

此外，本品亦可用于寒湿带下、湿痹腰痛。

【用法用量】外用15~30g，煎汤外洗；或研末外擦或制成油膏、软膏、栓剂外用。煎服，3~10g。

〔近 述〕

本品含挥发油、蛇床子素、二氢化山芹醇等。①有杀灭阴道滴虫的作用。②对皮肤真菌有抑制作用。③对流感病毒有明显抑制作用。④有类似性激素样作用。

大 风 子《本草衍义补遗》

为大风子科常绿乔木植物大风子 *Hydnocarpus anthelmintica* Pierre. 的成熟种子。又名大枫子。以个大、种仁饱满、色白、油性足者为佳。主产于云南、台湾、广西及越南、泰国、马来西亚、印度等国。夏秋果实成熟时采收。取出种仁，晒干，研末用，或制霜用，或取油用。

【性味归经】辛，热。有毒。归肝、脾、肾经。

【功效】攻毒杀虫，祛风燥湿。

【应用】用于麻风、梅毒、疥癣。为治麻风病之要药。①治麻风、梅毒，以大风子烧存性，加轻粉研末，麻油调涂；或配防风、川芎、全蝎等研末为丸内服，如大风丸。②治疥癣，常与雄黄、硫黄、苦矾等共研末，麻油调涂，如大风丹。

【用法用量】外用适量，捣敷或烧煅存性研末调敷。入丸散，每次0.3~1g。

【使用注意】本品毒性强烈，内服宜慎，不可过量或持续服用，以免中毒。孕妇、体虚及肝肾功能不全者忌用。

〔近 述〕

本品含脂肪油（为大风子油酸、次大风子油酸）。①大风子油酸为抗麻风的有效成分。②对多种皮肤真菌抑制作用较强。

土 荆 皮《药材资料汇编》

为松科落叶乔木植物金钱松 *Pseudolarix kaempferi* Gord. 的树皮或近根树皮。又名土槿皮。以形大、黄褐色、有纤维质而无栓皮者为佳。主产于江苏、浙江、安徽、江西等地。五月挖取根皮或树皮。晒干。生用。

【性味归经】辛，温。有毒。归肺、脾经。

【功效】杀虫止痒。

【应用】用于体癣、手足癣、头癣等。可单用浸酒涂擦或研末用醋调敷。现多制成10%~50%土槿皮酊，或与水杨酸、苯甲酸等制成复方土槿皮酊使用。

【用法用量】外用适量，浸酒涂擦，或研末醋调敷，或制成酊剂涂擦患处。

〔近 述〕

本品含二萜酸、土槿皮酸A、B、C等。土槿皮酊剂对多种真菌及白色念珠菌有抑制作用，其中以土槿皮酸的作用最强，抗菌范围也广。

蜂 房《本经》

为胡蜂科昆虫果马蜂 *Polistes olivaceous*（Degeer）、日本长脚胡蜂 *Polistes japonicus* Saussure 或异腹胡蜂 *Parapolybia varia* Fabricius 的巢。又名露蜂房、蜂窝。以单个、整齐、灰白色、桶长、孔小、体轻、内无幼虫及杂质者为佳。全国各地均有分布，南方地区尤多。随时可采。晒干或略蒸，除去死蜂、死蛹，晒干。生用或炒用。

【性味归经】甘，平。归胃经。

【功效】攻毒杀虫，祛风止痛。

【应用】

1. 用于痈疽、瘰疬、癣疮。①治痈疽、乳痈初起，以本品焙黄研末内服，或煎汤外洗。②治瘰疬，可配玄参、蛇蜕等熬膏外贴。③治疥癣，单味研末油调外敷，或煎水外洗。

2. 用于风湿痹痛、瘾疹瘙痒。①风湿痹痛，可配桑寄生、威灵仙、鸡血藤同用，以达祛风除湿止痛之功。②瘾疹瘙痒，可与蝉蜕、白鲜皮等配伍，以达祛风止痒之功。

此外，还用于恶性肿瘤，常与全蝎、白僵蚕、山慈菇等同用。

【用法用量】外用适量，研末油调敷；或煎水洗患处。煎服，6~12g。

〔近 述〕

本品含蜂蜡、树脂及有毒的露蜂房油。①有促进血液凝固而止血作用。②能增强心脏运动，扩张血管，使血压短时下降。③有利尿作用。

大 蒜《本草经集注》

为百合科多年生草本植物大蒜 *Allium sativum* L. 的鳞茎。以独头蒜为佳。全国各地均产。五月叶枯时采挖，晾干。生用。

【性味归经】辛，温。归脾、胃、肺经。

【功效】解毒杀虫，消肿，止痢。

【应用】

1. 用于痈肿疔毒、疥癣。①痈肿疔毒，以大蒜3~4枚捣烂，入麻油和匀，贴患处。②疥癣瘙痒，大蒜切片外擦或捣烂外敷。

2. 用于肺痨、顿咳、泻泄、痢疾。①肺痨咳嗽，用紫皮蒜煮粥送服白及粉，或每餐饭后嚼服2~3枚大蒜。②顿咳，以紫皮蒜30g捣烂，凉开水浸12小时，取汁加白糖调服。③泄泻、痢疾，可生食大蒜，或单用煎服。

3. 用于钩虫、蛲虫病。多与槟榔、鹤虱、苦楝皮等驱虫药同用，以增强疗效。①治蛲虫，用大蒜捣烂，加入菜油少许，临睡前，涂于肛门周围。②对钩虫病还可作预防用，在下田劳动前，将大蒜捣烂涂于四肢。③治妇女阴肿阴痒，可单用本品煎汤熏洗。

此外，亦可用于流行性感冒、流行性脑脊髓膜炎、流行性乙型脑炎的预防和治疗。

【用法用量】外用适量，捣烂外敷或切片外擦。煎服或生食或制成糖浆服，5~10g。

【使用注意】本品外敷能引起皮肤发红、灼热、起泡，故不可敷之过久。

〔近述〕

本品含挥发油（主要为大蒜素）①对多种致病菌、真菌、阿米巴原虫、阴道滴虫等有明显的抑制作用。②有降压、降血脂、增强免疫功能作用。③有抗肿瘤作用。

第三节　拔毒化腐生肌药

凡以拔毒化腐，生肌敛疮为主要作用的药物，称拔毒化腐生肌药。主要适用于痈疽疮疡溃后脓出不畅，或溃后腐肉不去，伤口难以生肌愈合等证。某些药物兼能解毒明目退翳，可用于目赤肿痛、目生翳膜等。

本类药物多为矿石重金属类药物，多具剧毒，以外用为主。外用方法有：涂擦、膏贴、吹喉、滴鼻、点眼等。本类药物毒性剧烈，使用时应严格控制剂量和用法。外用时亦不宜过量和持续使用；尤其是重金属类剧毒药物，如升药、轻粉、砒石等，不宜在头面部使用，以防发生中毒。制剂时，应严格遵守炮制及制剂法度，以减轻其毒性，确保临床用药安全。

升　药《外科图说》

为水银、火硝、白矾各等分混合升华而成。又名升丹、三仙丹、红升丹、黄升丹。红色者称红升，黄色者称黄升。以片状、有光泽者为佳。各地均有生产，以河北、湖北、湖南、江苏等地产量较大。研细末入药，陈久者良。

【性味归经】辛，热。有大毒。归脾、肺经。

【功效】拔毒化腐。

【应用】用于痈疽溃后，脓出不畅；或腐肉不去，新肉难生。本品为外科要药，常配伍煅石膏研细末外用。煅石膏与升药的比例为9∶1者称九一丹，拔毒力较轻；1∶1者称五五丹，拔毒力较强；1∶9者，称九转丹，拔毒力更强。根据病情选用，可将药物撒于患处，也可将药物黏附棉纸上，插入脓腔中。

【用法用量】外用适量。不用纯品，多与煅石膏配伍研末外用。

【使用注意】本品有毒，只可外用，不可内服。因其拔毒化腐作用强烈，故外疡腐肉已去或脓水已净者，不宜用。

〔近述〕

本品含氧化汞及少量硝酸汞。有抗菌、防腐作用，尤其对绿脓杆菌、大肠杆菌、金黄色葡萄球菌及乙型溶血性链球菌等均有抑制作用。

轻　粉《本草拾遗》

为水银、白矾、食盐等用升华法制成的氯化亚汞（Hg_2Cl_2）结晶性粉末。又名汞粉、水银粉。以洁白、片大、明亮、呈针状结晶、质轻、无水银珠者为佳。主产于重庆、湖北、湖南、山西等地。避光保存。研细末用。

【性味归经】辛，寒。有大毒。归大肠、小肠经。

【功效】攻毒，杀虫，敛疮。

【应用】用于疥癣、梅毒、疮疡溃烂。①治疥疮，常配硫黄、吴茱萸等研末，油调外用，如神捷散。②治梅毒疮癣，配大风子肉等分为末外涂。③治疮疡溃烂，配当归、血竭、紫草等制成药膏外贴，如生肌玉红膏。

此外，本品内服，能通利二便，逐水退肿。如舟车丸，即用本品与大黄、甘遂、大戟、芫花等配伍，治水肿便秘实证者。

【用法用量】外用适量，研末调涂或制膏外贴。入丸散服，每次0.1~0.2g。

【使用注意】本品有毒，以外用为主，外用亦不可过量及久用；内服宜慎用，以防中毒。服后要及时漱口，以免口腔糜烂。孕妇忌用。

〔近述〕

本品含氯化亚汞。①水浸剂（1∶3）对皮肤真菌有抑制作用。②内服至肠变成可溶性汞盐，能刺激肠壁，增加蠕动，促进肠液分泌而有泻下作用。③久服过量会引起蓄积中毒，如引起急性肾炎。

砒　石《日华子本草》

为天然产含砷矿物砷华、毒砂或雄黄等矿石的加工品。又名信石、白信石、红信石、白砒、红砒。以块状、色红润或色白、有晶莹质纹、无渣滓者为佳。主产于湖南、江西、广东、四川等地。商品有红砒及白砒之分，药用以红砒为主。用时研细末，或与绿豆同煮后用。

【性味归经】辛，大热。有毒。归肺、肝经。

【功效】外用蚀疮去腐，内服劫痰平喘。

【应用】

1. 用于癣疮、瘰疬、牙疳、痔疮、溃疡腐肉不脱。①治恶疮癣疾，用砒石少许，研细末，米汤调涂患处。②治瘰疬，以本品为末，合浓墨汁为丸，用针刺破患处贴之，至蚀尽为度。③治牙疳，用枣去核，包裹砒石，煅炭研末，外敷患处。④治痔疮，配白矾、硼砂、雄黄等制成外用药，如枯痔散。

2. 用于寒痰哮喘。常与淡豆豉为丸服，治寒痰哮喘久治不愈，如紫金丹。

【用法用量】外用适量。研末撒敷，或入膏药中外贴。入丸散服，每次0.002~0.004g。

【使用注意】本品剧毒，内服宜慎用，不可持续服用；不能做酒剂服用；孕妇忌用。外用也不宜过量，以防局部吸收中毒。

〔近述〕

本品含三氧化二砷。①具有原浆毒样作用，且能麻痹毛细血管，抑制含巯基酶的活性，干扰组织代谢，引起中毒。主要影响到心、肝、肾、肠等，表现为淘米水样腹泻、蛋白尿、血尿、眩晕、头痛、紫绀、晕厥、昏睡、麻痹以至死亡。临床急救时皆用二巯基丙醇解毒。②对疟原虫、阿米巴原虫有杀灭作用。③对皮肤黏膜有强烈的腐蚀作用。

铅　丹《本经》

为纯铅经加工炼制为铅的氧化物（Pb_3O_4）。又名黄丹、广丹、东丹。以色橙红、细腻光滑、无粗粒、见水不凝结者为佳。主产于河南、云南、广东、福建等地。生用或炒用。

【性味归经】辛，微寒。归心、肝经。

【功效】拔毒生肌，杀虫止痒。

【应用】用于疮疡溃烂，皮肤湿疮。为外科常用药。常与煅石膏研末外用，如桃花散；又为外用膏药的原料，常与植物油熬成膏药，供外科外贴用；或加入解毒、活血、止痛、生肌作用的药物，制成各种不同的膏药，供外用。

此外，本品内服，可坠痰截疟，用于癫痫、疟疾等证。因本品有毒，目前已很少应用。

【用法用量】外用适量。研末外撒或熬膏用。入丸散，每次0.3~0.6g。

【使用注意】本品有毒，不可过量持续服用，以防蓄积中毒。

〔近述〕

本品含四氧化三铅。①能直接杀灭细菌、寄生虫。②有抑制黏液分泌的作用。

炉甘石《外丹本草》

为碳酸盐类矿物菱锌矿石。主含碳酸锌（$ZnCO_3$）。又名甘石。以块大、白色或显淡红色、质轻者为佳。主产于云南、湖南、四川、广西等地。采挖后除去泥土、杂石。制用，称为“制炉甘石”，有火煅、醋淬及火煅后用三黄汤（黄连、黄柏、大黄）淬等制法。晒干研末，水飞后用。

【性味归经】甘，平。归肝、胃经。

【功效】明目退翳，收湿生肌。

【应用】

1. 用于目赤翳障，烂弦风眼。本品为眼科外用要药。①目赤肿痛，配风化硝等分，化水点眼。②目生翳膜，配青矾、朴硝等分，沸水化开，温洗。③烂弦风眼，常与黄连、黄柏等同用，如炉甘石散。④治多种眼疾，常配硼砂、冰片等，制成眼药点眼。

2. 用于溃疡不敛，皮肤湿疮。常与煅石膏、煅牡蛎、青黛等研末外用。

【用法用量】外用适量。水飞点眼，研末撒或调敷。

【使用注意】专供外用，不作内服。

〔近述〕

本品含碳酸锌及少量铁、钙、锰、钴等碳酸盐。煅后主含氧化锌。①有抑菌作用。②有防腐、收敛、保护创面的作用。

硼　砂《日华子本草》

为天然矿物硼砂的矿石，经提炼精制而成的结晶体。又名蓬砂、月石、西月石。以无色透明洁净的结晶为佳。主产于西藏、青海等地。置密闭容器中保存，防止风化。生用或煅用。

【性味归经】甘、咸，凉。归肺、胃经。

【功效】外用清热解毒，内服清肺化痰。

【应用】

1. 用于咽喉肿痛，口舌生疮，目赤翳障。本品为喉科、眼科要药。①咽喉肿痛，口舌生疮，常与冰片、朱砂、元明粉等研细末，吹敷患处，如冰硼散。②目赤肿痛，目生翳障，可用本品水溶液洗眼，或配冰片、炉甘石、元明粉等制成点眼剂点眼。

2. 用于痰热壅滞，痰黄黏稠，咳吐不利。常与贝母、天花粉等药同用，以增强清肺化痰之功。

【用法用量】外用适量。研细末撒或调敷。入丸散，每次1.5~3g。

【使用注意】多作外用，内服宜慎。

〔近 述〕

本品含四硼酸钠（$Na_2B_4O_7 \cdot 10H_2O$）。①外用对皮肤黏膜有收敛保护作用，并抑制多种细菌生长。②内服可促进尿液分泌，减轻尿的酸性，防止尿路感染。

附录一　引用方剂索引

一　画

一服散（《世医得效方》）　乌梅　罂粟壳　半夏　杏仁　阿胶　苏叶　生姜　甘草

〔主治〕肺虚久咳。

二　画

二气汤（《圣济总录》）　牵牛子　甘遂

〔主治〕水肿腹满。

二甲复脉汤（《温病条辩》）　生鳖甲　生牡蛎　生地黄　阿胶　麦冬　生白芍　炙甘草　火麻仁

〔主治〕热病后期，阴伤，虚风内动，脉沉数，舌干齿黑，手指蠕动，甚则痉厥。

二仙散（《卫生宝鉴》）　白矾　铅丹

〔主治〕疔肿恶疮。

二冬膏（《张氏医通》）　麦冬　天冬、蜂蜜

〔主治〕肺胃燥热，咳嗽痰黏。

二圣散（《济生方》）　胆矾　僵蚕

〔主治〕缠喉风，急喉痹。

二母散（《医方考》）　知母　川贝母

〔主治〕肺热咳嗽，或阴虚燥咳痰稠者。

二至丸（《证治准绳》）　女贞子　墨旱莲

〔主治〕肝肾阴虚，头晕目眩，失眠多梦，腰膝酸软，及阴虚出血，须发早白等。

二陈汤（《和剂局方》）　半夏　橘皮　茯苓　甘草　生姜　乌梅

〔主治〕湿痰咳嗽。症见咳嗽痰多色白，胸膈胀满，恶心呕吐，头眩心悸，舌苔白润，脉滑等。

二妙散（《丹溪心法》）　黄柏　苍术

〔主治〕湿热下注所致的下肢痿软无力，或足膝红肿热痛，或湿热带下，或下部湿疮等。

二味拔毒散（《医宗金鉴》）　雄黄　白矾

〔主治〕痈肿疮毒及疥癣等

二姜丸（《和剂局方》）　高良姜　炮姜

〔主治〕脘腹冷痛。

十灰散（《十药神书》）　大蓟　小蓟　白茅根　侧柏叶　荷叶　栀子　茜草　大黄　棕榈炭　牡丹皮

〔主治〕血热妄行所致的咯血、衄血、便血及崩漏等证。

十全大补汤（《和剂局方》）　熟地　当归　川芎　白芍　人参　白术　茯苓　甘草　黄芪　肉桂　大枣　生姜

〔主治〕诸虚不足。症见面色萎黄，脚膝无力，不进饮食，或喘咳，遗精，失血，以及妇女崩漏，月经不调，痈疽溃久不敛等。

十枣汤（《伤寒论》）　大戟　芫花　甘遂　大枣

〔主治〕悬饮，胁下有水气及水肿腹胀，属于实证者。

丁香柿蒂汤（《证因脉治》）　丁香　柿蒂　人参　生姜

〔主治〕胃气虚寒，失于和降所致的呃逆、呕吐、食少等证。

七味白术散（《六科准绳》）　人参　茯苓　白术　木香　葛根　藿香叶　甘草

〔主治〕脾胃虚弱，发热，口渴，纳减，腹泻等。

七宝美髯丹（《医方集解》引邵应节方）　何首乌　当归身　枸杞子　菟丝子　补骨脂　茯

苓 怀牛膝

〔主治〕精血亏虚，羸弱周痹，腰酸脚软，头晕眼花，须发早白，及肾虚无子。

七宝膏（《证治准绳》） 珍珠 琥珀 冰片 石决明 水晶 紫贝齿 空青 玛瑙

〔主治〕目赤疼痛，混睛外障等。

七厘散（《良方集腋》） 血竭 儿茶 乳香 没药 冰片 红花 麝香 朱砂

〔主治〕跌打损伤，筋断骨折，瘀滞肿痛，或外伤出血。

八正散（《和剂局方》） 木通 车前子 栀子 滑石 瞿麦 萹蓄 大黄 炙草

〔主治〕湿热下注，发为热淋、石淋。症见尿频涩痛，淋沥不畅，甚或癃闭不通，小腹胀满，口燥咽干等。

八宝丹（鲍相璈《验方新编》） 龙骨 炉甘石 血竭 乳香 没药 赤石脂 冰片 轻粉

〔主治〕溃疡不敛

八珍汤（《正体类要》） 人参 白术 茯苓 甘草 熟地 当归 川芎 白芍 生姜 大枣

〔主治〕气血两虚。症见面色苍白或萎黄，头晕目眩，四肢倦怠，气短懒言，心悸怔忡，食欲不振，舌质淡，苔薄白，脉细弱或虚大无力。

八厘散（《医宗金鉴》） 苏木 没药 乳香 自然铜 血竭 红花 马钱子 丁香 麝香

〔主治〕跌打损伤，瘀滞疼痛。

人参胡桃汤（《济生方》） 人参 胡桃仁 生姜

〔主治〕肺肾不足的喘急胸满，不能睡卧。

人参养荣汤（《和剂局方》） 人参 白术 茯苓 炙甘草 熟地 当归 白芍 黄芪 肉桂 五味子 远志 橘皮

〔主治〕积劳虚损，气血衰少等。

人参蛤蚧散（《卫生宝鉴》） 人参 蛤蚧 杏仁 甘草 知母 桑白皮 茯苓 川贝母

〔主治〕久病体虚，兼有肺热之气喘咳嗽，痰中带血，或面目浮肿等。

九味羌活汤（《此事难知》） 羌活 防风 苍术 细辛 川芎 白芷 生地黄 黄芩 甘草

〔主治〕外感风寒湿邪。症见恶寒发热，无汗头痛，肢体酸痛，口苦微渴，舌苔白，脉浮。

三 画

三才汤（《温病条辩》） 天冬 生地黄 人参

〔主治〕热病气阴两伤，舌干口渴，或津亏消渴。

三子丸（《千金方》） 五味子 菟丝子 蛇床子

〔主治〕阳痿，宫冷不孕。

三子养亲汤（《韩氏医通》） 苏子 莱菔子 白芥子

〔主治〕咳嗽喘逆，痰多胸痞，食少难消，舌苔白腻，脉滑等。

三仁汤（《温病条辩》） 白豆蔻 生薏苡仁 杏仁 滑石 通草 竹叶 厚朴 半夏

〔主治〕湿温初起。症见头痛身重，胸闷不饥，午后身热，苔白不渴，脉濡等。

三石汤（《温病条辩》） 生石膏 寒水石 滑石 杏仁 竹茹 金银花 金汁 通草

〔主治〕暑温蔓延三焦，邪在气分者。

三甲复脉汤（《温病条辩》） 生龟板 生鳖甲 生牡蛎 阿胶 生地黄 麦冬 生白芍 炙甘草

〔主治〕温热病后期，阴血亏损，肝风内动，手足心热，手指蠕动，痉厥；或内伤杂病，阴虚阳亢，头晕目眩，耳鸣心悸等证。

三妙丸（《医学正传》） 黄柏 苍术 怀牛膝

〔主治〕湿热下注，足膝肿痛，或两脚麻痿，或如火烙。

三拗汤（《和剂局方》）麻黄　杏仁　甘草　生姜
〔主治〕风寒外束，肺气壅遏，鼻塞声重，胸满气喘，咳嗽多痰。

三物备急丸（《金匮要略》）巴豆　干姜　大黄
〔主治〕寒邪食积，阻结肠道，卒然心腹胀痛，痛如锥刺，矢气不通，甚至气急暴厥者。

三棱丸（《六科准绳》）三棱　莪术　川芎　牛膝　延胡索　蒲黄　奄闾　牡丹皮　芫花　白芷　当归　地龙　干姜　大黄
〔主治〕妇人经脉不通，气痛，带下，血瘀。

下瘀血汤（《金匮要略》）大黄　桃仁　䗪虫（蜜丸）
〔主治〕产妇腹痛，有瘀血著脐下；或血瘀而致经水不利等。

大风丹（《血证论》）大风子　硫黄　雄黄　枯矾（即煅白矾）
〔主治〕皮癣痒疮。

大乌头煎（《金匮要略》）乌头　蜂蜜
〔主治〕寒疝绕脐痛，汗出肢厥，脉沉紧者。

大半夏汤（《金匮要略》）半夏　人参　白蜜
〔主治〕反胃呕吐

大安丸（《丹溪心法》）山楂　神曲　莱菔子　半夏　橘皮　白术　茯苓　连翘
〔主治〕食积而又脾虚者。

大补阴丸（《丹溪心法》）熟地　龟板　知母　黄柏　猪脊髓　蜂蜜
〔主治〕肝肾阴虚，虚火上炎，症见骨蒸潮热，盗汗，咳嗽咯血，或烦热易饥，足膝疼痛等。

大建中汤（《金匮要略》）花椒　人参　干姜　饴糖
〔主治〕中阳衰弱，阴寒内盛，症见脘腹剧痛，呕不能食等。

大承气汤（《伤寒论》）大黄　芒硝　厚朴　枳实
〔主治〕阳明腑实证。症见热盛便秘，腹部胀满，疼痛拒按，烦躁谵语，舌苔焦黄起刺，脉沉实有力；或热结旁流，下利清水臭秽；或热厥、痉病、发狂之属于里热实证者。

大陷胸丸（《伤寒论》）大黄　芒硝　甘遂　葶苈子　杏仁　白蜜
〔主治〕结胸证，项亦强，如柔痉状

大陷胸汤（《伤寒论》）大黄　芒硝　甘遂
〔主治〕水饮与热邪结聚所致的结胸证。

大黄䗪虫丸（《金匮要略》）水蛭　土鳖虫　桃仁　大黄　虻虫　干漆　蛴螬　生地黄　白芍　黄芩　杏仁　甘草
〔主治〕五劳虚极羸瘦，干血内结，肌肤甲错，两目黯黑，妇女经闭不通。

大黄牡丹皮汤（《金匮要略》）大黄　芒硝　牡丹皮　桃仁　冬瓜子
〔主治〕肠痈初起。症见右少腹疼痛拒按，或右足屈而不伸，恶寒发热等。

千金汤（《本草纲目》引阮氏方）蜀漆　牡蛎
〔主治〕小儿暴惊，猝死中恶。

千金散（《寿世保元》）全蝎　天麻　胆南星　僵蚕　朱砂　冰片　牛黄　黄连　甘草
〔主治〕小儿痰喘，急慢惊风欲死。

千捶膏（录自《中国医学大典》）蓖麻子　松香　杏仁霜　银朱　铅丹　轻粉　茶油
〔主治〕一切痈疽、发背、对口疮、疔疮、小儿热疖等。

川芎茶调散（《和剂局方》）川芎　白芷　防风　细辛　羌活　荆芥　薄荷　甘草　茶
〔主治〕外感风邪，头目昏重，偏正头痛，或肢体疼痛等。

川芎散（《卫生宝鉴》）川芎　菊花　石膏　僵蚕
〔主治〕偏头风。亦治外感风热头痛。

已椒苈黄丸（《金匮要略》）防己　椒目　大黄　葶苈子
〔主治〕肠间有水气。症见腹满、口舌

干燥者；或水饮停聚所致的喘咳、肿满等。

小半夏汤（《金匮要略》） 半夏 生姜

〔主治〕胃寒或寒饮所致的呕吐。

小百劳散（《宣明论方》） 乌梅 罂粟壳

〔主治〕虚劳喘咳，自汗。

小青龙汤（《伤寒论》） 麻黄 桂枝 细辛 干姜 五味子 半夏 白芍 甘草

〔主治〕外感风寒，内停水饮。症见恶寒发热，喘咳痰多而清稀等。

小建中汤（《伤寒论》） 桂枝 白芍 生姜 大枣 甘草 饴糖

〔主治〕虚劳里急，腹中时痛，喜得温按，按之则痛减；或虚劳阳虚发热。

小承气汤（《伤寒论》） 大黄 厚朴 枳实

〔主治〕阳明腑证，热结便秘，腹痛胀满；或痢疾初起，腹痛胀满，里急后重者。

小活络丹（《和剂局方》） 制川乌 制草乌 制天南星 地龙 乳香 没药

〔主治〕中风手足不仁，日久不愈，经络中有湿痰死血，而见腿臂间有一二点作痛；或风寒湿邪留滞经络，筋脉挛痛，肢体屈伸不利，或疼痛游走不定等。

小柴胡汤（《伤寒论》） 柴胡 黄芩 半夏 生姜 人参 大枣 甘草

〔主治〕伤寒邪在少阳。症见寒热往来，胸胁苦满，口苦，咽干，目眩等；妇人伤寒，热入血室；以及疟疾，黄疸等杂病见少阳证者。

小陷胸汤（《伤寒论》） 黄连 瓜蒌 半夏

〔主治〕痰热互结所致的小结胸证。症见胸脘痞闷，按之则痛等。

小黄丸（《中国医学大辞典》引张洁古方） 半夏 天南星 黄芩

〔主治〕热痰咳嗽。

小蓟饮子（《济生方》） 小蓟 蒲黄 藕节 生地黄 木通 滑石 淡竹叶 当归 栀子 炙甘草

〔主治〕下焦热结所致的血淋、尿血等。

四 画

天王补心丹（《摄生秘剖》） 生地黄 玄参 柏子仁 酸枣仁 远志 桔梗 五味子 当归身 天冬 麦冬 人参 丹参 茯苓

〔主治〕阴亏血少。症见虚烦心悸，睡眠不安，精神衰疲，梦遗健忘，不耐思虑等。

天台乌药散（《医学发明》） 天台乌药 小茴香 木香 青皮 高良姜 槟榔 巴豆 川楝子

〔主治〕寒凝气滞的小肠疝气，少腹痛引睾丸。

天麻丸（《普济方》） 天麻 川芎

〔主治〕头晕欲倒，神昏多睡，偏正头痛，项急，肩臂拘挛，肢节烦痛，皮肤痒等。

天麻钩藤饮（《杂病证治新义》） 天麻 钩藤 石决明 黄芩 栀子 川牛膝 杜仲 桑寄生 益母草 夜交藤 茯神

〔主治〕肝阳上亢，肝风内动所致的头痛眩晕、耳鸣眼花、震颤失眠，甚或半身不遂等证。

木瓜煎（《本事方》） 木瓜 乳香 没药 生地黄

〔主治〕筋急项强，不可转侧。

木香散（《本事方》） 木香 黄连 生姜 罂粟壳 麝香 甘草

〔主治〕久痢、血痢。

木香槟榔丸（《儒门事亲》） 木香 槟榔 青皮 橘皮 大黄 莪术 黄连 黄柏 香附 黑牵牛子

〔主治〕积滞内停。症见脘腹痞满胀痛，大便秘结；以及赤白痢疾，里急后重等。

五子衍宗丸（《摄生众妙方》）枸杞子　覆盆子　五味子　车前子　菟丝子

〔主治〕肾虚阳痿，遗精滑精及不育等证。

五仁丸（《世医得效方》）桃仁　杏仁　郁李仁　松子仁　柏子仁　橘皮

〔主治〕肠燥便秘。

五加皮散（《保婴撮要》）五加皮　川牛膝　木瓜

〔主治〕小儿行迟。

五皮饮（《麻科活人全书》）茯苓皮　大腹皮　生姜皮　五加皮　橘皮

〔主治〕水肿。

五皮散（一名五皮饮）（《华氏中藏经》）茯苓皮　桑白皮　大腹皮　生姜皮　陈橘皮

〔主治〕水肿

五苓散（《伤寒论》）茯苓　泽泻　猪苓　白术　桂枝

〔主治〕外有表证，内停水湿，所致发热烦渴，水入则吐，小便不利；或水湿内停所致水肿，泄泻，小便不利；或水饮内停，脐下动悸等证。

五虎追风散（山西省·史全恩家传方，录自广州中医学院主编《方剂学》）全蝎　天南星　蝉蜕　僵蚕　天麻　朱砂

〔主治〕破伤风

五味子丸（《卫生家宝方》）五味子　罂粟壳　白糖

〔主治〕肺虚久咳。

五味细辛汤（《鸡峰普济方》）五味子　细辛　干姜　茯苓　甘草

〔主治〕肺经受寒，咳嗽不已。

五味消毒饮（《医宗金鉴》）蒲公英　野菊花　紫花地丁　天葵子　金银花

〔主治〕各种疔毒、痈疮、疖肿。

不二散（《拔萃方》）蜈蚣　雄黄　猪胆汁

〔主治〕肿毒恶疮。

不忘散（《证治准绳》）远志　人参　茯苓　茯神　石菖蒲

〔主治〕心神不安，失眠，健忘。

不换金正气散（《和剂局方》）藿香　苍术　厚朴　橘皮　半夏　甘草

〔主治〕湿阻中焦，兼有外感。症见脘腹胀满，食欲不振，恶心呕吐，泄泻，恶寒发热等。

瓦楞子丸（《万氏家抄方》）瓦楞子　醋

〔主治〕一切气血癥瘕。

止疟方（《治病活法秘方》）青蒿　肉桂

〔主治〕疟疾寒热。

止痉散（经验方，录自广州中医学院主编《方剂学》）全蝎　蜈蚣

〔主治〕急慢惊风、中风面瘫、破伤风等痉挛抽搐之证。

止痛灵宝散（《外科精要》）皂角刺　瓜蒌　乳香　没药　甘草　络石藤

〔主治〕肿疡毒气凝聚作痛。

止嗽散（《医学心悟》）荆芥　桔梗　橘皮　紫菀　百部　白前　甘草

〔主治〕风邪犯肺。症见咳嗽咽痒，恶风发热。

内消散（《医宗金鉴》）金银花　浙贝母　皂角刺　穿山甲　知母　天花粉　乳香　半夏　白及

〔主治〕痈疽发背，对口疔疮，乳痈，无名肿痛，一切恶疮。

内消瘰疬丸（《疡医大全》）夏枯草　连翘　玄参　青盐　海粉　海藻　川贝母　薄荷叶　天花粉　白蔹　熟大黄　生甘草　生地黄　桔梗　枳壳　当归　硝石

〔主治〕瘰疬。

牛郎丸（《普济方》）牵牛子　槟榔

〔主治〕蛔虫、绦虫等肠道寄生虫病。

牛黄散（《证治准绳》）牛黄　朱砂　全蝎尾　钩藤　天竺黄　麝香

〔主治〕温热病及小儿惊风，壮热神昏，痉挛抽搐等证。

牛黄解毒丸（录自《常用中成药》）牛黄　黄芩　生大黄　生石膏　雄黄　冰片　桔梗

甘草

〔主治〕热毒郁结所致的咽喉肿痛溃烂，牙龈肿痛，口舌生疮，痈疽疔毒等证。

牛蒡子汤（《证治准绳》） 牛蒡子 升麻 桔梗 玄参 犀角 黄芩 木通 甘草

〔主治〕风热上壅，咽喉肿痛。

牛蒡汤（《证治准绳》） 薄荷 荆芥穗 牛蒡子 防风 大黄 甘草

〔主治〕风热壅滞，咽喉肿痛，及咳嗽咯痰不利等证。

牛膝汤（《千金方》） 牛膝 当归 瞿麦 通草 滑石 冬葵子

〔主治〕胞衣不下。亦可用于尿血，小便不利，尿道涩痛等证。

手拈散（《医学心悟》） 没药 五灵脂 延胡索 香附

〔主治〕血瘀气滞之胃痛。

升麻葛根汤（《小儿药证直诀·阎氏小儿方论》） 升麻 葛根 白芍 甘草

〔主治〕麻疹未发，或发而未透。症见发热恶风，目赤流泪等；亦治温疫。

化虫丸（《医方集解》） 使君子 槟榔 鹤虱 苦楝皮 芜荑 铅粉 枯矾（即煅白矾）

〔主治〕诸虫积。症见腹痛时作，痛剧时呕吐清水，或吐蛔。

化血丹（《医学衷中参西录》） 三七 花蕊石 血余炭

〔主治〕咳血、吐衄及二便下血而有瘀滞者。

化斑汤（《温病条辩》） 犀角 玄参 石膏 知母 粳米 生甘草

〔主治〕温热病，热毒炽盛，气血两燔。症见神昏谵语，身热发斑。

化痰丸（《卫生杂志》） 白矾 细茶

〔主治〕风痰痫病。

化癥回生丹（《温病条辩》） 桃仁 三棱 苏木 干漆 人参 大黄 水蛭 虻虫 乳香 没药 鳖甲胶 益母草膏 熟地 白芍 当归尾 公丁香 杏仁 麝香 阿魏 川芎 草乌 姜黄 肉桂 花椒炭 西红花 五灵脂 降香 香附 吴茱萸 延胡索 小茴香炭 高良姜 艾叶炭 苏子霜 蒲黄炭

〔主治〕瘀滞癥瘕，经闭，及跌仆损伤，瘀滞疼痛等。

丹参饮（《医宗金鉴》） 丹参 白檀香 砂仁

〔主治〕血瘀气滞所致的心腹胃脘疼痛。

乌及散（录自《中医方剂手册新编》） 乌贼骨（即海螵蛸） 白及

〔主治〕胃溃疡出血。

乌贝散（录自《中药文献研究摘要》） 乌贼骨（即海螵蛸） 浙贝母

〔主治〕胃痛吐酸。

乌药汤（《济阴纲目》） 乌药 香附 当归 木香 甘草

〔主治〕妇女经行腹痛

乌梅丸（《圣惠方》） 乌梅 黄连 蜡

〔主治〕天行下痢不能食

乌梅丸（《伤寒论》） 乌梅 细辛 当归 附子 桂枝 蜀椒 干姜 黄连 黄柏 人参

〔主治〕蛔厥。症见腹痛时作，手足厥逆，烦闷呕吐，吐蛔。又治久痢。

六一散（《伤寒标本》） 滑石 甘草

〔主治〕感受暑湿。症见身热，心烦口渴，小便不利，或呕吐泄泻。亦治膀胱湿热，小便赤涩，以及砂淋等证。

六味地黄丸（《小儿药证直诀》） 熟地 山药 山茱萸 牡丹皮 茯苓 泽泻

〔主治〕肾阴不足。症见腰膝酸软，头晕目眩，耳鸣耳聋，潮热盗汗，遗精，消渴等。

六味汤（《咽喉秘集》） 桔梗 僵蚕 荆芥穗 薄荷 防风 生甘草

〔主治〕风热壅盛所致的咽喉肿痛。

火府丹（《本事方》） 黄芩 生地 木通

〔主治〕心经蕴热，小便赤少，五淋涩痛。

巴戟丸（《和剂局方》）高良姜　肉桂　吴茱萸　紫金藤　青盐　巴戟天

〔主治〕肾阳不足，腰膀沉重，百节酸痛，四肢无力，及妇女子宫久冷，月经不调，或多或少，赤白带下。

孔圣枕中丹（《千金方》）龟板　龙骨　石菖蒲　远志

〔主治〕健忘，神志不宁，夜寐多梦等。

水陆二仙丹（《仁存堂经验方》）芡实　金樱子

〔主治〕遗精，白浊，尿频，白带过多。

五　画

玉女煎（《景岳全书》）石膏　知母　熟地　麦冬　川牛膝

〔主治〕胃热阴虚。症见头痛牙痛，齿松牙衄，口舌生疮，烦热口渴等。

玉关丸（《景岳全书》）枯矾（即煅白矾）诃子　五味子　文蛤　白面

〔主治〕肠风血脱，崩漏带下，及泻痢滑泄等。

玉灵膏（《随息居饮食谱》）龙眼肉　白糖

〔主治〕气血不足之证。

玉泉丸（《沈氏尊生书》）麦冬　天花粉　葛根　人参　茯苓　乌梅　甘草　生黄芪　蜜黄芪

〔主治〕消渴证及邪热伤津，口渴多饮。

玉泉散（《百代医宗》）葛根　天花粉　五味子　生地黄　麦冬　甘草　糯米

〔主治〕消渴证，烦渴多饮。

玉壶丸（《和剂局方》）生半夏　生天南星　天麻（生姜汤下）

〔主治〕风痰吐逆，头痛目眩，及咳嗽痰盛，呕吐涎沫。

玉真散（《外科正宗》）防风　白芷　羌活　天麻　天南星　白附子

〔主治〕破伤风。

玉液汤（《医学衷中参西录》）生黄芪　葛根　知母　天花粉　生山药　生鸡内金　五味子

〔主治〕消渴。

玉锁丹（《和剂局方》）五倍子　茯苓　龙骨

〔主治〕心气不足，思虑太过，肾精虚损，真阳不固，漩有遗沥，小便白浊如膏。

甘麦大枣汤（《金匮要略》）甘草　小麦　大枣

〔主治〕妇人脏躁，喜悲伤欲哭，如神灵所作。

甘松汤（《普济方》）甘松　荷叶心　藁本（煎汤洗足）

〔主治〕湿脚气。

甘草附子汤（《金匮要略》）甘草　附子　桂枝　白术

〔主治〕风湿相搏，骨节痛烦掣痛，不得屈伸，近之则痛剧，汗出短气，小便不利，恶风不欲去衣，或身微肿者。

甘遂通结汤（录自天津市南开医院编《中西医结合治疗急腹症》）甘遂末（冲服）大黄　厚朴　木香　桃仁　赤芍　生川牛膝

〔主治〕重型肠梗阻，肠腔积液较多者。

甘露消毒丹（《温病条辩》）滑石　黄芩　茵陈　石菖蒲　川贝母　木通　藿香　射干　连翘　薄荷　白豆蔻

〔主治〕湿温时疫，邪在气分，湿热并重之证。

左金丸（《丹溪心法》）黄连　吴茱萸

〔主治〕肝经火旺。症见胁肋胀痛，呕吐吞酸等。

石韦散（《圣济总录》）石韦　槟榔（姜汤送服）

〔主治〕咳嗽

石决明丸（《证治准绳》）石决明　菟丝子　熟地　知母　山药　细辛　五味子

〔主治〕肝虚血少，日久目昏等证。

石斛夜光丸（《原机启微》） 石斛 菊花 菟丝子 青葙子 枸杞子 生地黄 熟地 决明子 天冬 人参 茯苓 五味子 麦冬 杏仁 山药 怀牛膝 蒺藜 肉苁蓉 川芎 炙甘草 枳壳 防风 黄连 犀角 羚羊角

〔主治〕神水宽大渐散，昏如雾露中行，渐睹空中有黑花，睹物成二体，久则光散不收，及内障神水淡绿色、淡白色者。

龙胆泻肝汤（录自《医方集解》） 龙胆草 柴胡 黄芩 栀子 木通 泽泻 车前子 生地黄 当归尾 甘草

〔主治〕肝胆实火上炎所致的胁痛，头痛，口苦，目赤耳聋，耳肿；及肝经湿热下注之阴肿阴痒，带下，小便淋浊等。

平胃散（《和剂局方》） 苍术 厚朴 橘皮 甘草 生姜 大枣

〔主治〕湿浊中阻所致的脘腹胀满，不思饮食，体重倦怠，呕恶吞酸，大便溏薄，舌苔厚腻等。

归脾汤（《济生方》） 龙眼肉 酸枣仁 当归 远志 茯神 白术 炙甘草 黄芪 人参 木香 生姜 大枣（后二味乃《校注妇人良方》补入）

〔主治〕思虑过度，劳伤心脾。症见心悸怔忡，健忘失眠，及妇女月经超前，量多色淡，或淋漓不止等。

甲乙归藏汤（《医醇賸义》） 珍珠母 白芍 生地黄 龙齿 夜交藤 柴胡 薄荷 当归身 丹参 柏子仁 合欢花 沉香 大枣

〔主治〕肝阴不足，肝阳上亢所致的头痛眩晕，耳鸣，烦躁失眠等证。

四生丸（《妇人良方》） 生地黄 生侧柏叶 生荷叶 生艾叶

〔主治〕血热妄行所致的吐血、衄血、咯血等。

四君子汤（《和剂局方》） 人参 白术 茯苓 炙甘草

〔主治〕脾胃气虚。症见面色萎黄，倦怠乏力，食少便溏等。

四妙丸（《成方便读》） 苍术 黄柏 怀牛膝 薏苡仁

〔主治〕湿热下注所致的下肢痿软无力，或足膝红肿热痛，或湿热带下，或下部湿疮等。

四妙勇安汤（《验方新编》） 金银花 玄参 当归 甘草

〔主治〕脱疽。

四苓散（《明医指掌》） 茯苓 泽泻 猪苓 白术

〔主治〕内伤饮食，有湿而见小便赤少，大便溏泄。亦可用于水肿小便不利。

四物汤（《和剂局方》） 当归 川芎 熟地 白芍

〔主治〕营血虚滞。症见惊惕头晕目眩耳鸣，唇爪无华，妇人月经量少，或经闭，痛经等。

四宝丹（《疡医大全》） 硼砂 雄黄 冰片 甘草

〔主治〕鹅口疮

四逆汤（《伤寒论》） 附子 干姜 炙甘草

〔主治〕少阴病。症见四肢厥逆，恶寒蜷卧，吐利腹痛，下利清谷，神疲欲寐，脉沉微细。亦可用于亡阳证，冷汗自出，四肢厥逆，脉微欲绝。

四神丸（《内科摘要》） 补骨脂 肉豆蔻 五味子 吴茱萸 生姜 大枣

〔主治〕脾肾虚寒之久泄，五更泄泻等。

生肌干脓散（《证治准绳》） 砒石 白矾 青黛 斑蝥 黄连 草乌 麝香

〔主治〕瘰疬痿疮，脓汁不干者。

生肌玉红膏（《外科正宗》） 白芷 当归 血竭

白蜡　轻粉　甘草　紫草　麻油
〔主治〕疮疡、湿疹、阴痒及烫伤、火伤等诸般溃烂证。

生脉散（《内外伤辨惑论》）人参　麦冬　五味子
〔主治〕热伤气阴，口渴多汗，体倦气短，脉弱者。亦治久咳伤肺，气阴两伤，干咳短气，自汗之证。

失笑散（《和剂局方》）五灵脂　蒲黄　醋
〔主治〕瘀血停滞所致的月经不调，少腹急痛，痛经，产后恶露不行，心腹疼痛。亦治瘀滞胸痛，脘腹疼痛等。

仙方活命饮（《校注妇人良方》）金银花　甘草节　赤芍　穿山甲　皂角刺　白芷　浙贝母　防风　当归尾　天花粉　乳香　没药　橘皮
〔主治〕疮疡肿毒初起，红肿焮痛。

仙灵脾散（《圣惠方》）仙灵脾（即淫羊藿）威灵仙　苍耳子　肉桂　川芎
〔主治〕行痹走注疼痛，或肢体麻木。

白及枇杷丸（《证治准绳》）白及　枇杷叶　藕节　阿胶　鲜生地黄汁
〔主治〕肺阴不足，干咳咯血之证。

白龙丹（《证治准绳》）硼砂　炉甘石　冰片　玄明粉
〔主治〕一切火热眼病，及翳膜胬肉。

白头翁汤（《伤寒论》）白头翁　黄连　黄柏　秦皮
〔主治〕湿热泻痢，热毒血痢，发热腹痛，下痢脓血，里急后重等。

白芷散（《妇人良方》）白芷　血余炭　海螵蛸
〔主治〕妇女赤白带下。

白花蛇酒（《濒湖集简方》）白花蛇　全蝎　羌活　天麻　防风　独活　白芷　升麻　当归　五加皮　赤芍　甘草
〔主治〕诸风无新久，手足缓弱，口眼歪斜，语言蹇涩，或筋脉挛急，肌肉顽痹，皮肤瘙痒，骨节疼痛，或生恶疮、疥癞等。

白芥子散（《证治准绳》）白芥子　木鳖子　没药　肉桂　木香
〔主治〕营卫循行失度，痰滞经络，肩臂肢体疼痛麻痹。

白矾散（《圣惠方》）白矾　朱砂
〔主治〕小儿鹅口疮。

白虎加人参汤（《伤寒论》）石膏　知母　粳米　甘草　人参
〔主治〕热病气津两伤。症见身热，烦渴不止，汗多，脉大无力。

白虎汤（《伤寒论》）石膏　知母　粳米　甘草
〔主治〕伤寒阳明经热盛，或温病邪在气分，壮热，烦渴，脉洪大等实热亢盛之证。

白金丸（《本事方》）白矾　郁金
〔主治〕痰气壅阻，闭塞心窍所致的惊痫、癫狂等。

白前汤（《千金方》）白前　紫菀　半夏　大戟
〔主治〕咳喘浮肿，喉中痰鸣，属于实证者。

白通汤（《伤寒论》）附子　干姜　葱白
〔主治〕少阴病，下利，脉微者。

白蒺藜散（《张氏医通》）白蒺藜　菊花　蔓荆子　决明子　炙甘草　连翘　青葙子
〔主治〕肝肾虚热生风，目赤多泪。

白蔹散（《鸡峰普济方》）白蔹　白及　络石藤
〔主治〕疮疡溃后不敛者。

白僵蚕散（《证治准绳》）僵蚕　荆芥　桑叶　木贼　甘草　细辛　旋覆花
〔主治〕风热头痛，迎风泪出。

白薇汤（《本事方》）白薇　人参　当归　甘草
〔主治〕产后血虚发热，昏厥。

瓜蒌薤白白酒汤（原名栝楼薤白白酒汤（《金匮要略》）瓜蒌　薤白　白酒
〔主治〕胸痹喘息咳唾，胸背痛，短气，寸口脉沉而迟，关上脉小紧数者。

瓜蒌薤白半夏汤（原名栝楼薤白半夏汤）（《金匮要略》）瓜蒌　薤白　半夏　白酒
〔主治〕胸痹不得卧，心痛彻背者。

冬瓜丸（《杨氏家藏方》） 冬瓜去瓤，入赤小豆用泥封固火煨，去泥焙干，刮冬瓜令净，研末制丸，冬瓜子汤送服。

〔主治〕 水肿喘满。

玄麦甘桔汤（录自《中药成药制剂手册》） 玄参 麦冬 甘草 桔梗

〔主治〕 内热所致的口渴，咽喉干痒肿痛，咳嗽。

玄参升麻汤（《类证活人书》） 玄参 升麻 甘草

〔主治〕 热病发斑，甚则烦躁谵语。兼治喉闭肿痛。

半夏干姜散（《金匮要略》） 半夏 干姜

〔主治〕 胃寒停饮，干呕 吐逆，吐涎沫。

半夏白术天麻汤（《医学心悟》） 半夏 白术 茯苓 天麻 橘红 甘草 生姜 大枣

〔主治〕 风痰所致的眩晕、头痛等证。

半夏厚朴汤（《金匮要略》） 半夏 厚朴 苏叶 茯苓 生姜

〔主治〕 痰气郁结，咽中如有物阻的梅核气。亦治湿痰咳嗽或呕吐等证。

半夏秫米汤（《灵枢经》） 半夏 秫米

〔主治〕 胃有痰浊，胃不和而卧不安之证。

半硫丸（《和剂局方》） 半夏 硫黄

〔主治〕 心腹痃癖冷气，及高年风秘、冷秘，或泄泻等。

加味地黄丸（《医宗金鉴》） 鹿茸 五加皮 熟地 山药 山茱萸 茯苓 牡丹皮 泽泻 麝香

〔主治〕 精血不足，筋骨无力，或小儿发育不良，骨软行迟，囟门不合等证。

加味逍遥散（《女科撮要》） 丹皮 栀子 柴胡 白芍 当归 茯苓 白术 甘草 生姜 薄荷

〔主治〕 肝气郁结，胁肋胀痛，或头痛，月经不调，痛经等证。

加减葳蕤汤（《重订通俗伤寒论》） 生葳蕤（即玉竹） 生葱白 淡豆豉 薄荷 桔梗 白薇 甘草 大枣

〔主治〕 阴虚之体，感冒风热。症见发热咳嗽，痰稠难出，咽干口渴等。

加减葛根汤（《疫痧草》） 葛根 蝉蜕 荆芥 牛蒡子 连翘 桔梗 枳壳 薄荷 淡豆豉 防风 马勃 赤芍 焦栀子 甘草

〔主治〕 无汗痧瘾，舌白脉郁，喉烂不甚者。亦可用于麻疹初期，或风热外束肌表而疹发不畅者。

六 画

地骨皮汤（《圣济总录》） 地骨皮 知母 鳖甲 柴胡 秦艽 川贝母 当归

〔主治〕 阴虚发热，盗汗骨蒸。

地榆丸（《证治准绳》） 地榆 黄连 木香 乌梅 诃子 当归 阿胶

〔主治〕 泻痢或血痢经久不愈。

芍药甘草汤（《伤寒论》） 白芍 甘遂末（冲服）大黄 厚朴 木香 桃仁 赤芍 生川牛膝

〔主治〕 阴血不足，血行不畅，腿脚挛急或腹中疼痛。

芍药汤（《医学六书》） 白芍 木香 槟榔 黄连 黄芩 当归 甘草 大黄 官桂

〔主治〕 湿热痢。症见腹痛，里急后重，便脓血，肛门灼热等。

合欢饮（《景岳全书》） 白蔹 合欢皮

〔主治〕 肺痈久不敛口。

安宫牛黄丸（《温病条辩》） 牛黄 麝香 犀角 郁金 黄芩 黄连 雄黄 栀子 朱砂 冰片 珍珠 金箔

〔主治〕 温热病，热邪内陷心包，痰热壅闭心窍所致高热烦躁，神昏谵语，或舌謇肢厥，以及中风窍闭、小儿惊厥属于痰热内闭者。

安神定志丸（《医学心悟》） 石菖蒲 远志 茯苓 龙齿 茯神 人参 朱砂

〔主治〕惊恐不安，失眠健忘，梦中惊跳怵惕等。

冰硼散（《外科正宗》）冰片　硼砂　玄明粉　朱砂

〔主治〕咽喉口齿肿毒碎烂，及痰火久嗽，音哑咽痛等证。

异功散（《小儿药证直诀》）人参　白术　茯苓　炙甘草　橘皮

〔主治〕脾胃虚弱而兼气滞。症见饮食减少，消化不良，大便溏薄，胸脘痞闷不舒等。

导气汤（《医方简义》）川楝子　小茴香　吴茱萸　木香

〔主治〕寒疝，以及偏坠，小肠疝痛。

导赤散（《小儿药证直诀》）木通　生地　甘草梢　竹叶

〔主治〕心经有热。症见口舌生疮，心胸烦热，渴欲饮冷，或心移热于小肠，小便短赤而涩，尿时刺痛等。

导赤散（《医方简义》）木通　车前子　生地黄　淡竹叶　生甘草

〔主治〕心移热于小肠，口糜淋痛。

导痰汤（《济生方》）橘皮　半夏　茯苓　枳实　天南星　生姜　甘草

〔主治〕痰涎壅盛，胸膈留饮。症见咳嗽恶心，发热背寒，饮食少思，及中风痰盛，语涩眩晕等。

阳和汤（《外科全生集》）鹿角胶　肉桂　姜炭　熟地　麻黄　白芥子　甘草

〔主治〕一切阴疽、贴骨疽、流注、鹤膝风等属于阴寒之证。

阳起石丸（《济生方》）阳起石　鹿茸

〔主治〕虚寒之极，崩中不止，及宫冷，阳痿等。

防己黄芪汤（《金匮要略》）汉防己　白术　黄芪　生姜　大枣　甘草

〔主治〕风水或风湿。症见汗出恶风，肢体面目浮肿，小便不利等。

如意金黄散（《外科正宗》）天花粉　黄柏　姜黄　白芷　大黄　厚朴　橘皮　甘草　苍术　天南星

〔主治〕外科一切顽恶肿毒，如痈疽、发背、疔肿、跌扑损伤、湿痰流毒、大头时肿、漆疮、火丹、风热天泡、肌肤赤肿、干湿脚气、乳痈、小儿丹毒等。

红藤煎（录自山西省中医研究所编《中医方药手册》）红藤　紫花地丁　连翘　金银花　没药　乳香　牡丹皮　延胡索　甘草（一方有大黄）

〔主治〕肠痈。

七　画

寿胎丸（《医学衷中参西录》）续断　桑寄生　菟丝子　阿胶

〔主治〕肝肾不足，滑胎。

远志丸（《济生方》）远志（甘草汤泡去骨）茯神　朱砂　龙齿　人参　石菖蒲　茯苓（一作枣仁）

〔主治〕因事有所大惊，梦寐不宁，登高涉险，神不守舍，心志恐怯，及心肾不足，梦遗滑精。

赤石脂禹余粮汤（《伤寒论》）赤石脂　禹余粮

〔主治〕泻痢日久，滑泻不禁。

赤石脂散（《圣惠方》）赤石脂　侧柏叶　海螵蛸

〔主治〕妇人漏下，数年不瘥。

苇茎汤（《千金方》）苇茎（芦根）冬瓜子　薏苡仁　桃仁

〔主治〕肺痈。症见咳吐腥臭黄痰脓血，胸中隐隐作痛，咳时尤甚等。

苍耳散（《济生方》）苍耳子　辛夷　白芷　薄荷叶（用葱、茶清调服）

〔主治〕鼻渊头痛，不闻香臭，时流浊涕等症。

苎根汤（《小品方》）苎麻根　生地黄　当归　阿胶　白芍　甘草

〔主治〕胎动，腰腹痛下血。

芦根饮（《千金方》）芦根　生姜　竹茹　粳米

〔主治〕伤寒后，干呕哕，不下食。

苏子降气汤（《和剂局方》） 紫苏子 厚朴 橘皮 半夏 前胡 肉桂 当归 炙甘草 生姜 大枣 薄荷

〔主治〕上实下虚，痰涎壅盛，咳上喘气，胸膈满闷等。

苏长史茱萸汤（《千金方》） 吴茱萸 木瓜

〔主治〕脚气入腹，困闷欲死，腹胀。

苏合香丸（《和剂局方》） 苏合香油（入安息香膏内）麝香 丁香 白术 青木香 乌犀屑 香附 朱砂 诃子 白檀香 安息香 沉香 荜茇 冰片 乳香

〔主治〕寒邪或痰湿闭塞气机所致的闭证。如中风昏迷，痧胀昏厥，或时疫霍乱导致昏迷等。

杜仲丸（《圣济总录》） 杜仲 大枣（糯米汤下）

〔主治〕妇人胞胎不安。

杏苏散（《温病条辩》） 杏仁 紫苏 橘皮 生姜 桔梗 茯苓 半夏 甘草 前胡 枳壳 大枣

〔主治〕外感凉燥，痰湿内阻。症见头微痛，恶寒无汗，咳嗽痰稀，鼻塞嗌塞等。亦可用于外感风寒，发热恶寒，头痛鼻塞，咳嗽胸闷之证。

杞菊地黄丸（《医级》） 枸杞子 菊花 熟地 山茱萸 山药 泽泻 牡丹皮 茯苓

〔主治〕肝肾阴虚而眼花歧视，或枯涩疼痛者。

更衣丸（《先醒斋医学广笔记》） 芦荟 朱砂

〔主治〕热结便秘而见烦躁易怒，失眠者。

连须葱白汤（《类证活人书》） 连须 葱白 生姜

〔主治〕伤寒已发汗或未发汗，头疼如裂。

吴茱萸汤（《伤寒论》） 吴茱萸 人参 生姜 大枣

〔主治〕胃中虚寒，食谷欲呕，胃脘作痛，吞酸嘈杂；或厥阴头痛，干呕吐涎沫；或少阴病吐利，手足厥冷，烦躁欲死等。

牡蛎散（《和剂局方》） 牡蛎 麻黄根 黄芪 浮小麦

〔主治〕体虚卫外不固。症见自汗，夜卧更甚，心悸惊惕，短气烦倦等。

何人饮（《景岳全书》） 何首乌 人参 当归 橘皮 煨生姜

〔主治〕疟疾久发不止，气血两虚者。

何首乌散（《外科精要》） 何首乌 防风 薄荷 苦参

〔主治〕遍身疮肿痒痛。

皂荚丸（《金匮要略》） 皂荚（刮去皮，酥炙，作蜜丸，以枣膏和汤送下）

〔主治〕咳逆上气，时时唾浊不得眠。

谷精龙胆散（《证治准绳》） 谷精草 荆芥 龙胆草 赤芍 生地黄 红花 木通 甘草 茯苓 牛蒡子 灯芯

〔主治〕肝经风热，目赤肿痛，羞明多泪，及目生翳膜。

含化丸（《证治准绳》） 海藻 昆布 海蛤壳 海带 瓦楞子 文蛤 诃子 五灵脂 猪靥

〔主治〕瘿瘤、痰核等证。

含巴绛矾丸（录自《血吸虫病防治研究文集》） 绛矾（即煅皂矾） 巴豆霜

〔主治〕晚期血吸虫病肝硬化腹水。

羌活胜湿汤（《内外伤辨惑论》） 羌活 独活 藁本 防风 甘草 川芎 蔓荆子

〔主治〕风湿在表，症见头痛头重，一身尽痛，难以转侧，恶寒微热，苔白脉浮等。

沙参麦冬汤（《温病条辩》） 沙参 麦冬 天花粉 玉竹 生扁豆 生甘草 冬桑叶

〔主治〕燥伤肺胃，津液亏损，而见咽干口渴，干咳少痰，舌红少苔等证。

沉香四磨汤（《卫生家宝》） 沉香 乌药 木香 槟榔

〔主治〕冷气攻冲，心腹作痛。

良附丸（《良方集腋》）高良姜　香附　生姜汁

〔主治〕肝郁气滞，胃有寒凝之胃脘疼痛，胸闷胁通，痛经等。

诃子皮散（《兰室秘藏》）诃子　干姜　罂粟壳　橘皮

〔主治〕脱肛日久，复下赤白脓痢，里急后重，白多赤少。

诃子汤（《宣明论方》）诃子　桔梗　甘草

〔主治〕失音不能言语者。

诃子饮（《济生方》）诃子　杏仁　通草　煨生姜

〔主治〕久咳，语声不出

诃子散（《伤寒六书·素问病机》）诃子　黄连　木香　甘草　（白术、芍药调下）

〔主治〕久痢腹痛而有热者。

诃黎勒丸（《脾胃论》）诃子　母丁香　椿皮

〔主治〕休息痢。

补中益气汤（《脾胃论》）黄芪　人参　白术　当归　橘皮　炙甘草　升麻　柴胡

〔主治〕脾胃气虚，中气下陷。症见身热有汗，头痛恶寒，渴喜热饮，少气懒言，四肢乏力，及脱肛，子宫下垂，胃下垂，久泻久痢等。

补阳还五汤（《医林改错》）黄芪　当归尾　川芎　赤芍　桃仁　红花　地龙

〔主治〕中风后，气虚血滞。症见半身不遂，口眼歪斜，语言蹇涩等。

补肺汤（《永类钤方》）黄芪　五味子　桑白皮　熟地　人参　紫菀

〔主治〕肺气亏虚，气短喘咳，语言无力，声音低弱，及劳嗽潮热，盗汗。

补肺阿胶汤（原名阿胶散，又名补肺散）（《小儿药证直诀》）阿胶　马兜铃　牛蒡子　炙甘草　杏仁　糯米

〔主治〕肺虚火盛，喘咳咽干痰少，或痰中带血。

补骨脂丸（录自《本草纲目》）补骨脂　菟丝子　胡桃仁　沉香　乳香　没药

〔主治〕下元虚败，脚手沉重，阳痿。

附子理中丸（《和剂局方》）附子　干姜　人参　白术　炙甘草

〔主治〕脉微肢厥，昏睡露睛，或寒中内脏之霍乱吐利、转筋、口噤、四肢强直等脾肾阳虚之阴寒重证。

附桂理中丸（《三因方》）附子　肉桂　干姜　白术　人参　炙甘草

〔主治〕脉微肢厥，昏睡露睛，或寒中内脏之霍乱吐利、转筋、口噤、四肢强直等脾肾阳虚之阴寒重证。

鸡鸣散（《证治准绳》）木瓜　吴茱萸　橘皮　槟榔　紫苏叶　桔梗　生姜

〔主治〕寒湿郁结所致的湿脚气。症见足胫肿重无力，行动不便，麻木冷痛，或挛急上冲，甚至胸闷泛恶，以及风湿流注，发热恶寒，脚足痛不可忍，筋浮肿者。

驱尿石汤（《北京中草药制剂选编》）王不留行　金钱草　海金沙　冬葵子　车前子　石韦　怀牛膝　泽泻　滑石　枳壳

〔主治〕泌尿系结石。

八　画

青龙丸（《外科方外奇方》）马钱子　穿山甲　僵蚕

〔主治〕一切疔疮肿毒，贴骨痈疽，瘰疬，及乳串结核，痰气凝滞，硬块成毒，小儿痘后痈疽等。

青皮丸（《沈氏尊生书》）青皮　山楂　麦芽　神曲　草果

〔主治〕食痛饱闷，噫败卵气。

青州白丸子（《和剂局方》）天南星　半夏　白附子　川乌

〔主治〕手足顽麻，半身不遂，口眼蜗斜，痰涎壅盛，及小儿惊风，大人头风等证。

青娥丸（《和剂局方》）杜仲　补骨脂　胡桃仁

〔主治〕肾虚腰痛脚弱，腰间重坠，起

坐困难。

青蒿鳖甲汤（《温病条辩》） 青蒿 鳖甲 细生地黄 牡丹皮 知母

〔主治〕温病后期，邪热未尽，深伏阴分，阴液已伤。症见夜热早凉，热退无汗，舌红少苔，脉数等。亦可用于慢性病，由于阴虚内热所致的潮热证。

青黛石膏汤（《重订通俗伤寒论》） 青黛 鲜地黄（捣汁） 生石膏 升麻 黄芩 焦栀子 葱白

〔主治〕热郁阳明，热极而发紫黑斑，脉洪数者。亦治血热妄行的吐血、咯血，衄血等证。

青黛海石丸（《症因脉治》） 青黛 瓜蒌仁 川贝母 海浮石

〔主治〕热咳气急痰稠之证。

苓桂术甘汤（《金匮要略》） 茯苓 桂枝 白术 炙甘草

〔主治〕脾虚不运，水湿停蓄，或停饮所致的头眩、心悸、咳嗽等证。

郁李仁汤（《圣济总录》） 郁李仁 桑白皮 赤小豆 白茅根 橘皮 紫苏

〔主治〕水肿胸满气急。

虎骨木瓜酒（《全国中药成药处方集》） 虎骨 木瓜 川芎 川牛膝 当归 天麻 五加皮 红花 续断 白茄根 玉竹 秦艽 防风 桑枝

〔主治〕风寒湿气，流入经络。症见筋脉拘挛，骨节痛，四肢麻木，口眼歪斜，山岚瘴气，历节风痛等。

虎潜丸（《丹溪心法》） 熟地 白芍 知母 黄柏 龟板 锁阳 虎骨 干姜 橘皮

〔主治〕肝肾阴亏，精血不足。症见筋骨痿软，腰膝酸楚，腿足瘦弱，步履乏力等。

虎潜丸（《全国中药成药处方集》） 熟地 龟板 锁阳 虎骨 知母 黄柏 橘皮 白芍 当归 怀牛膝 羊肉

〔主治〕肝肾阴虚，精血不足。症见筋骨痿弱，腰膝酸软，腿足瘦弱，步履乏力等。

昆布丸（《广济方》） 昆布 海藻 海蛤壳 通草 羊靥

〔主治〕气瘿。症见胸膈满塞，咽喉颈项渐粗。

易黄汤（《傅青主女科》） 黄柏 芡实 山药 车前子 白果

〔主治〕脾虚湿热带下。症见带下黏稠量多，色白兼黄，其气腥臭，头眩且重、乏力等。

固冲汤（《医学衷中参西录》） 黄芪 白术 海螵蛸 茜草 龙骨 牡蛎 山茱萸 生白芍 棕榈炭 五倍子

〔主治〕冲脉不固，脾胃虚弱。症见血崩或月经过多，色淡质稀，心悸气短等。

固肠丸（《证治准绳》） 乌梅 肉豆蔻 诃子 罂粟壳 苍术 人参 茯苓 木香

〔主治〕久泻不止。

固经丸（《妇人大全良方》） 椿皮 龟板 香附 白芍 黄芩 黄柏

〔主治〕血虚有热，经水不止，崩漏紫黑成块。

钓痰膏（《圣惠方》） 皂荚 半夏 白矾 柿饼

〔主治〕胸中痰结。

知柏地黄丸（《医宗金鉴》） 知母 黄柏 熟地 山茱萸 山药 茯苓 泽泻 牡丹皮

〔主治〕阴虚火旺。症见骨蒸潮热，盗汗梦遗等。

金刚丸（《张氏医通》） 萆薢 肉苁蓉 杜仲 菟丝子 鹿胎 紫河车 巴戟天

〔主治〕肾虚骨痿，不能起动。

金沸草散（《类证活人书》） 旋覆花 生姜 半夏 细辛 前胡 荆芥 赤芍 甘草 大枣

〔主治〕伤寒，中脘有痰，令人壮热，项强筋急，时发寒热。

金铃子散（《圣惠方》） 金铃子（即川楝子）

延胡索
〔主治〕肝气郁滞，气郁化火所致的胸腹胁肋疼痛，或痛经，疝气痛，时发时止等证。

金锁固精丸（《医方集解》） 沙苑蒺藜 芡实 莲须 龙骨 牡蛎 莲子
〔主治〕肾虚不固。证见遗精滑泄，神疲乏力，四肢酸软，腰痛耳鸣等。

金箔镇心丸（《万病回春》） 金箔 朱砂 琥珀 胆南星 天竺黄 牛黄 雄黄 珍珠 麝香
〔主治〕一切惊悸。

肥儿丸（《医宗金鉴》） 人参 白术 茯苓 黄连 胡黄连 使君子 神曲 麦芽 山楂 炙甘草 芦荟
〔主治〕小儿疳积，腹痛，面色萎黄，消瘦。

狗脊饮（验方录自《中国医学大辞典》） 狗脊 杜仲 续断 川牛膝 桂枝 秦艽 海风藤 木瓜 桑枝 松节 当归身 虎骨胶 熟地
〔主治〕气血亏虚，兼感风湿，症见手足麻木，行动不利等。

炙甘草汤（《伤寒论》） 炙甘草 人参 阿胶 生地黄 桂枝 麦冬 麻仁 生姜 大枣
〔主治〕气虚血少。症见虚羸少气，心悸心慌，脉结代或虚数等。

疝气内消丸（《北京市中药成方选集》） 小茴香 吴茱萸 橘核 川楝子 荔枝核 沉香 肉桂 甘草 白术 丝瓜络炭 炮姜 青皮 大茴香 补骨脂 制附子
〔主治〕厥阴肝经寒凝气滞所致小肠疝气。

河车大造丸（录自《中国医学大辞典》） 熟地 龟板 黄柏 天冬 麦冬 紫河车 人参 杜仲 怀牛膝
〔主治〕虚损劳瘵，神志失守，内热阴亏。

泻心汤（《金匮要略》） 黄连 黄芩 大黄
〔主治〕心胃火炽，迫血妄行，以致吐衄便秘；或三焦积热，目赤口疮，牙龈肿痛；或外科痈肿属于热毒炽盛者。

泻白散（《小儿药证直诀》） 桑白皮 地骨皮 炙甘草 粳米
〔主治〕肺热咳嗽气喘。

泽泻汤（《金匮要略》） 泽泻 白术
〔主治〕痰饮所致的眩晕。亦治泄泻。

泽漆汤（《金匮要略》） 泽漆 生姜 白前 甘草 黄芩
〔主治〕咳嗽脉沉。

定命散（《圣济总录》） 白花蛇 乌梢蛇 蜈蚣
〔主治〕破伤风，项颈紧硬，身体强直。

定喘汤（《摄生众妙方》） 黄芩 桑白皮 杏仁 半夏
〔主治〕风寒外束，痰热内蕴所致的哮喘证。症见痰多气急，痰稠色黄，或有表证，恶寒发热等。

建瓴汤（《医学衷中参西录》） 生地黄 生牡蛎 生龙骨 怀牛膝 生赭石 生山药 生白芍 柏子仁
〔主治〕肝阳上亢引起的头痛眩晕，耳鸣目胀，心悸健忘，梦多失眠，脉弦硬而长等。

参附汤（《校注妇人良方》） 人参 附子
〔主治〕元气大亏，阳气暴脱。症见手足厥逆，汗出，呼吸微弱，脉微等。

参苓白术散（《和剂局方》） 人参 白术 茯苓 甘草 山药 莲子 白扁豆 砂仁 薏苡仁 桔梗 大枣
〔主治〕脾胃气虚挟湿。症见四肢无力，形体虚羸，饮食不化，或吐或泻，胸脘痞塞，面色萎黄等。

参茸固本丸（验方录自《中国医学大辞典》） 人参 当归身 熟地 枸杞子 鹿茸 白芍 小茴香 橘皮 白术 黄芪 牛膝 肉桂 巴戟天 菟丝子 山药 茯神 肉

苁蓉 炙甘草

〔主治〕诸虚百损，五劳七伤，元气不足。症见畏寒肢冷，腰痛耳鸣，四肢酸软，形体瘦弱，精神疲乏，阳痿早泄，宫冷不孕，小便频数等。

参赭镇气汤（《医学衷中参西录》） 党参 山茱萸 生赭石 生芡实 紫苏子 生山药 生龙骨 生牡蛎 生白芍

〔主治〕阴阳两虚，喘逆迫促，有将脱之势。亦治肾虚不摄，冲气上干，致胃气不降而作满闷。

驻景丸（《和剂局方》） 菟丝子 熟地 车前子

〔主治〕肝肾亏虚，眼昏生翳。

九 画

珍珠散（《张氏医通》） 珍珠 炉甘石 血竭 象皮 赤石脂 琥珀 龙骨 钟乳石（甘草汤煮）朱砂 冰片

〔主治〕外证溃烂不长肉。

荆防败毒散（《摄生众妙方》） 荆芥 防风 羌活 柴胡 前胡 川芎 枳壳 独活 茯苓 桔梗 甘草

〔主治〕外感风寒湿邪，以及时疫疟疾、痢疾、疮疡具风寒湿表证者。

草还丹（《扶寿精方》） 山茱萸 补骨脂 当归 麝香

〔主治〕肾气不足、阳痿，滑精，腰酸神疲。

茵陈五苓散（《金匮要略》） 茵陈 猪苓 泽泻 白术 茯苓 桂枝

〔主治〕湿热黄疸，湿邪偏重，小便不利显著者。

茵陈四逆汤（《玉机微义》） 茵陈 附子 干姜 炙甘草

〔主治〕寒湿阴黄。症见手足逆冷，脉沉微细等。

茵陈蒿汤（《伤寒论》） 茵陈 栀子 大黄

〔主治〕湿热黄疸。

茯菟丸（《和剂局方》） 茯苓 菟丝子 石莲子

〔主治〕肾虚遗精，白浊，或尿有余沥。

胡芦巴丸（《圣济总录》） 胡芦巴 附子 硫黄

〔主治〕肾脏虚冷，腹胁胀满。

胡芦巴丸（《杨氏家藏方》） 胡芦巴 补骨脂 木瓜

〔主治〕寒湿脚气，腿膝冷痛，行步无力。

胡芦巴丸（《和剂局方》） 吴茱萸 川楝子 巴戟天 小茴香 川乌 胡芦巴

〔主治〕疝气，偏坠阴肿，小腹有形如卵，上下来去痛不可忍，或绞结绕脐攻刺，呕恶闷乱等。

荔香散（《景岳全书》） 荔枝核 木香

〔主治〕心腹胃脘久痛，屡触屡发者。

枯痔散（录自广东中医学院主编《外伤科学》） 砒石 白矾 硼砂 雄黄 硫黄

〔主治〕痔疮。

枳术丸（《脾胃论》引张洁古方） 枳实 白术

〔主治〕脾胃虚弱，饮食停滞。症见脘腹痞满，不思饮食等。

枳实导滞丸（《内外伤辨惑论》） 枳实 大黄 黄连 黄芩 神曲 白术 茯苓 泽泻

〔主治〕积滞内阻，蕴湿生热。症见胸腹痞满，下痢，泄泻，腹痛后重，或大便秘结，小便短赤等。

枳实栀子豉汤（《伤寒论》） 枳实 栀子 淡豆豉

〔主治〕病后劳复，身热，心下痞闷者。

枳实消痞丸（《兰室秘藏》） 枳实 厚朴 半夏曲 白术 干姜 炙甘草 麦芽 茯苓 人参 黄连

〔主治〕脾胃虚弱，寒热互结所致的心下痞满，不欲饮食，体弱倦怠，或胸腹痞胀，食少不化，大便不畅者。

枳实薤白桂枝汤（《金匮要略》） 枳实 薤白 桂枝 瓜蒌 厚朴

〔主治〕胸痹，气结在胸，心中痞满，

气从胁下上逆抢心者。
柏子仁丸（《本事方》）　柏子仁　人参　牡蛎　五味子　半夏曲　白术　麻黄根　枣肉　净麸
〔主治〕虚烦不眠，惊悸怔忡，盗汗。
栀子柏皮汤（《伤寒论》）　栀子　黄柏　甘草
〔主治〕肝胆湿热郁结所致的黄疸，发热，小便短赤等证。
栀子豉汤（《伤寒论》）　栀子　淡豆豉
〔主治〕外感热病，身热懊憹，虚烦不眠，胸脘痞闷等证。
柿蒂汤（《济生方》）　柿蒂　丁香　生姜
〔主治〕胸满呃逆不止，属寒呃而胃气不虚者。
牵牛丸（《沈氏尊生书》）　槟榔　牵牛子　大黄　雄黄
〔主治〕蛔虫等肠道寄生虫病。
牵正散（《杨氏家藏方》）　白附子　僵蚕　全蝎
〔主治〕中风面瘫，口眼歪斜，甚或面部肌肉抽动。
骨碎补散（《圣惠方》）　骨碎补　自然铜　虎胫骨　龟板　没药　胡桃仁
〔主治〕金疮伤筋断骨，痛不可忍。
钩藤饮（《医宗金鉴》）　钩藤　天麻　羚羊角　全蝎　人参　炙甘草
〔主治〕小儿急惊。症见牙关紧闭，手足抽搐，惊悸壮热，眼目窜视等。
香苏散（《和剂局方》）　紫苏叶　香附　橘皮　炙甘草
〔主治〕外感风寒，内有气滞。症见形寒身热，头痛无汗，胸脘痞闷，不思饮食等。
香连丸（《兵部手集方》）　木香　黄连（与吴茱萸同炒，去吴茱萸）
〔主治〕湿热痢疾，脓血相兼，腹痛，里急后重等证。
香参丸（《沈氏尊生书》）　木香　苦参　甘草
〔主治〕湿热泻痢。
香砂六君子丸（录自《中国医学大辞典》）　人参　白术　茯苓　炙甘草　法半夏　橘皮　木香　砂仁　生姜　大枣
〔主治〕中虚气滞，痰湿内阻。症见胸中满闷，食难运化，呕恶，腹疼，肠鸣，泄泻等。
香砂六君子汤（录自《中国医学大辞典》）　人参　白术　茯苓　甘草　砂仁　木香　半夏　橘皮　生姜
〔主治〕气虚痰饮，呕恶痞闷，纳减消瘦，及脾胃不和，变生诸证。
香砂枳术丸（《摄生秘剖》）　木香　砂仁　枳实　白术
〔主治〕脾虚食少，或宿食不消，胸脘痞闷等。
香桂散（《张氏医通》）　麝香　肉桂
〔主治〕胎死腹中，或胞衣不下。
香橘散（《张氏医通》）　小茴香　橘核　山楂
〔主治〕睾丸偏坠胀痛。
香薷散（《和剂局方》）　香薷　白扁豆　厚朴（姜制）
〔主治〕暑月乘凉饮冷，外感于寒，内伤于湿所致恶寒发热，头重头痛，无汗，胸闷或四肢倦怠，腹痛吐泻，舌苔白腻等。亦治夏伤暑湿，脾胃失和之吐泻。
复元活血汤（《医学发明》）　大黄　桃仁　红花　当归　穿山甲　柴胡　天花粉　甘草
〔主治〕跌打损伤，瘀血留于胁下，痛不可忍者。
复方土茯苓汤（录自卫生部编《中医临床经验资料汇编》）　土茯苓　金银花　白鲜皮　甘草　威灵仙
〔主治〕梅毒或因梅毒服汞剂而致肢体拘挛者。
保赤丸（录自1977年版《中华人民共和国药典》）　巴豆霜　神曲　天南星　朱砂
〔主治〕小儿冷积，停乳停食，腹部胀满，大便秘结，痰多，惊悸不安。
保和丸（《丹溪心法》）　莱菔子　山楂　神曲

橘皮 半夏 茯苓 连翘

〔主治〕食积停滞。症见胸脘痞满，腹胀时痛，嗳腐吞酸，厌食恶心，或大便泄泻。

禹功散（《儒门事亲》） 黑牵牛子 小茴香 木香 生姜汁

〔主治〕停饮肿满。

胆矾散（《沈氏尊生书》） 胆矾 儿茶 胡黄连

〔主治〕牙疳

独活寄生汤（《千金方》） 独活 桑寄生 生地黄 杜仲 怀牛膝 细辛 秦艽 茯苓 肉桂 防风 川芎 人参 甘草 当归 白芍

〔主治〕痹证日久，肝肾两亏，气血不足。症见腰膝冷痛，肢节屈伸不利，酸软气弱，或麻木不仁，畏寒喜温等。

养心汤（《证治准绳》） 柏子仁 酸枣仁 五味子 茯苓 人参 黄芪 茯神 半夏曲 当归 川芎 远志 肉桂 甘草

〔主治〕心虚血少，惊惕不宁。

养脏汤（《和剂局方》） 人参 白术 肉桂 白芍 木香 诃子 当归 肉豆蔻 炙甘草 罂粟壳（蜜炙）

〔主治〕泻痢日久，脾胃虚寒，滑脱不禁，甚至脱肛。

前列腺汤（《北京市中草药制剂选编》）王不留行 赤芍 红花 败酱草 丹参 泽兰 桃仁

〔主治〕慢性前列腺炎。

前胡散（《证治准绳》） 前胡 桑白皮 浙贝母 杏仁 麦冬 炙甘草 生姜

〔主治〕咳嗽涕唾稠黏，心胸不利，时有烦热。

首乌延寿丹（《世补斋医书》） 何首乌 女贞子 墨旱莲 豨莶草 菟丝子 杜仲 怀牛膝 桑叶 金银花 生地 桑椹 金樱子 黑芝麻

〔主治〕阴虚血虚，腰膝酸软，眩晕目暗，耳鸣，失眠，须发早白。

活络效灵丹（《医学衷中参西录》） 丹参 乳香 没药 当归

〔主治〕气血凝滞所致的心腹疼痛，腿臂疼痛，及风湿痹痛，跌打瘀肿，癥瘕积聚及疮疡初起等。

宣郁通经汤（《傅青主女科》） 白芍 黄芩 柴胡 当归 牡丹皮 黑栀子 白芥子 香附 郁金 生甘草

〔主治〕肝郁有热，经前腹痛。

宣痹汤（《温病条辩》） 防己 薏苡仁 滑石 杏仁 连翘 栀子 半夏 蚕砂 赤小豆皮

〔主治〕湿热痹证。症见寒战热炽，骨节烦痛，面目痿黄，小便短赤等。

冠心苏合丸（录自《中药知识手册》） 苏合香 檀香 冰片 乳香 青木香

〔主治〕冠心病心绞痛。

祛烦养胃汤（《医醇賸义》） 鲜石斛 南沙参 麦冬 山药 玉竹 石膏 天花粉 茯苓 橘皮 半夏 甘蔗

〔主治〕胃阴不足，津亏口渴。

神术散（《和剂局方》） 苍术 白芷 川芎 藁本 细辛 羌活 甘草

〔主治〕四时瘟疫，发热憎寒，头痛项强，身体疼痛。

神应丸（《证治准绳》） 威灵仙 肉桂 当归

〔主治〕风湿或跌打损伤，腰痛如折，牵引背脊，俯仰艰难。

神效托里散（《外科精要》） 忍冬藤叶 黄芪 当归 甘草节

〔主治〕痈疽发背，肠痈乳痈，无名肿毒，焮毒肿痛，憎寒发热。

神消散（《证治准绳》） 木贼 蝉蜕 谷精草 黄芩 蛇蜕 炙甘草 苍术

〔主治〕风热目赤翳障。

神捷散（《圣济总录》） 轻粉 吴茱萸 硫黄 赤小豆 蒺藜 芜荑

〔主治〕疥疮

绛矾丸（原名枣矾丸）（《医方考》） 绛矾（即

煅皂矾）　大枣　苍术　厚朴　橘皮　甘草

〔主治〕中满腹胀，黄肿。

十　画

秦艽鳖甲散（《卫生宝鉴》）　秦艽　青蒿　鳖甲　知母　地骨皮　柴胡　当归　乌梅

〔主治〕骨蒸壮热，肌肉消瘦，唇红颧赤，气粗，四肢困倦，夜有盗汗。

珠黄散（《上海市药品标准》）　珍珠　牛黄

〔主治〕咽喉肿痛，腐烂，牙疳，口疳，口舌破碎等证。

蚕矢汤（《霍乱论》）　蚕砂　薏苡仁　黄连　吴茱萸　黄芩　大豆黄卷　木瓜　制半夏　通草　焦栀子

〔主治〕湿热内蕴，霍乱吐泻。症见腹痛转筋，口渴烦躁等。

都气丸（《医宗己任编》）　熟地　山茱萸　山药　泽泻　牡丹皮　茯苓　五味子

〔主治〕肾阴虚而喘，面赤呃逆者。

真武汤（《伤寒论》）　附子　白术　茯苓　生姜　白芍

〔主治〕脾肾阳虚，水气内停。症见小便不利，肢体沉重疼痛，恶寒腹痛，下利，或肢体浮肿，以及大汗伤阳，寒水内动所致的心悸头眩，身体振动等证。

桂附八味丸（录自《医方集解》）　肉桂　附子　熟地　山茱萸　山药　茯苓　泽泻　牡丹皮

〔主治〕肾阳不足，腰膝酸痛，少腹拘急，水肿，小便不利；或阳痿，尿频遗尿，尺脉微弱，以及痰饮喘咳，或肾不纳气，喘急欲脱等。亦治消渴、脚气。

桂枝去芍药加蜀漆牡蛎龙骨救逆汤（《伤寒论》）　桂枝　炙甘草　生姜　牡蛎　龙骨　大枣　蜀漆

〔主治〕伤寒脉浮，医者以火迫劫之，亡阳，惊狂，卧起不安者。

桂枝汤（《伤寒论》）　桂枝　白芍　炙甘草　生姜　大枣

〔主治〕外感风寒之表虚证。症见发热头痛，汗出恶风，或鼻鸣干呕，舌苔薄白，脉浮缓等。

桂枝附子汤（《金匮要略》）　桂枝　附子　生姜　甘草　大枣

〔主治〕风湿相搏，身体疼烦，不能自转侧。

桂枝茯苓丸（《金匮要略》）　桂枝　茯苓　桃仁　牡丹皮　白芍

〔主治〕妇人小腹有癥块，及血瘀经闭，痛经。

桔梗白散（《金匮要略》）　桔梗　巴豆　川贝母

〔主治〕肺痈，咳而胸满，时出浊唾腥臭，久久吐脓如米粥。亦治寒实结胸无热证者。

桔梗汤（《金匮要略》）　桔梗　甘草

〔主治〕肺痈，时出浊唾腥臭，久久吐脓如米粥。亦治咽喉肿痛，咳嗽有痰等。

桃红四物汤（《医宗金鉴》）　桃仁　红花　熟地　当归　川芎　白芍

〔主治〕瘀血阻滞引起的月经不调及癥瘕。亦治损伤瘀痛等证。

桃花汤（《伤寒论》）　赤石脂　干姜　粳米

〔主治〕少阴病，下利便脓血。

桃花散（《全国中药成药处方集》）　煅石膏　铅丹　轻粉　冰片

〔主治〕痈疽疮疡溃烂，脓水淋漓，久不收口者。

破故纸丸（《伤寒论》）　破故纸（即补骨脂）　小茴香

〔主治〕肾气虚冷，小便无度。

柴胡散（《本事方》）　柴胡　炙甘草

〔主治〕伤寒，时疾，中渴，伏暑。邪入经络，体瘦肌热。

柴胡疏肝散（《景岳全书》）　柴胡　白芍　橘皮　香附　川芎　枳壳　炙甘草

〔主治〕肝气郁结，胁肋疼痛，寒热往

来。

柴葛解肌汤（《伤寒六书》） 柴胡 葛根 黄芩 石膏 白芍 甘草 羌活 白芷 桔梗 生姜 大枣

〔主治〕感冒风寒，寒郁化热。症见恶寒渐轻，而身热增盛，头痛肢楚，目痛鼻干，心烦不眠，眼眶痛等。

逍遥散（《和剂局方》） 柴胡 白芍 当归 白术 茯苓 生姜 炙甘草 薄荷

〔主治〕肝郁血虚所致的两胁作痛，头痛目眩，口燥咽干，神疲食少，或见往来寒热，或月经不调，乳房作胀等。

鸭掌散（《摄生方》） 白果 麻黄 炙甘草

〔主治〕哮喘痰嗽。

透脓散（《外科正宗》） 生黄芪 炙甘草

〔主治〕寒湿阴黄。症见手足逆冷，脉沉微细等。

十一画

理中丸（《寒伤论》） 人参 干姜 白术 炙甘草

〔主治〕脾胃虚寒。症见脘腹冷痛，泄泻，呕吐，腹满不食。或阳虚失血，及小儿慢惊，病后喜唾涎沫，以及胸痹等证由中焦虚寒而致者。

理中汤（《伤寒论》） 人参 干姜 白术 炙甘草

〔主治〕脾胃虚寒。症见脘腹冷痛，泄泻，呕吐，腹满不食。或阳虚失血，及小慢惊，病后喜唾涎沫，以及胸痹等证由中焦虚寒而致者。

黄土汤（《金匮要略》） 灶心土 生地黄 附子 阿胶 白术 黄芩 甘草

〔主治〕脾阳不足所致的大便下血，以及吐血、衄血、妇人血崩，血色黯淡，四肢不温等。

黄龙汤（《伤寒六书》） 人参 当归 大黄 芒硝 厚朴 枳实 甘草

〔主治〕里实热结而气血虚者。

黄芩滑石汤（《温病条辩》） 黄芩 滑石 通草 白豆蔻 茯苓皮 猪苓 大腹皮

〔主治〕湿温邪在中焦，湿热并重。症见发热身痛，汗出热解，继而复热，渴不多饮，或不渴者

黄芪汤（录自《医部全录》） 黄芪 生地 麦冬 天花粉 茯苓 五味子 炙甘草

〔主治〕诸渴。

黄芪桂枝五物汤（《金匮要略》） 黄芪 桂枝 白芍 生姜 大枣

〔主治〕血痹证。症见身体不仁，如风痹状。

黄连汤（《千金方》） 黄连 黄柏 干姜 当归 阿胶 炙甘草 石榴皮

〔主治〕赤白痢，久痢不止。

黄连阿胶汤（《伤寒论》） 黄连 黄芩 白芍 阿胶 鸡子黄

〔主治〕阴虚火旺，心中烦热，失眠；或热病后期，余热未清，阴液亏损，虚烦不得眠；以及心火亢盛，迫血妄行所致的吐血、衄血等证。

黄连解毒汤（《外台秘要》引崔氏方） 黄连 黄芩 黄柏 栀子

〔主治〕三焦热盛，症见大热烦扰，口燥咽干，错语不眠，或吐衄发斑，以及外科痈肿疔毒等。

黄连解毒汤（《外科正宗》） 黄连 黄芩 黄柏 栀子 连翘 牛蒡子 甘草 灯芯

〔主治〕疔毒攻心，内热口干，烦闷恍惚，脉实者。

黄连橘皮竹茹半夏汤（《温热经纬》） 黄连 橘皮 竹茹 半夏

〔主治〕胃热呕哕。

菖蒲郁金汤（《温病全书》） 鲜石菖蒲 竹沥 炒栀子 竹叶 牡丹皮 连翘 郁金 菊花 滑石 牛蒡子 姜汁 玉枢丹末

〔主治〕湿温病，湿热酿痰，蒙蔽心包。症见身热不甚，胸脘痞闷，时有神昏谵语等。

萆薢分清饮（《丹溪心法》）萆薢　益智仁　石菖蒲　乌药

〔主治〕膏淋白浊。症见小便频数，混浊不清，白如米泔，积如脂膏。

菟丝子丸（《世医得效方》）菟丝子　鹿茸　附子　肉苁蓉　桑螵蛸　五味子　牡蛎　鸡内金

〔主治〕肾虚小便多，或小便失禁。

控涎丹（《三因方》）甘遂　大戟　白芥子（淡姜汤下）

〔主治〕痰涎伏在胸膈上下，忽然胸背、颈、腰胯痛不可忍，筋骨牵引钓痛，走易不定，或手足冷痹，或令头痛不可忍，或神志昏倦多睡，或饮食无味，痰唾稠黏，夜间喉中痰鸣，多流涎唾等证。

蛇床子散（《金匮要略》）蛇床子　铅粉

〔主治〕妇人阴寒。

银翘散（《温病条辩》）金银花　连翘　薄荷　桔梗　淡竹叶　生甘草　荆芥穗　淡豆豉　牛蒡子　芦根

〔主治〕外感风热及温病初起，症见头痛，发热，微恶风寒，无汗或有汗不畅，头痛口渴，或兼见咳嗽咽喉肿痛，脉浮数等。

猪苓汤（《伤寒论》）猪苓　茯苓　泽泻　滑石　阿胶

〔主治〕水热互结，小便不利，发热，口渴欲饮，或见心烦不寐，或兼咳嗽、呕恶等。亦治淋病尿血。

麻子仁丸（《伤寒论》）火麻仁　大黄　厚朴　枳实　杏仁　白芍

〔主治〕肠胃燥热，大便鞕，小便数。

麻黄汤（《伤寒论》）麻黄　桂枝　杏仁　甘草

〔主治〕外感风寒之表实证。症见恶寒发热，头痛身痛，无汗而喘，脉浮紧等。

麻黄杏仁甘草石膏汤（《金匮要略》）麻黄　杏仁　甘草　石膏

〔主治〕热邪壅肺而致喘咳者。

麻黄杏仁薏苡甘草汤（《金匮要略》）麻黄　杏仁　薏苡仁　炙甘草

〔主治〕汗出当风，或久伤取冷所致之风湿。症见一身尽痛，发热，日晡所剧者。

麻黄细辛附子汤（《伤寒论》）麻黄　细辛　附子

〔主治〕阳虚外感，恶寒发热，脉反沉者。

麻黄根散（《圣惠方》）麻黄根　当归　黄芪

〔主治〕产后虚汗不止。

旋复代赭汤（《伤寒论》）旋覆花　半夏　生姜　人参　赭石　甘草　大枣

〔主治〕胃气虚弱，痰浊内阻，胃气上逆而致心下痞硬，噫气不除，反胃呕吐，吐涎沫等。

旋覆花汤（《圣济总录》）桔梗　桑白皮　大黄　鳖甲　柴胡　槟榔　旋覆花　甘草

〔主治〕支饮，胸膈实痞，呼吸短气。

羚羊角散（《和剂局方》）羚羊角　决明子　黄芩　龙胆草　升麻　甘草　车前子　栀子

〔主治〕大人小儿一切风热毒邪，上攻眼目，暴发赤肿；或生疮疼痛，隐涩羞明。

羚角钩藤汤（《通俗伤寒论》）羚羊角　桑叶　钩藤　菊花　鲜生地　浙贝母　生白芍　生甘草　竹茹　茯神

〔主治〕热病邪传厥阴，壮热神昏，烦闷躁扰，手足搐搦，发为痉厥等。

清气化痰丸（录自《医方考》）黄芩　胆南星　枳实　瓜蒌仁　橘皮　杏仁　茯苓　半夏（姜汁为丸）

〔主治〕痰热内结，症见咳嗽痰黄，黏稠难咯，胸膈痞满，甚则气急呕恶等。

清肠饮（《疡医大全》）金银花　地榆　麦冬　玄参　薏苡仁　黄芩　当归　生甘草

〔主治〕肠痈。

清胃汤（《医宗金鉴》） 石膏 黄连 生地黄 牡丹皮 黄芩 升麻

〔主治〕胃中实火上炎，牙缝出血，牙龈肿痛，口舌生疮等证。

清骨散（《证治准绳》） 银柴胡 地骨皮 青蒿 胡黄连 知母 秦艽 鳖甲 甘草

〔主治〕虚劳骨蒸，或低热日久不退。症见唇红颧赤，形瘦盗汗等。

清宫汤（《温病条辩》） 玄参心 连心麦冬 莲子心 竹叶心 连翘心 犀角尖

〔主治〕外感温病，发汗而汗出过多，耗伤心液，以致邪陷心包，出现神昏谵语等证。

清络饮（《温病条辩》） 鲜金银花 鲜扁豆花 西瓜翠衣 鲜荷叶边 鲜竹叶心 丝瓜皮

〔主治〕暑伤肺经气分之轻证，或暑温病，经发汗后，余邪未解。症见身热，口渴不甚，但头目不清，昏眩微胀等。

清热地黄汤（《医略六书》） 生地黄 水牛角 赤芍 牡丹皮

〔主治〕血热妄行所致的吐衄、尿血、便血、斑色紫暗，舌绛起刺，或蓄血发狂等。

清热保津法附方（《时病论》） 鲜石斛 鲜生地黄 麦冬 天花粉 连翘 参叶

〔主治〕温热有汗，风热化火，热病伤津，温疟，舌苔变黑等。

清凉散（《万病回春》） 山豆根 连翘 桔梗 牛蒡子 黄芩 黄连 栀子 薄荷 防风 浙贝母 甘草

〔主治〕热毒壅结，咽喉肿痛。

清营汤（《温病条辩》） 犀角 生地黄 玄参 竹叶心 麦冬 丹参 黄连 金银花 连翘

〔主治〕温热病，邪热初入营分，症见身热夜甚，口渴或不渴，时有谵语，心烦不眠；或斑疹隐隐，舌绛而干，脉细数等。

清瘟败毒饮（《疫疹一得》） 生石膏 小生地黄 栀子 桔梗 赤芍 鲜竹叶 犀角 牡丹皮 玄参 知母 黄连 黄芩 连翘 甘草

〔主治〕温热病，肺胃热毒壅，气血两燔，症见大热烦躁，渴饮干呕，头痛如劈，昏狂谵语，或有吐衄斑疹；或痉厥并见，舌绛唇焦，脉洪数等。

清燥救肺汤（《医门法律》） 杏仁 麦冬 桑叶 石膏 甘草 人参 黑芝麻 阿胶 枇杷叶

〔主治〕温燥伤肺。症见头痛，身热，干咳无痰，气逆而喘，咽喉干燥，鼻燥，心烦口渴，舌干无苔等。

密蒙花散（《和剂局方》） 密蒙花 菊花 木贼 石决明 蒺藜 羌活

〔主治〕风气攻注，两眼昏暗，羞明多泪，隐涩难开，渐生翳膜；及久患偏头痛，牵引两眼，渐觉细小，昏涩隐痛，并暴赤肿痛等。

续断丸（《妇人良方》） 续断 黄芪 熟地 当归 海螵蛸 五味子 龙骨 赤石脂 水牛角 甘草 地榆 艾叶 附子 干姜 川芎

〔主治〕妇人经水不止，口干心烦，四肢羸乏，饮食减少。

续断丸（《扶寿精方》） 续断 杜仲 怀牛膝 萆薢 木瓜 补骨脂

〔主治〕腰痛并脚酸腿软。

续随子丸（《圣济总录》） 续随子 轻粉 青黛（糯米饭粘合成丸）

〔主治〕积聚癥块及涎积等。

十二画

琥珀散（《灵苑方》） 琥珀 当归 莪术 乌药

〔主治〕妇人心膈迷闷，腹脏撮痛，气急气闷，经水不通。

琼玉膏（《医方集解》录申氏方） 熟地 茯苓 人参 白蜜

〔主治〕诸虚百损，虚劳干咳。

款冬花汤（《圣济总录》）　款冬花　杏仁　川贝母　知母　桑白皮　五味子　炙甘草

〔主治〕暴发咳嗽。

越婢汤（《金匮要略》）　麻黄　生姜　石膏　炙甘草　大枣

〔主治〕风水证。症见发热或无大热，汗出或无汗，恶风，或渴，一身悉肿，脉浮等。

葛花解酲汤（《脾胃论》）　葛花　人参　白豆蔻　橘皮　青皮　木香　猪苓　茯苓　神曲　泽泻　生姜　白术　砂仁

〔主治〕饮酒太过，呕吐痰逆，心神烦乱，胸膈痞塞，手足战摇，饮食减少，小便不利。

葛根芩连汤（《伤寒论》）　葛根　黄芩　黄连　炙甘草

〔主治〕外感表证未解，热邪入里。症见身热下利，胸脘烦热，口干作渴等。

葱豉汤（《肘后备急方》）　葱白（连须）　淡豆豉

〔主治〕外感风寒轻证。

葶苈大枣泻肺汤（《金匮要略》）　葶苈子　大枣

〔主治〕痰涎壅盛，咳喘胸满。

葵子茯苓散（《金匮要略》）　冬葵子　茯苓

〔主治〕妊娠有水气，身重，小便不利，洒淅恶寒，起即头眩。

雄矾丸（《医方集解》）　白矾　雄黄　黄蜡

〔主治〕一切痈肿恶疮，或毒虫、蛇咬伤。

紫金丹（《本事方》）　砒石　淡豆豉

〔主治〕多年喘急哮嗽，夕不得卧。

紫金锭（《惠直堂经验方》）　雄黄　朱砂　山慈菇　文蛤　千金子　麝香　大戟

〔主治〕瘟疫瘴疟，神志不清；或误食毒物，呕吐恶心，腹痛，泄泻；以及痈疽发背，疔肿恶疮等。

紫草快斑汤（《张氏医通》）　紫草　蝉蜕　赤芍　甘草　木通

〔主治〕血热毒盛而致斑疹不畅，色不红活之证。

紫草消毒饮（《张氏医学》）　紫草　牛蒡子　连翘　山豆根　荆芥　甘草

〔主治〕痘疹血热咽痛。

紫菀汤（《医方集解》录王海藏方）　紫菀　知母　川贝母　阿胶珠　桔梗　人参　茯苓　五味子　甘草

〔主治〕肺虚劳热久嗽，吐痰吐血。

紫雪丹（《和剂局方》）　犀角屑　羚羊角屑　石膏　寒水石　磁石　滑石　青木香　沉香　玄参　升麻　甘草　朱砂　丁香　朴硝　麝香　黄金

〔主治〕温热病，邪热内陷心包而致的高热烦躁，神昏谵语，痉厥，以及小儿热极惊厥等。

紫葳散（《沈氏尊生书》）　紫葳　当归　红花　赤芍　延胡索　刘寄奴　肉桂　白芷　牡丹皮

〔主治〕血滞经闭，发热腹胀。

黑锡丹（《和剂局方》）　附子　肉桂　黑锡　硫黄　阳起石　补骨脂　胡芦巴　川楝子　木香　肉豆蔻　沉香　小茴香

〔主治〕真元不足，上盛下虚，痰壅气喘，汗出肢厥，脉沉微；或寒疝腹痛，男子阳痿精冷，女子血海虚寒等。

稀涎散（《传家秘宝》）　白矾　皂荚

〔主治〕风涎潮于上膈，痹气不通。

舒筋汤（《妇人良方》）　羌活　海桐皮　当归　白芍　姜黄　白术　甘草

〔主治〕风湿所伤，肩臂作痛，经络不利，及腰下作痛。

猬皮丸（《寿世保元》）　刺猬皮　当归　槐角　黄连　地骨皮　核桃仁　乳香　甘草

〔主治〕痔漏。

痛泻要方（《景岳全书》引刘草窗方）　防风　白术　橘皮　白芍

〔主治〕肝郁脾虚。症见肠鸣腹痛，大便泄泻，泻必腹痛。

普济消毒饮（《医方集解》录李东垣方） 黄芩 黄连 橘皮 柴胡 桔梗 板蓝根 连翘 牛蒡子 玄参 马勃 薄荷 僵蚕 升麻 甘草

〔主治〕 大头瘟。症见恶寒发热，头面红肿、焮痛，咽喉不利，舌燥口渴等。

遂心丹（《济生方》） 甘遂 朱砂 猪心

〔主治〕 风痰迷心癫痫。

温经汤（《金匮要略》） 当归 川芎 吴茱萸 生姜 白芍 人参 桂枝 阿胶 牡丹皮 半夏 麦冬 甘草

〔主治〕 冲任虚寒瘀血阻滞之月经不调，或前或后；或逾期不止；或一月再行，傍晚发热，手心发热，唇口干燥；或小腹冷痛；或久不受孕等。

温胆汤（《千金方》） 半夏 橘皮 茯苓 枳实 竹茹 生姜 大枣 甘草

〔主治〕 痰热上扰，胆胃不和，虚烦不眠，眩晕心悸，痰多呕吐等。

温脾汤（《千金方》） 人参 附子 干姜 大黄 甘草

〔主治〕 冷积便秘，或久病赤白，腹痛，手足不温，脉沉弦。

滑石散（《圣济总录》） 木通煎汤，送服滑石粉。

〔主治〕 热淋，小便赤涩热痛。

滋血汤（《和剂局方》） 当归 牡丹皮 川芎 马鞭草 荆芥穗 赤芍 枳壳 肉桂

〔主治〕 妇人血热气虚，经候涩滞不通，致使血聚，肢体麻木，肌热生疮，浑身痛倦，将成劳瘵等。

寒降汤（《医学衷中参西录》） 生赭石 生白芍 竹茹 牛蒡子 清半夏 瓜蒌仁 甘草

〔主治〕 因热胃气不降，吐血衄血等。

犀角大青汤（《伤寒涤人书括》） 犀角 大青叶 栀子 淡豆豉

〔主治〕 温热病，热毒入于血分。症见壮热神昏，烦躁，发斑疹，其色紫暗，或兼咽喉肿痛等。

犀角地黄汤（《千金方》） 犀角 生地黄 牡丹皮 赤芍

〔主治〕 热甚动血，血热妄行所致的吐衄、尿血、便血，斑色紫黑，舌绛起刺，或蓄血发狂等。

犀黄丸（《外科全生集》） 牛黄 麝香 乳香 没药 黄米饭

〔主治〕 乳癌，横痃，瘰疬，痰核，流注，痈毒等。

疏凿饮子（《济生方》） 泽泻 赤小豆 茯苓皮 槟榔 羌活 秦艽 商陆 大腹皮 生姜皮 椒目 木通

〔主治〕 遍身水肿，喘息口渴，二便不利者。

十三画

蒿芩清胆汤（《重订通俗伤寒论》） 青蒿 竹茹 半夏 赤茯苓 黄芩 生枳壳 橘皮 碧玉散

〔主治〕 少阳湿热痰浊证。症见寒热如疟，寒轻热重，口苦膈闷，吐酸苦水；或呕吐黄涎而黏，甚则干呕呃逆，胸胁胀痛等。

蒲黄散（《证治准绳》） 蒲黄 冬葵子 生地黄

〔主治〕 膀胱热甚，血淋涩痛。

暖肝煎（《景岳全书》） 肉桂 沉香 乌药 当归 枸杞子 小茴香 茯苓 生姜

〔主治〕 肝肾阴寒，小腹疼痛，疝气等。

蜂房膏（《圣惠方》） 露蜂房 玄参 黄芪 蛇蜕 杏仁 乱发 铅丹

〔主治〕 瘰疬脓水不干。

蜀漆散（《金匮要略》） 蜀漆 云母 龙骨

〔主治〕 寒多热少之牝疟。

十四画

截疟七宝饮（《杨氏家藏方》） 常山 草果 槟榔 厚朴 青皮 橘皮 炙甘草

〔主治〕 疟疾数发不止，痰湿甚而体壮

者

酸枣仁汤（《金匮要略》）酸枣仁　知母　茯苓　川芎　甘草

〔主治〕虚劳虚烦不得眠。

磁朱丸（《千金方》）磁石　朱砂　神曲

〔主治〕心肾不交所致的心悸失眠，耳鸣耳聋，视物昏花。亦治癫痫。

豨桐丸（《养生经验合集》）豨莶草　臭梧桐

〔主治〕感受风湿，或嗜饮冒风，内湿外邪，以致两脚软酸疼痛，不能步履，或两手牵绊不能仰举，状似风瘫。亦治中风手足不遂。

蜡矾丸（《医方集解》）白矾　黄蜡

〔主治〕痈肿恶疮及毒虫蛇犬所伤。

蝉花散（《一草亭目科全书》）蝉蜕　菊花　木贼　谷精草　羌活　甘草　蒺藜　决明子　防风　栀子　川芎　密蒙花　荆芥穗　蔓荆子　黄芩

〔主治〕肝经风热，目赤，目翳，多泪等证。

腐尽生肌散（《医宗金鉴》）儿茶　血竭　乳香　没药　冰片　麝香　三七

〔主治〕疮疡不敛。

缩泉丸（《校注妇人良方》）益智仁　山药　乌药

〔主治〕下元虚冷，小便频数，及小儿遗尿。

十五画

增液汤（《温病条辩》）生地　玄参　麦冬

〔主治〕阳明温病，津液不足。症见大便秘结，口渴，舌干红，脉细稍数或沉而有力。

增液承气汤（《温病条辩》）生地　玄参　麦冬　大黄　芒硝

〔主治〕阳明温病，热结阴亏，燥屎不行，下之不通者。

樗树根丸（《摄生众妙方》）黄柏　白芍　高良姜　樗树根皮（即椿皮）

〔主治〕湿热下注，带下赤白，淋漓腥臭。

樟脑散（《不知医必要》）樟脑　硫黄　花椒　枯矾

〔主治〕疥疮有脓者。

震灵丹（《和剂局方》）赭石　禹余粮　赤石脂　紫石英　五灵脂　朱砂　乳香　没药

〔主治〕妇女崩漏或白带久不止，眩晕腰酸者。亦可用于久泻久痢无湿热者。

撮风散（《证治准绳》）蜈蚣　全蝎尾　钩藤　僵蚕　朱砂　麝香

〔主治〕小儿撮口，手足抽搐。

镇肝息风汤（《医学衷中参西录》）生赭石　生牡蛎　生龙骨　生白芍　怀牛膝　生龟板　玄参　天冬　川楝子　生麦芽　茵陈　甘草

〔主治〕阴虚阳亢，肝风内动所致的眩晕头痛，目胀耳鸣，或肢体不利，口眼歪斜，或眩晕颠仆，昏不知人等。

镇惊丸（录自《医部全录》）珍珠　琥珀　朱砂　青皮　生甘草　雄黄　青黛　礞石　芦荟　柴胡　天麻　乳香　胆南星　天竺黄（甘草膏为丸）（慢惊参术汤下，急惊薄荷姜蜜汤下）

〔主治〕急慢惊风。

十六画

薏苡附子败酱散（《金匮要略》）薏苡仁　附子　败酱草

〔主治〕肠痈脓已成者。

橘皮竹茹汤（《金匮要略》）橘皮　竹茹　生姜　人参　大枣　甘草

〔主治〕胃虚有热而哕逆者。

橘皮汤（《金匮要略》）橘皮　生姜

〔主治〕胃失和降，恶心呕哕。

整骨麻药方（《医宗金鉴》）川乌　草乌　洋金花　姜黄　羊踯躅　麻黄

〔主治〕骨折，外敷镇痛。

醒消丸（《外科全生集》）乳香　没药　麝香

雄黄

〔主治〕红肿痈毒。

醒脾散（《古今医统》）天麻　僵蚕　全蝎　白附子　人参　白术　茯苓　木香　生姜　大枣　甘草

〔主治〕小儿吐泻不止，作慢惊。

十七画以上

薷术丸（《僧深集方》）香薷　白术

〔主治〕暴水、风水、气水，通身皆肿。

藿朴夏苓汤（《医原》）藿香　半夏　厚朴　赤茯苓　淡豆豉　杏仁　生薏苡仁　白豆蔻　猪苓　泽泻

〔主治〕湿温病初期。症见身热不渴，肢体倦怠，胸闷口腻，舌苔白滑，脉濡者。

藿香正气散（《和剂局方》）藿香　紫苏　白芷　半夏曲　厚朴（姜汁炙）大腹皮　茯苓　白术　橘皮　桔梗　生姜　大枣　炙甘草

〔主治〕外感风寒，内伤湿滞。症见发热恶寒，头痛，胸满闷，脘腹疼痛，恶心呕吐，肠鸣泄泻，舌苔白腻等。

礞石滚痰丸（《养生主论》）青礞石（与硝石同煅）沉香　黄芩　大黄

〔主治〕实热顽痰，咳喘胸痞，大便秘结，以及癫狂等证。

鳖甲丸（《圣惠方》）鳖甲　大黄　琥珀

〔主治〕经闭，癥瘕。

鳖甲煎丸（《金匮要略》）鳖甲　射干　桃仁　大黄　䗪虫　丹皮　柴胡　黄芩　鼠妇　干姜　白芍　葶苈　石韦　厚朴　瞿麦　紫葳　阿胶　蜂蜜　赤硝　蜣螂　半夏　人参　桂枝

〔主治〕久疟、疟母，肝脾肿大，胁肋疼痛。

蟾酥丸（《绛囊撮要》）蟾酥　牛黄　苍术　朱砂　雄黄　麝香　丁香

〔主治〕诸般痧证。

麝香汤（《圣济总录》）麝香　木香　桃仁　吴茱萸　槟榔

〔主治〕厥心痛。

蠲痛散（《妇人良方》）香附　荔枝核

〔主治〕血气刺痛。

蠲痹汤（《百一选方》）羌活　防风　姜黄　当归　黄芪　赤芍　炙甘草

〔主治〕风痹。症见项背拘急，肩肘臂痛，举动艰难等。

蠲痹汤（《医学心悟》）羌活　秦艽　当归　肉桂　海风藤　独活　川芎　木香　乳香　桑枝　炙甘草

〔主治〕风寒湿痹，肢体关节疼痛，或沉重麻木，得热则减，遇寒冷则加剧者。

附录二　中药化学成分的有关常识

我国人民通过长期的医药实践，不但发现和应用了种类繁多的中药，而且还认识到，药物的疗效取决于它们所含的某些成分。为了稳定中药材所含某种或某些有效成分，并提高其含量，因此重视“道地药材”，讲究采收时节和方法，注意贮藏、炮制和制剂的选择。中医的脏器疗法是以动物的脏器补人体的脏器，就是为了补充与人体类似的某种成分。至于矿物丹药和酒、醋、百药煎（五倍子鞣质制剂）及射罔膏（乌头碱制剂）等的制取和应用，则证明我国早就进入了药物化学领域，并且曾经做了很多实验研究工作，对药物化学的产生和发展有着深远的影响。但是，由于历史的原因和科学水平的限制，前人不可能进一步提出这些有效成分究竟是什么，以及不同成分可能具有的不同疗效。

要正确地回答上面提出的问题，有必要借助在临床观察和药理实验配合下的中药化学来完成。中药化学就是用化学的知识和方法研究中药的化学成分（主要是有效成分）的一门科学。从中药化学的观点来看，所有中药均由化学成分组成，中药的疗效主要是由其中所含的某种或某些有效成分所产生的。

了解中药化学成分的常识，有助于理解中药治病的道理，探索中西医药在理论上的结合；同时也有助于正确地指导中药进行炮制、配伍、制剂等。此外，还有助于发现中药的潜在功效，寻找某些中药的代用品，开辟新药源等。

一、中药化学成分简介

中药大多数来源于植物，中药的化学成分较为复杂，种类很多，目前的认识还不够。因此，这里仅以植物性中药为主（矿物药的化学成分除外），对下列主要类型的化学成分，着重就其与医疗作用有关的方面加以介绍。

1. 生物碱　生物碱广泛存在于生物界（主要为植物界），是一类含氮的有机化合物，有类似碱的性质。大多数生物碱具有苦味，为无色的结晶，少数生物碱具有颜色（如小檗碱为黄色），或为油状液体（如烟碱）。游离的生物碱一般都不溶或难溶于水，能溶于乙醇、乙醚、氯仿等有机溶剂。当一种植物药含有生物碱时，往往同时含有多种生物碱。植物药中的生物碱，多数是以生物碱盐的形式存在的。

含生物碱的药物很多，常见的有槟榔、附子、延胡索、洋金花、钩藤、马钱子、麻黄等。

生物碱大多具有比较强的医疗作用，如槟榔碱能驱绦虫，小檗碱能抗菌消炎，乌头碱有镇痛及局部麻醉作用，延胡索乙素能镇静、镇痛，阿托品能解除平滑肌痉挛、抑制腺体分泌，东莨菪碱对大脑皮质有显著的抑制作用，钩藤碱能降低血压，士的宁有兴奋脊髓的作用，麻黄碱能平喘。因此，生物碱是中药中比较重要的一类化学成分。

2. 苷类　是一种由糖和非糖部分组成的化合物，又叫甙。苷类分子中的非糖部分称为苷元。苷类大多数是无色、无臭、味苦的中性晶体。苷元部分有特殊的结构，则能使苷显色，如黄酮苷多呈黄色。中药的苷类成分种类多，范围广，溶解度差别很大。一般说来，大多数可溶于水或乙醇，有的也溶于氯仿和乙酸乙酯，但难溶于乙醚和苯。含苷类的中药都含有与其共存的酶。苷和酶共存于同一器官的不同细胞中。苷类与稀酸作用或遇到相应酶（在药材破碎、细胞壁破坏时），则可被水解（酶解）生成糖和苷元或次级苷。苷类分解成苷元后，一般在水中的溶解度下降，疗效也发生变化。在多数情况下，多种结构相似的苷类或游离苷元共存于同一药物中。

苷元可以是多种多样的化合物，根据苷元的结构不同或临床作用不一，苷又分为以下种类。

（1）黄酮苷：黄酮苷的苷元为黄酮类化合物，广泛存在于植物界。含黄酮类化合物及其苷的中药很多，如槐花、陈皮、黄芩、葛根、罗布麻叶、广豆根等。黄酮类有显著的医疗作用，如芸香苷（芦丁）具有维生素 B 样的作用，黄芩素有降压、解热、利尿、抑菌等作用，葛根黄酮苷能增加冠状动脉和脑动脉的血流量，槲皮素有祛痰作用，紫檀素有抗癌作用。

（2）蒽醌苷：蒽醌苷的苷元为蒽醌类。蒽醌类及其苷大多数是黄色或橙红色晶体。它们在中药中也较常见，含此类成分的中药主要有大黄、虎杖、何首乌、决明子、茜草等。蒽醌苷类成分主要具有泻下作用。此外，如大黄酸、大黄素尚有广谱抗菌作用及抗肿瘤、利尿作用。

（3）皂苷：皂苷的苷元目前所知有甾体化合物和三萜类化合物。它是广泛存在于植物界的一类特殊的苷，化学结构比较复杂。由于其水溶液振荡时能产生持久性泡沫，与肥皂泡相似，故名皂苷。皂苷多为白色粉末，味苦而辛辣。含皂苷的中药很多，常见的有桔梗、皂荚、远志、天南星、柴胡、半夏、甘草、人参等。内服对黏膜有一定的刺激性，能反射性地引起呼吸道、消化道黏液分泌，故含皂苷类的中药多有祛痰止咳作用，但大量则可引起呕吐。一些含皂苷的药物内服时又能增加肠黏膜的吸收能力。此外，皂苷尚有多方面的作用，如远志皂苷有抗菌消炎作用，甘草酸有显著的肾上腺皮质激素样作用，人参皂苷有强壮作用等。皂苷的水溶液多有溶血作用，因此，含皂苷的中药不能静脉注射，但口服无害。

（4）强心苷：强心苷是自然界存在的一类对心脏具有显著作用的苷类。小剂量有强心作用，可用于心力衰竭及心律失常等心脏疾病。大剂量或长时间应用有不良反应。强心苷类多溶于甲醇、乙醇等有机溶剂，在一般有机溶剂中溶解度不太大；在水中的溶解度因不同的强心苷而异。常见含强心苷的中药有罗布麻、红柳等。

（5）香豆精苷：香豆精苷的苷元为香豆精类。苷元大多有香气、能挥发，但多数香豆精苷没有香气，不能挥发。香豆精类及其苷均能溶于水、乙醇、氢氧化钠溶液。香豆精及其苷在植物界分布亦广，常见含此类成分的中药有白芷、矮地茶、茵陈等。此类成分有多方面的医疗作用，如白芷素有显著的扩张冠状动脉作用，矮地茶素有止咳作用，茵陈的香豆精类有利胆、平喘作用。

（6）其他苷类：① 含氰苷。也叫氰苷。水解（酶解）后生成的苷元性质不稳定，容易分解产生微量的氢氰酸。氢氰酸是能溶于水的剧毒气体，小剂量有镇咳作用，并对呼吸中枢有抑制作用；用量过大则使呼吸中枢麻痹而中毒致死。含氰苷的中药有杏仁、桃仁等。② 酚苷。酚苷是苷元分子上的酚基与糖结合而成的苷类。含酚苷的中药主要有牡丹皮、徐长卿、虎杖等。酚苷或苷元亦具有一定的医疗作用，如牡丹皮酚有抗菌、止痛、解痉、降压作用，芪三酚苷外用有止血收敛作用。③ 含硫苷。苷元为含硫基，其水解产物多具挥发性。有特殊气味的异硫氰酸的脂类，与一般苷类不同。天然的含硫苷不多，只有十字花科的一些植物如白芥子、播娘蒿的种子中含有。外用可作发泡引赤剂，内服常有一定的祛痰作用。④ 生物碱苷。苷元为生物碱。如中药龙葵、川贝母等均含有此类苷元。

此外，尚有吲哚苷、树脂苷、苦味苷等，有的也可见于某些中药中。

3. 挥发油　挥发油是一些具有芳香气或其他特殊气味的油状物，在常温下能挥发，并易随水蒸气蒸馏，所以叫挥发油，又叫香精油、精油。大多有刺激性辛辣味。某些挥发油冷却时可有结晶析出，此种结晶常称为脑，如薄荷脑等。挥发油易溶于乙醇等有机溶剂及脂肪油中，在水中溶解度极小，呈油状液体。不过溶于水中的微量挥发油，一般已可发生医疗作用。挥发油大多为混合物，化学组成很复杂，可能含醇、脂、酸、醛、酮、酚、烃、萜等类化合物。一种挥发油常包含几种乃至许多种化合物，但以某一种或几种成分占较大比例。

含挥发油的中药很多，常见的有丁香、薄荷、鱼腥草、肉桂、当归、柴胡、佩兰、茵陈、砂仁等。

中药中的挥发油有较广泛的医疗作用，如丁香油及其丁香酚有局部麻醉、镇痛、防腐作用、薄荷油作用于局部有止痛、止痒作用，鱼腥草油及癸酰乙醛有抗菌消炎作用，桂皮油有镇痛、镇静、解热作用，当归油有镇痛作用，柴胡油有退热作用，佩兰油有抗流感病毒作用，砂仁油能祛风健胃等。各种挥发油的医疗作用，主要决定于其中所含的某种化合物。决定各种中药挥发油疗效的化合物，目前有的清楚，有的并不清楚。

4. 有机酸（不包括氨基酸）　有机酸游离存在不多，一般可与钾、钠、钙等结合成有机酸盐、有的则与生物碱结合成盐。有机酸一般能溶于乙醇、丙酮、乙醚、氯仿等，但其在水中的溶解度差异很大。有机酸广泛存在于植物中，未成熟的果实中含量较高。中药中的白芍、山楂、甘草、核桃仁、马齿苋等均含有，动物药斑蝥等亦含有。

大多数有机酸无明显的医疗作用，但某些有机酸却有一定的医疗价值，如苯甲酸（安息香酸）能祛痰、防腐，绿原酸、原儿茶酸能抗菌消炎，齐墩果酸有强心利尿作用，抗坏血酸（维生素 C）有止血、降血脂等作用，斑蝥素有抗肝癌等作用。

5. 鞣质　又叫单宁或鞣酸，是一类复杂的酚类化合物。常为无定形粉末，有涩味及收敛性，能溶于水、乙醇及乙酸乙酯，能与蛋白质、黏液质、生物碱盐、重金属盐结合生成沉淀，露置于空气中特别是碱性溶液中，易于氧化变成红棕色沉淀，遇高铁盐变为蓝色或蓝绿色。

具有复杂结构和上述通性的鞣质，一般大体分成缩合鞣质与可水解鞣质两类。缩合鞣质不能产生水解，但其水溶液经长时间放置或与稀酸共煮可产生鞣红。中药中含有的鞣质多属此类，常见的有虎杖、儿茶、钩藤等。可水解鞣质能在稀酸或酶的作用下，水解为相应简单的物质。含可水解鞣质的中药有五倍子、大黄、石榴皮等。有的中药则含有两类鞣质，如诃子、地榆等。

基于鞣质的上述理化性质，医疗上常将其作为收敛止血、止泻、治烧伤的药物，同时它又有抗菌消炎作用，还可作生物碱、重金属中毒的解毒剂。由于缩合鞣质对肝脏等毒性很小，故其药用价值较可水解鞣质大。

6. 氨基酸　氨基本是广泛存在于动植物中的一种含氮有机物质，它的分子中同时含有氨基和羧基，故称氨基酸。氨基酸为无色结晶，大部分溶于水，难溶于有机溶剂。

含氨基酸的中药有使君子、南瓜子、天冬、冬虫夏草、蛤蚧等。

有些氨基酸具有一定的医疗作用，如使君子氨基酸有驱蛔作用，南瓜子氨基酸能驱除绦虫、抑制血吸虫，天冬酰胺有镇咳、祛痰作用。

7. 蛋白质和酶　蛋白质是由各种 α-氨基酸结合组成的一类高分子化合物。大多能溶于水而成胶体溶液，只有少数蛋白质能溶于稀乙醇。蛋白质性质不稳定，受热或经紫外线照射等会凝结变性。起催化作用的酶也属于蛋白质。它们共存于生物体细胞内。

含蛋白质或酶的中药，有天花粉、雷丸、麦芽等。

蛋白质或酶也是不可忽视的具有一定医疗作用的成分。如天花粉蛋白质可作中期妊娠引产，雷丸蛋白分解酶可破坏绦虫、蛔虫虫体，淀粉酶能帮助淀粉类食物的消化。

8. 糖类　糖类常分为单糖、寡糖、多糖三类。单糖如葡萄糖、果糖、鼠李糖；寡糖如蔗糖、麦芽糖，均易溶于水，味甜。单糖又可溶于乙醇，寡糖则不溶。多糖类主要有淀粉、菊糖、树胶、果胶、黏液质及纤维素、木质素等。淀粉不溶于冷水和有机溶剂，加水煮糊时则糊化成黏液状溶液；树胶、果胶、黏液质都是植物中的黏性成分，在水中呈黏稠润滑的液体；纤维素、木质素都不溶于水的有机溶剂。

糖类是植物药中最常见的成分，占植物重量的 50%~80%。其中单糖、寡糖多无特殊作用；多糖一般也无特殊作用，如纤维素、木质素基本上是中药的残渣。但近年发现某些多糖有重要的医疗作用，如猪苓中的多糖能抑制肿瘤，海带聚糖有降血脂作用等。

9. 油脂和蜡　油脂是脂肪酸的甘油脂所组成的混合物。习惯上分为油（脂肪油）和脂肪。常温下为液体的称为油，植物油脂多属之；常温下为固体或半固体的称脂肪，动物油脂多属之。植物的木栓质、角质（表皮层）也属于脂肪类物质。蜡与油脂相似，常温下是固体（存在于植物体表）。

脂肪油多有特殊的臭味，常呈黄色，无挥发性，易受脂酶水解，易溶于挥发油、乙醚、氯仿等。此外，还易氧化腐败。

含油脂的植物药很多，主要在一些植物的种子中，含量多在 50%左右，如火麻仁、柏子仁、郁李仁、杏仁、巴豆、薏苡仁、大风子、鸦胆子等。

含油脂丰富的中药一般可用作润肠通便药，如火麻仁、杏仁等；巴豆油则为刺激性泻药。有的脂肪油还有特殊的疗效，如苡仁油能抗癌，大风子油可治麻风病，鸦胆子油能腐蚀赘疣等。此外，油脂和蜡尚可用于软膏、膏药、栓剂，或作为注射油的原料。

10. 树脂　树脂是一类化学组成较为复杂的混合物，是植物的一类代谢产物，多与树胶、挥发油、有机酸共存。若树脂中混有多量树胶，称胶树脂类；若混有多量挥发油，称油树脂类，如松油脂（松节含有）；若二者均混有，称油胶树脂类；如没药；若混有多量芳香酸、挥发油，称香树脂类，如苏合香、安息香；与糖结合为苷形式存在的，称糖树脂，如牵牛子脂。常为无定形固体、质脆，受热是先软化而后变为液体，不溶于水而溶于乙醇等有机溶剂。

通常中药里树脂含量较低，无医疗价值，但上述一些主要含树脂的中药仍有医疗作用。如没药作用于局部，防腐消炎、止痛，苏合香脂有减慢心率、增加冠状动脉窦血流量、降低心肌耗氧量等作用，安息香有抗菌、祛痰作用，牵牛子脂有泻下作用，松香等可作硬膏的基质。

11. 无机成分　植物类中药的无机成分主要为钾、钙、镁、碘的盐类，它们或与有机物质结合存在，或成为特殊形状的结晶，大多数无机盐能溶于水，而不溶于有机溶剂。

近年来，发现有些中药的无机盐有一定的医疗作用，如夏枯草的钾盐有一定的降压、利尿作用，马齿苋所含氯化钾等钾盐有兴奋子宫的作用。

12. 植物色素类　植物色素的范围很广，如黄酮类、蒽醌、萜类色素、叶绿素等。但通常所说的色素，主要是指萜类色素、叶绿素。萜类色素如胡萝卜素、藏红花酸等。叶绿素是分布很广的色素，几乎所有绿色植物均含大量的叶绿素。叶绿素和萜类色素一样，难溶于水，能溶于乙醇、乙醚等有机溶剂。叶绿素的可溶性盐类或含叶绿素丰富的鲜叶，外用时有一定的抗菌消炎作用和促进肉芽生长的作用。

二、中药化学成分与其疗效的关系

纷繁复杂的中药化学成分，并不是任何一种都具有医疗作用。前面已经说过，决定中药疗效的某种物质，就是中药所含的某种有效成分。所谓有效成分，就是具有一定医疗作用的化学成分（或者说具有生理活性的化学成分）；反之，则叫作无效成分。根据有效成分的概念，从中药化学成分简介中，我们可以得出这样的结论；各类化学成分一般都存在着有效成分（无论是一类化学成分，或某类化学成分的一部分）。不过，就各类化学成分比较而言，生物碱、苷类（黄酮苷、蒽醌苷、皂苷、强心苷、香豆精苷等）、挥发油、鞣质类的化学成分，一般都具有较明显的医疗作用，作为药用的也较多。反之，如树脂、油脂、蜡、糖类、蛋白质、色素等，并非多数都具有医疗作用，故作为药用的也较少。

一种中药往往含有多种化学成分，但究竟哪些化学成分具有医疗作用呢？现分析如下：

1. 某些化学成分，如小檗碱、阿托品、大黄酸、矮茶素、胡椒酮、五倍子鞣质等，已证明为有效成分，若某药含有其中的化学成分，且含量较高，或同时与该药效用相符，则可能为某药有效成分。如小檗碱早就被证明是黄连抗菌消炎（清热解毒）的有效成分。现知黄柏、马尾连等也含有较多的小檗碱，同时它们也具有与黄连类似的抗菌消炎（清热解毒）的作用，所以小檗碱也是黄柏等多种中药的有效成分。但是，如果本来属于有效成分的化学成分在某药里含量甚微，不足以显示那种有效成分的医疗作用，且与某药的效用无关，如肉桂、槟榔等都含微量的鞣质，但不显鞣质的作用，则不能作为解释某药效用的依据。

2. 未经证明为有效成分或无效成分的化学成分，有待于药理研究和临床观察的结果来判断。临床用之有效而尚未发现其有效成分的中药，应该以临床疗效为线索，进一步寻找其有效成分，不可轻率地否定其医疗作用。

3. 有效成分都能用一定的分子式或结构式表示，并有一定的理化性质常数（如溶解度、沸点等），又称有效单体，如麻黄碱、延胡索乙素、小檗碱、黄芩苷、槲皮素等。如果尚未提纯成单体而是混合物，一般称为有效部分或有效部位，如黄芩素（黄芩的多种黄酮的混合物）、麻黄生物碱、芸香油、佩兰油等。它们能够代表或部分代表原中药的疗效。

4. 中药的某些化学成分是否为有效成分，这需要有一个认识的过程。有效成分与无效成分也是相对的，如黄酮类，早年认为是无用的色素，现在则认为是一类在药物方面很有发展前途的化学部分；氨基酸、糖类过去也不大理解其医疗价值，而现在我们已经知道某些氨基酸、糖类具有一定的医疗作用。因此，对于中药化学成分不能被目前的认识水平所局限，要看到中药化学成分的研究随着中药的临床应用和药理实验的进展，将会从中药这个伟大宝库中找出更多的新型的有效成分。

5. 一般地说，不同的有效成分，往往有不同的作用，但是有些不同的有效成分，也有相同的作用，如皂苷一般有祛痰作用，槲皮素、焊菜素、胡椒酮等也有祛痰作用。

6. 某一中药含有多种有效成分，可产生不同的作用。如矮地茶含矮茶素、黄酮苷、可分别产生止咳、祛痰作用；甘草含有甘草次酸、黄酮苷，可分别产生肾上腺皮质激素样作用，缓解胃肠平滑肌痉挛作用；罂粟壳含有吗啡、可待因，可分别产生镇痛、镇咳作用。这说明了中药的功效和应用的多样性。但一药含多种有效成分时，常因含量多少、作用强弱等的不同而有主次之分，不可等量齐观。

7. 某一中药含有多种有效成分时，它们之间还可产生相互作用，从而影响中药的疗效，其作用方式有以下三种：

（1）协同作用：如麻黄的麻黄碱、伪麻黄碱均有平喘的作用；延胡索乙素、甲素均有镇痛作用，均能互相协同而增强疗效。

（2）相互制约、相反相成的作用：如大黄所含大黄蒽醌衍生物有较强的泻下作用，大黄鞣质有收敛止泻的作用，二者相互作用的结果，使大黄能致泻而又不会造成剧烈的腹泻。故使用大黄较单服大黄蒽醌衍生物副作用小。

（3）对抗作用：如附子含有乌头碱和消旋去甲乌药碱，前者不耐热，对心脏具有一定的毒性，能使心率减慢，节律不齐；后者耐热，有强心作用。二者俱存，则两种不同的作用可发生对抗。故用附子强心回阳时，须久煎使乌头碱水解而降低其毒性。

对于中药只注意有效成分是不够的，必须看到中药里有的化学成分在某种情况下仍有其药用意义。如一些有机酸并不具有医疗作用，但它能和中药本来不溶于水的有效成分生物碱结合，生成能溶于水的生物碱盐，这样就能使有效成分生物碱得以在煎剂里充分溶解，发挥医疗作用。又如皂苷，在强心苷伴有皂苷时，它可促进强心苷的吸收，从而发挥了强心苷的作用。像这样的化学成分，不能认为与中药的医疗作用无关，故有人特别把它们称为有关成分或辅助成分。

中药的化学成分，在复方中由于相互作用可能有所变化。因此，原来的某些化学部分，可能由于这种变化而显示某种意外的医疗作用。某些方剂在临床上的疗效，前人认为“不可思议”，从组成方剂的药物所含的有效成分进行药理分析，也不可能解释这样意外的医疗作用，其原因除对单味药的化学成分认识有限外，可能就是这种相互作用的结果。

还应提到的是，中药的化学成分除少数外，一般不够稳定，它要受到采集、贮藏、炮制、制剂等因素的影响。同时，产地的自然条件（如气候、土壤等），也会影响中药的化学成分，这些都直接与中药的功效有关，在分析中药的功效时必须加以注意。

声　明

中医药学是一门不断发展的学科，随着临床经验的不断积累，在中药的运用上，也出现了一些新的变化，本书的编者根据他们自己的临床经验，并参考了已发表的各类文献，编成此书。本书所提供的所有资料都是准确、完整、可靠的，但是本书的编者、出版者在此郑重声明：他们对因使用本书资料而引起的任何医疗差错和事故一律不能负责。同时，天然药物的使用，应遵循保障生物物种多样化的原则，对濒危物种在临床上的药用，应遵循国家法律之规定，鼓励使用替代品。